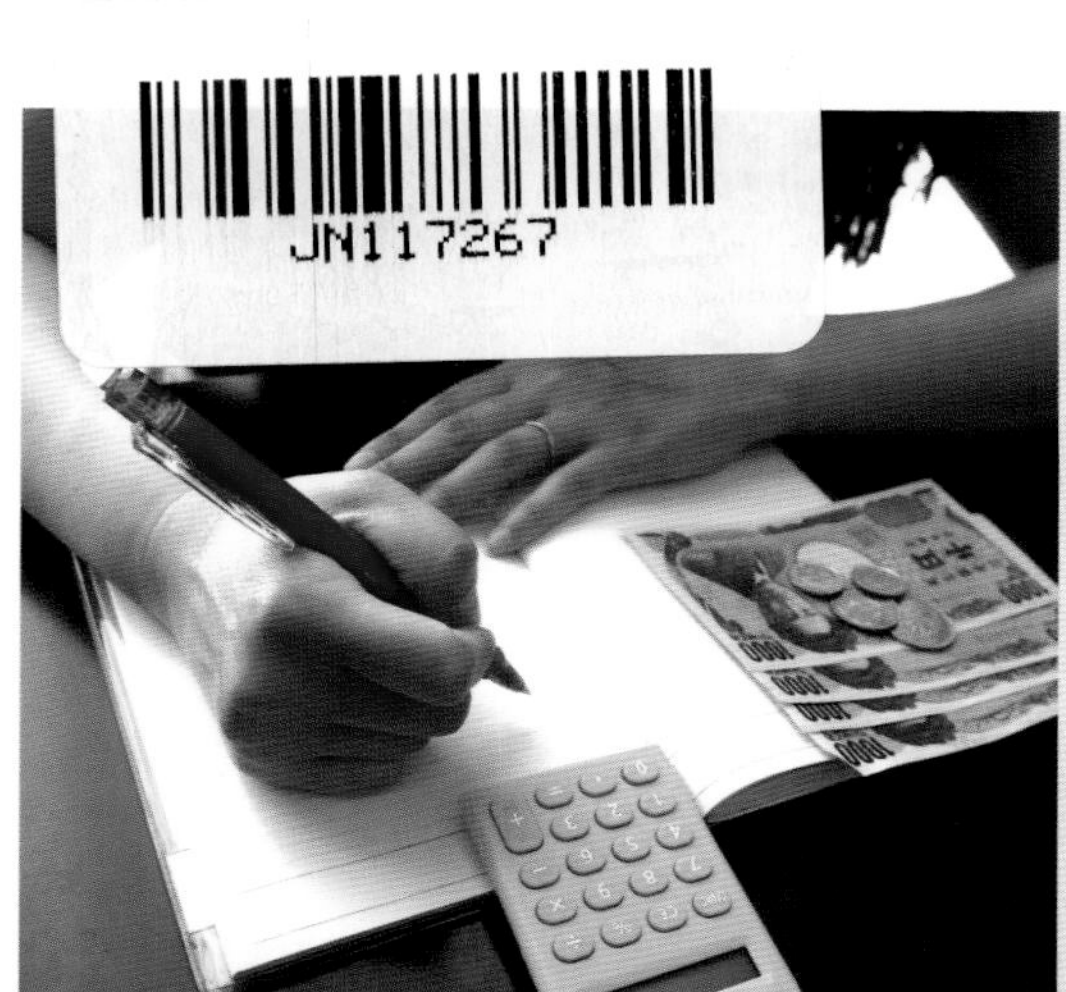

高額な医療費の一部を取り戻すため、助成制度の案内があります。簡単な計算ができるシステムもあります。

Subsidy

いろいろ悩みも迷いもあるでしょう。その時は無料相談コーナーがありますので、メールを送ってください。

Consultation

基礎体温は、月経を知るにはとてもよいものです。基礎体温からわかること、わからないことなどお伝えしています。

BBT

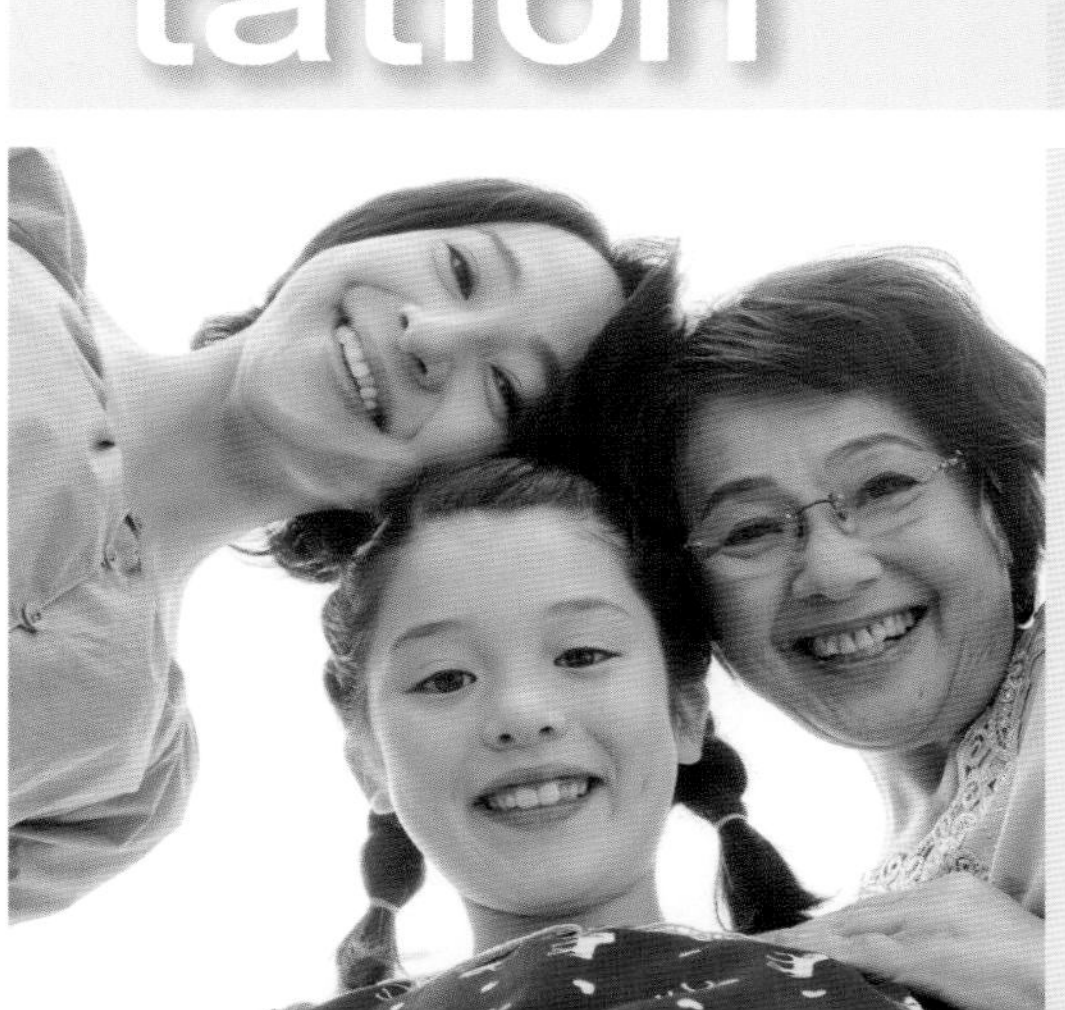

母親、私（自分）、そして子どもへ！受け継がれていく遺伝子の話と卵子の話があります。詳しく説明しているので、覚えておくと後々 GOOD です。

Egg

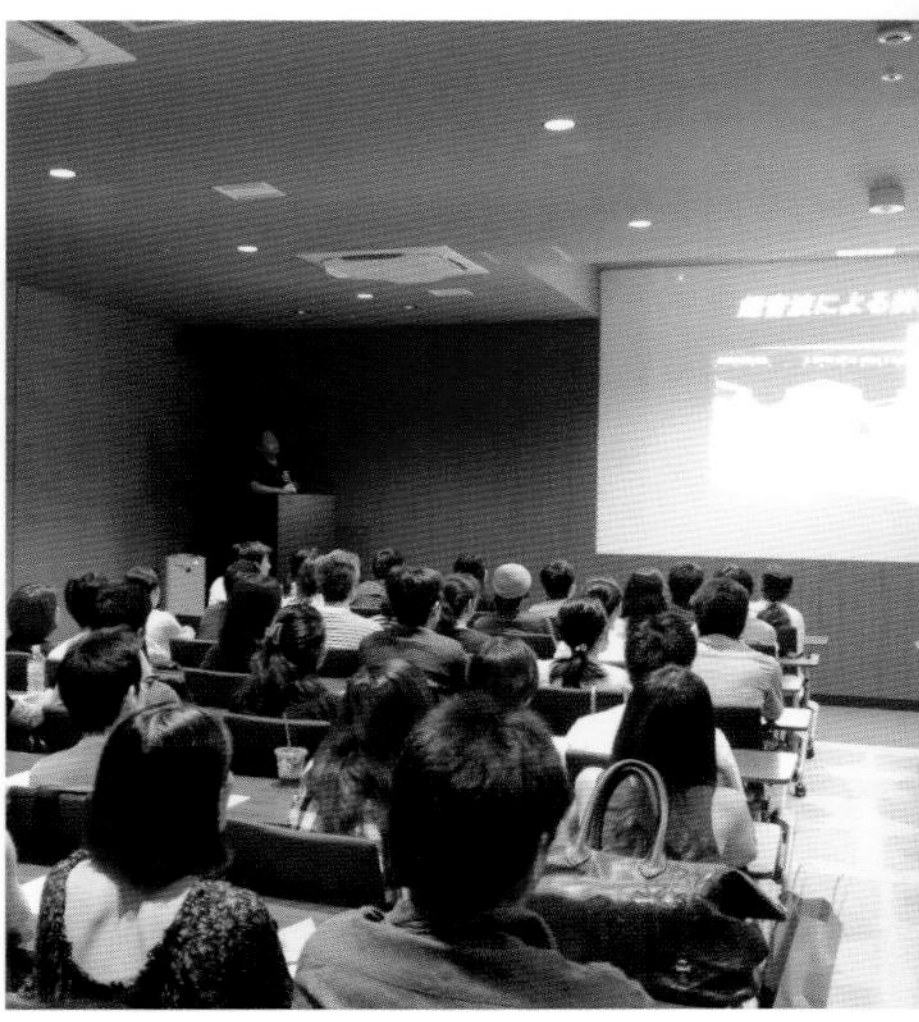

www.funin.info

不妊治療情報センター

funin.info

funin.info

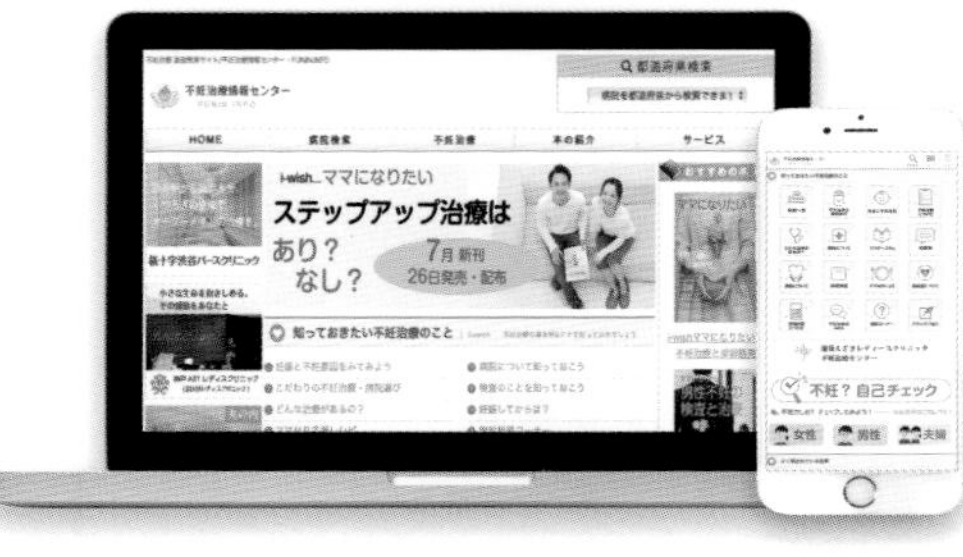

35歳からの不妊治療

目次

企画・編集／不妊治療情報センター funin.info（CION corporation）　スタッフ／谷高哲也、松島美紀、織原靖子、土屋恵子、飯田早恵、織戸康雄、天野美雪、小林香奈、谷津栄紀　イラスト／植木美江

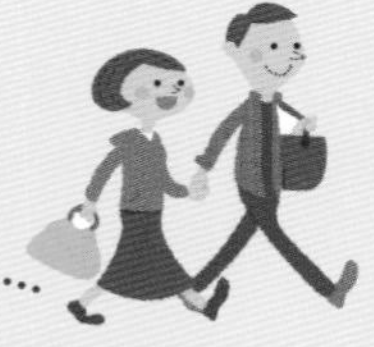

セミナー＆説明会　実施施設紹介

対談

ピックアップ紹介

とても大切な受精と着床環境 その発展のための学会があります

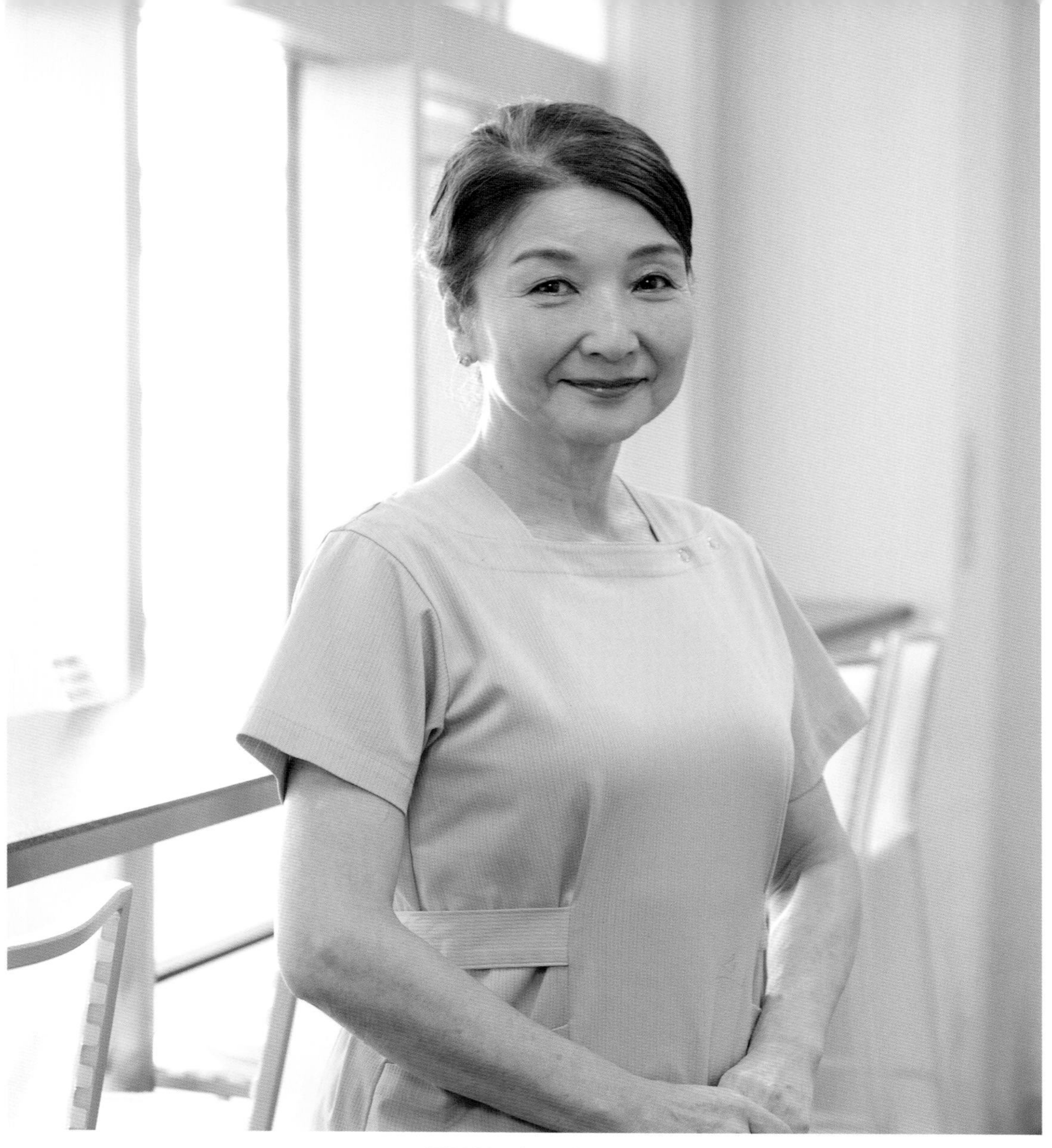

福岡県・福岡市
アイブイエフ詠田クリニック
院長　詠田 由美 医師

日本受精着床学会は、受精と着床の専門学会

9年もの間、不妊症に悩んだジョン／レズリー・ブラウン夫妻は、卵管因子の適応で、1977年11月10日、生化学者のエドワード博士と腹腔鏡手術のエキスパートであったステップトー博士の元で体外受精治療を受けました。そして待望の妊娠に至り、1978年7月25日、帝王切開により2608gの女の子が生まれ、ステップトー博士が名づけ親となり、「これから全世界の人々と喜びを分かち合う」という意味を込めてルイーズ・ジョイと命名されました。こうして1978年、世界初の体外受精児の出生報告以来、体外受精治療は急速に全世界に普及し、現在は生殖補助医療技術（ART）と呼ばれ、産婦人科不妊症領域における有効な治療手段として確固たる地位を確立しました。

日本では1983年東北大学で初めてARTでの妊娠・出産報告があり、この年から日本受精着床学会がスタートしました。38年間の学会の歴史には、ARTの黎明期からの様々な基礎研究に始まり、顕微授精法、胚凍結技

私たちが2020年、日本受精着床学会開催のお手伝いをします。

術、タイムラプスによる胚の評価法、着床前診断法の技術提供と様々なARTの技術進歩に関する白熱した研究発表や討論が行われ、現在の日本の高いART技術の確立に大きく貢献してきました。現在、学会員数は約2200人、生殖医療を専門とする医師、胚培養士、看護師、心理カウンセラーなどARTを取り巻く多くの研究者・技術者により構成され、日々進歩するART技術の情報収集や技術習得を行っています。

2020年は、私たちがお手伝いします。

この度、第38回日本受精着床学会学術講演会会長の任を賜り、2020年10月1・2日の両日、福岡市の福岡国際会議場で開催いたします。私も30数年の長きにわたり、本学会でARTに関する自身の発表の機会を得て、また多くの学識者の方々から最新の研究結果や技術を学ばせていただきました。

日本受精着床学会は、私の師でもあります。

今回の学会テーマを、『グローバリゼーション』～広がるARTの世界を考える～と題して、ARTに必要な情報とともに、ART技術を必要とする領域を超えた様々なテーマで学術講演会を予定しています。

今年は、COVID-19（新型コロナ感染症）の世界的流行で東京オリンピックをはじめ、多くの集会が中止となる状況です。日々進歩するART技術に関する最新の情報を提供してきた本学会の中止は、多くの患者様にも不利益を生じることになります。本学会もCOVID-19に対応するため学会開催形式を大きく変更し、ハイブリッド開催（オンデマンド発表と学会場での口頭発表の両者で行う方式）を行います。

日本受精着床学会から患者様へのインフォメーション。

日本受精着床学会学術講演会には、日本国内から多くのARTエキスパートが年に一度学会場に集う最大のイベントです。なかなか話をお聞きすることのできない高名な研究者の方々が学会場に来られます。これまでの学会開催時には、学術講演会に引き続き市民公開講座が開催されてきました。本年も福岡市民の皆様に向けて市民公開講座を予定していましたが、COVID-19の拡大防止・3密を避けるため会場での講演会は中止いたしました。しかしながら、市民公開講座は患者様にとって大変有意義な会ですので、今回はJ-COMテレビによる地上波放送で開催することにしました。

これまでの学会開催と全く異なる新しい形で挑戦する年になりましたが、学会会員の皆様また市民の皆様にとって有意義な、記憶に残るよう、鋭意、企画・準備を進めております。ぜひとも、生殖医療に携わるすべての医療者の方々に奮ってご参加いただきますようお願い申し上げます。

また、不妊治療を考えている方々、すでに不妊治療を受けている患者様には、ぜひ地上波TVの市民公開講座を視聴いただければと思います。

最先端の技術を積極的に取り入れた診療で、心のケアも大切にしています。

Dr.Nagata Yumi profile

アイブイエフ 詠田クリニック
詠田由美　院長

● 略歴
1980 年、福岡大学医学部を卒業。福岡大学医学部産婦人科 白川光一教授、九州厚生年金病院 飯野宏部長のもとで産婦人科学を習得。熊本有宏講師のもとで生殖内分泌、フロリダ大学産婦人科にて内視鏡手術を学ぶ。
1989 年より福岡大学医学部で体外受精研究を始め、1995 年より福岡大学病院不妊治療グループチーフ（福岡大学医学部講師）となり、1999 年 4 月、アイブイエフ詠田クリニックを開業。2004 年 10 月、移転して現在に至る

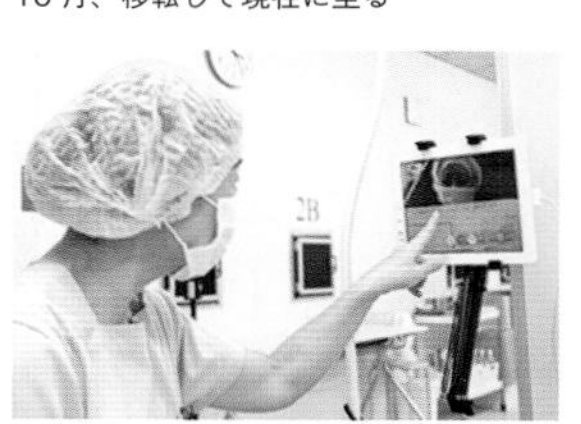

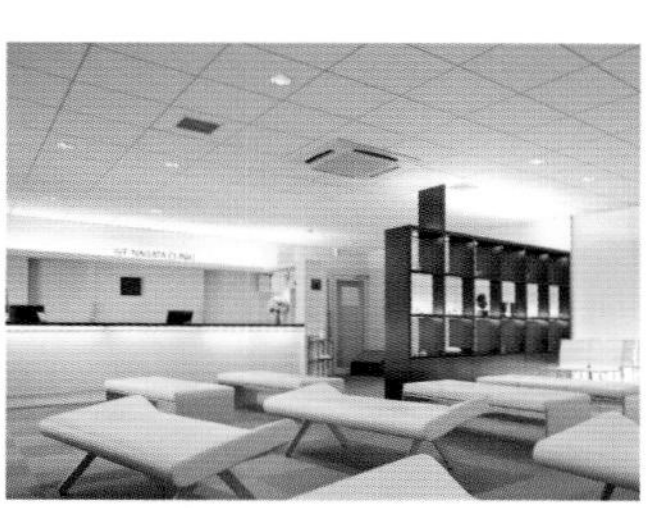

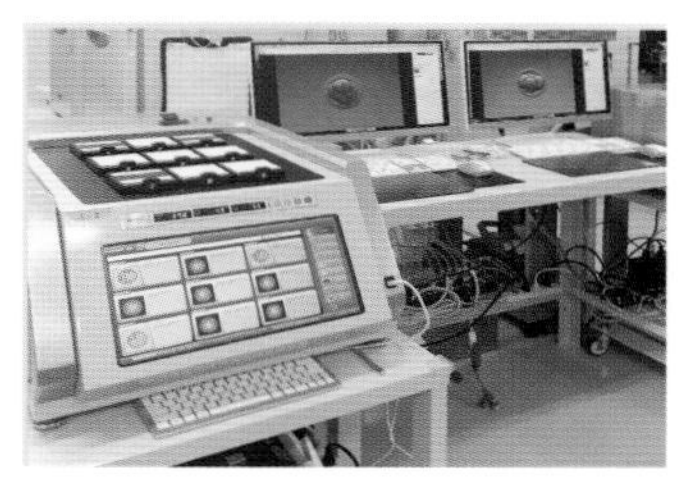

インフォメーション

第 38 回日本受精着床学会総会・学術講演会
事務局 ／医療法人アイブイエフ詠田クリニック　担当：加藤　武尊
〒810-0001　福岡県福岡市中央区天神 1-12-1 日之出福岡ビル 6F
TEL：092(735)6655　FAX：092(735)6656

連絡事務局 ／株式会社コンベックス内　担当：加瀬・石堂
〒105-0001 東京都港区虎ノ門 5-12-1 虎ノ門ワイコービル
TEL: 03(5425)1603　FAX: 03(5425)1605

第 38 回日本受精着床学会 市民公開講座
連絡事務局 ／ 株式会社ラシゴーニュ　担当：永山　佳代
〒812-0011　福岡県福岡市博多区博多駅前 2-5-8　ベルコモンズ博多 7F
TEL/FAX：092-473-5080

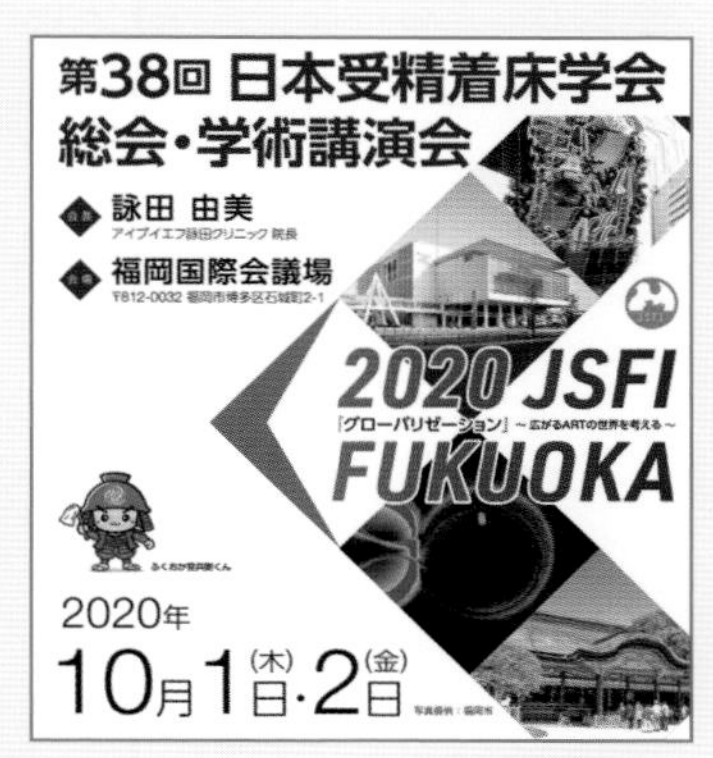

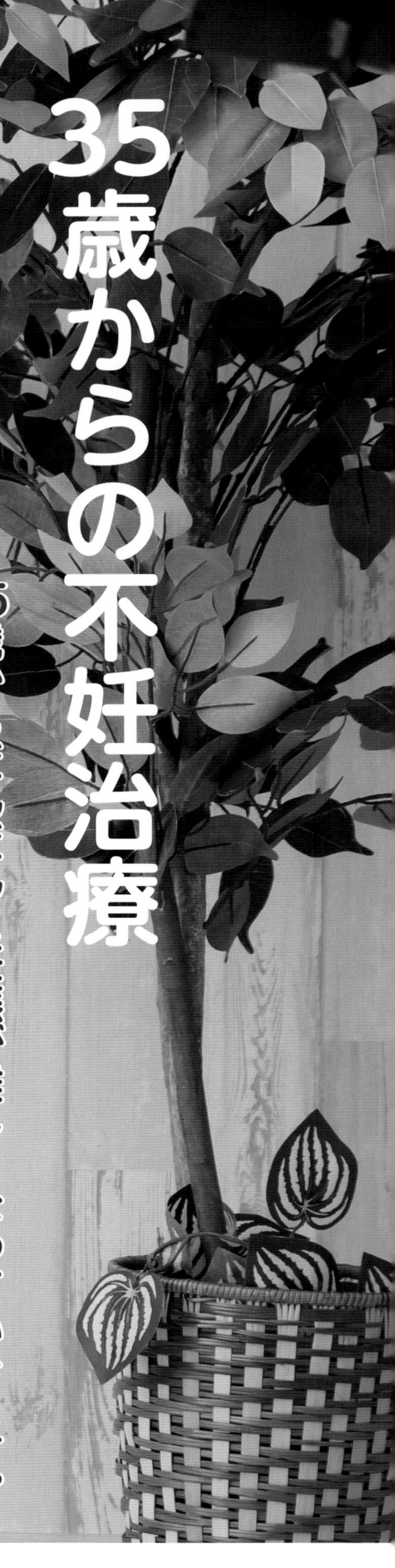

35歳からの不妊治療

35歳からだんだんと妊娠が難しくなっていきます。

「赤ちゃんがほしいな」と思っているカップルには、さまざまな背景があります。
すでに妊活に取り組んでいるカップル。
不妊治療を受けているカップル。
これから妊活に取り組もうとしているカップル。
もう少しふたりで楽しみたいけど、妊活については調べておきたいと考えているカップル。
30代は、まだまだ妊娠に対して大きな期待が持てる年代ですが、
個人差が大きい年代でもあります。
実は、このようなカップルにとって30代前半と後半とでは大きく様子が変わってくるのです。
すぐに妊娠して、出産も安産で、その後も第二子、第三子と問題も苦もなく儲ける
ことができるカップルもいれば、なかなか妊娠できずに、何度も何度も繰り返し
体外受精を受けているカップルもいます。
このような個人差が、特に30代後半から顕著になる傾向があるのです。
そうしたことをよく知ったうえで上手く妊活、不妊治療に臨んでいただきたいと考え、
今号の特集をお届けします。

MENU

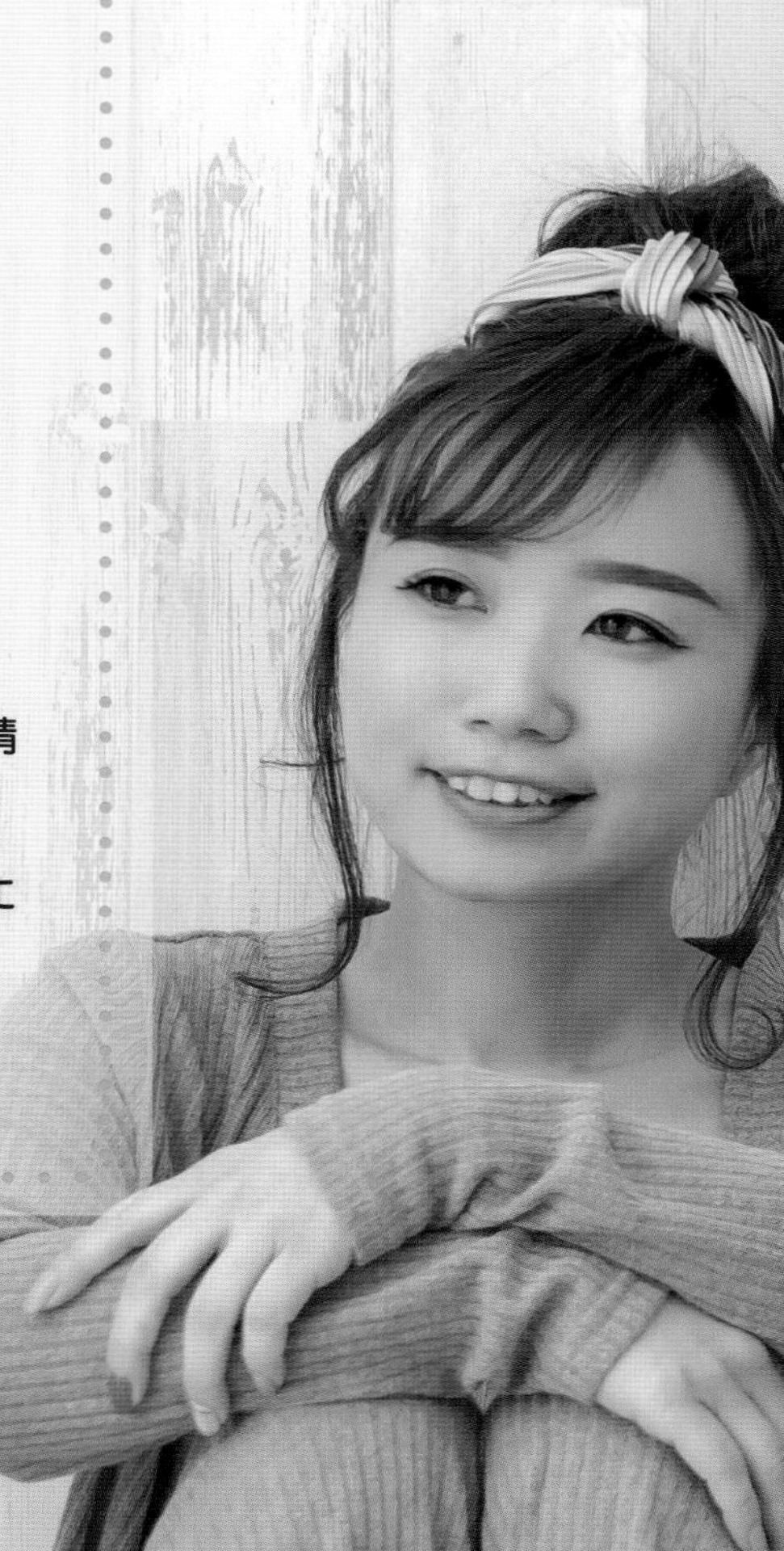

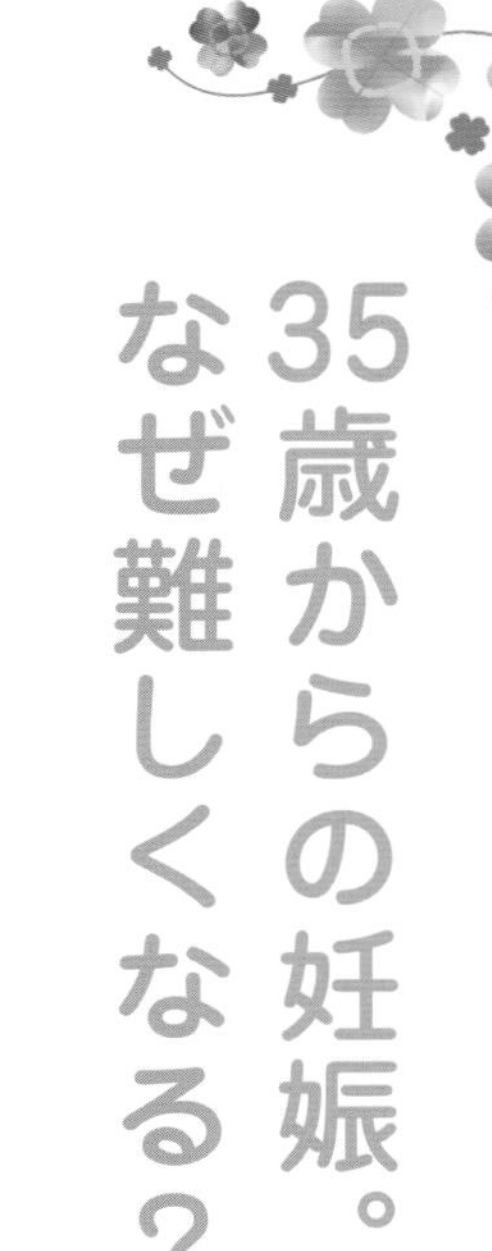

35歳からの妊娠。なぜ難しくなる？

年齢が高くなると、妊娠が難しくなる理由をはじめにお話しましょう。それは年齢のことばかりでなく、社会的な要因もあるのです。

No.01

理由を探ってみよう

妊娠を難しくしている要因と背景

女性は、年齢を追うごとに、妊娠することが難しくなっていきます。厚生労働省が発表する「母の年齢5歳階級別出生数（グラフ1）」からわかるように、35歳を超えると出生数が減少しています。妊娠が難しくなるその背景には、カラダのことだけでなく、いろいろな問題が複雑に絡み合っています。

①卵子の老化

妊娠を難しくしている一番の要因は、卵子の老化と言っても過言ではありません。卵子が老化することによって受精が難しくなったり、胚の成長に問題が起こりやすくなったりします。35歳くらいから、だんだんと妊娠しづらくなり、40歳を過ぎると顕著になります。残念ながら、これは止めようがありません。

②精子の老化

最近、男性の精子も35歳くらいから老化することがわかってきました。個人差はありますが、年を追うごとに精子をつくる能力は低下し、それにつれて、質的変化も起こり、妊娠に影響するようになってきます。

不妊原因は、女性にあると考えられがちですが、グラフ2に示すように、その男女比は概ね半々となっています。

③結婚年齢と出産年齢の高年齢化

男女の初婚年齢は、上昇傾向にあり、２０１８年の平均初婚年齢は夫31・1歳、妻29・4歳で、第一子出産の母の平均年齢は30・7歳でした。

第1子出産時の母の平均年齢は、２００５年には29・1歳だったのが、この10年で約1歳上昇していることが「第1子出生時の母の平均年齢の年次推移（グラフ3）」からわかります。結婚年齢や出産年齢が上がることによって不妊のリスクも高くなります。

④女性の社会的地位

結婚後も、これまでと同じように仕事を続ける女性も少なくありません。またキャリアを重ね、管理職やリーダーになる人もいるでしょうし、重要なプロジェクトを任される機会もでてくるでしょう。

女性が社会で働き続けることは、もう当たり前の時代で、日々の仕事に追われる人、仕事にやりがいを感じ、妊娠を後回しにしてきた人、また妊娠や出産の機会を逃してきた人もいることでしょう。

⑤家族の病気や介護

最近は、親や家族が病気になり妊娠を考えられなかったという人もいれば、高齢の親を介護するために妊娠を先送りにしたという人も増えてきているようです。

以上のように医学的にも、社会的にも年齢を重ねることで妊娠が難しくなる傾向にあります。

35歳からの妊娠に大切なこと

年齢を重ねるに従って起こる卵子や精子の老化を取り戻すことはできません。また、これまでのさまざまな事情も、なかったことにすることができません。

ただ個人差もあり、なかには35歳を過ぎても何の苦労もなく妊娠、出産する人もいます。

体外受精での妊娠率などは、日本産科婦人科学会が毎年発表するARTデータからわかります。これによると35歳から妊娠率が下がり始め、逆に流産率が上がり始めるため、妊娠だけでなく、出産も難しくなっていくことがわかります（グラフ4）。

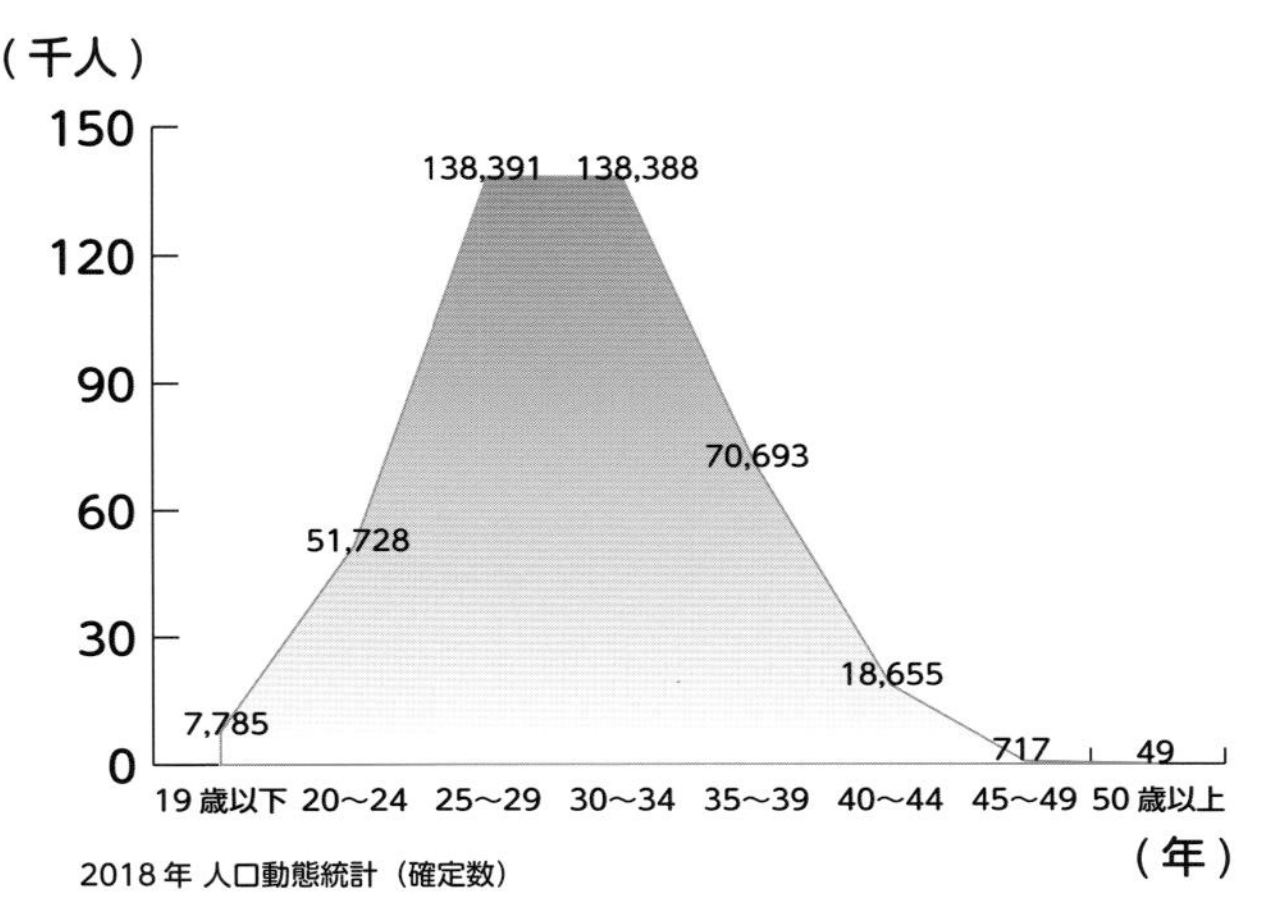

25 ～ 34 歳が女性の出産年齢のピーク。35 ～ 39 歳で出産する女性は、25 ～ 34 歳に出産する女性の半分ほど。

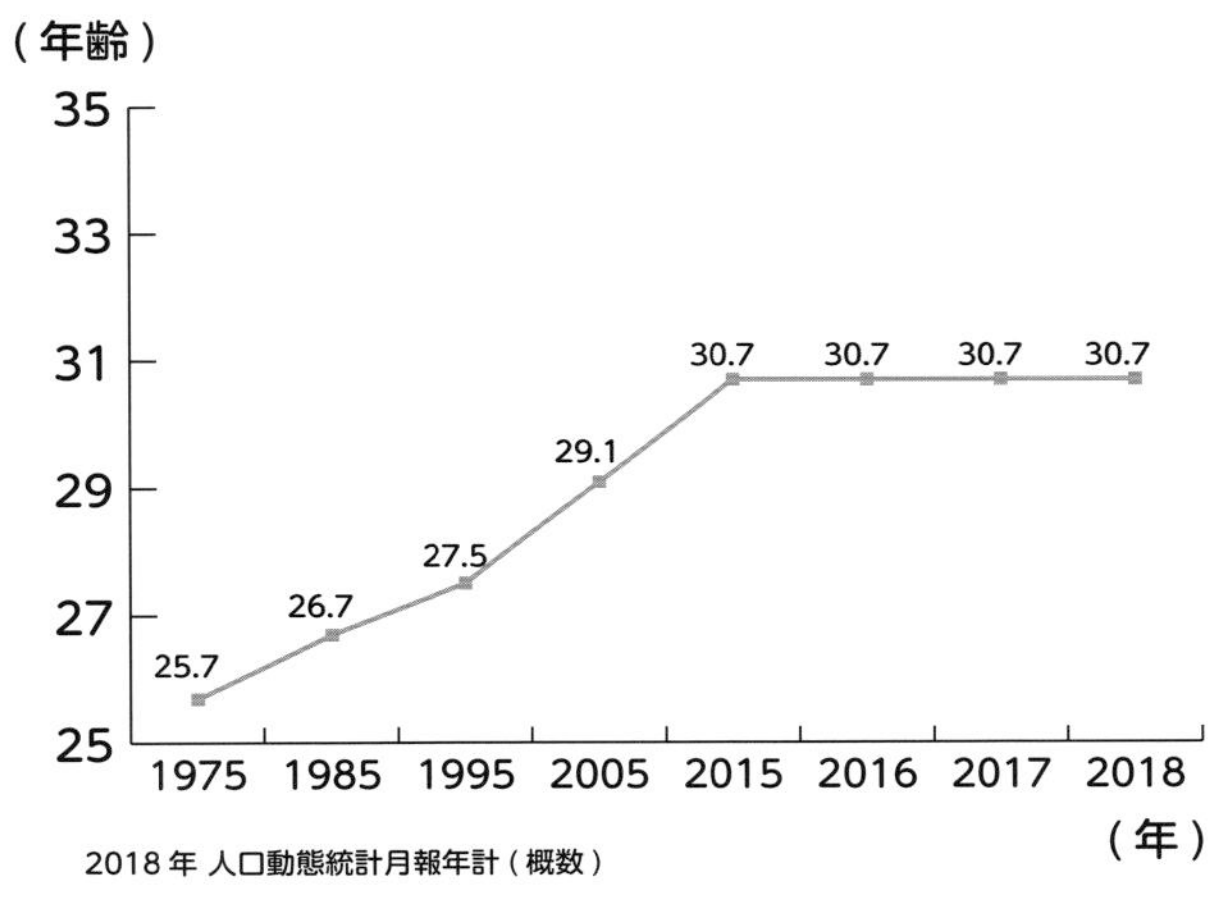

2015 年から 30.7 歳で横ばいですが、10 年で 1 歳、20 年で 3 歳、40 年で 5 歳上昇しています。

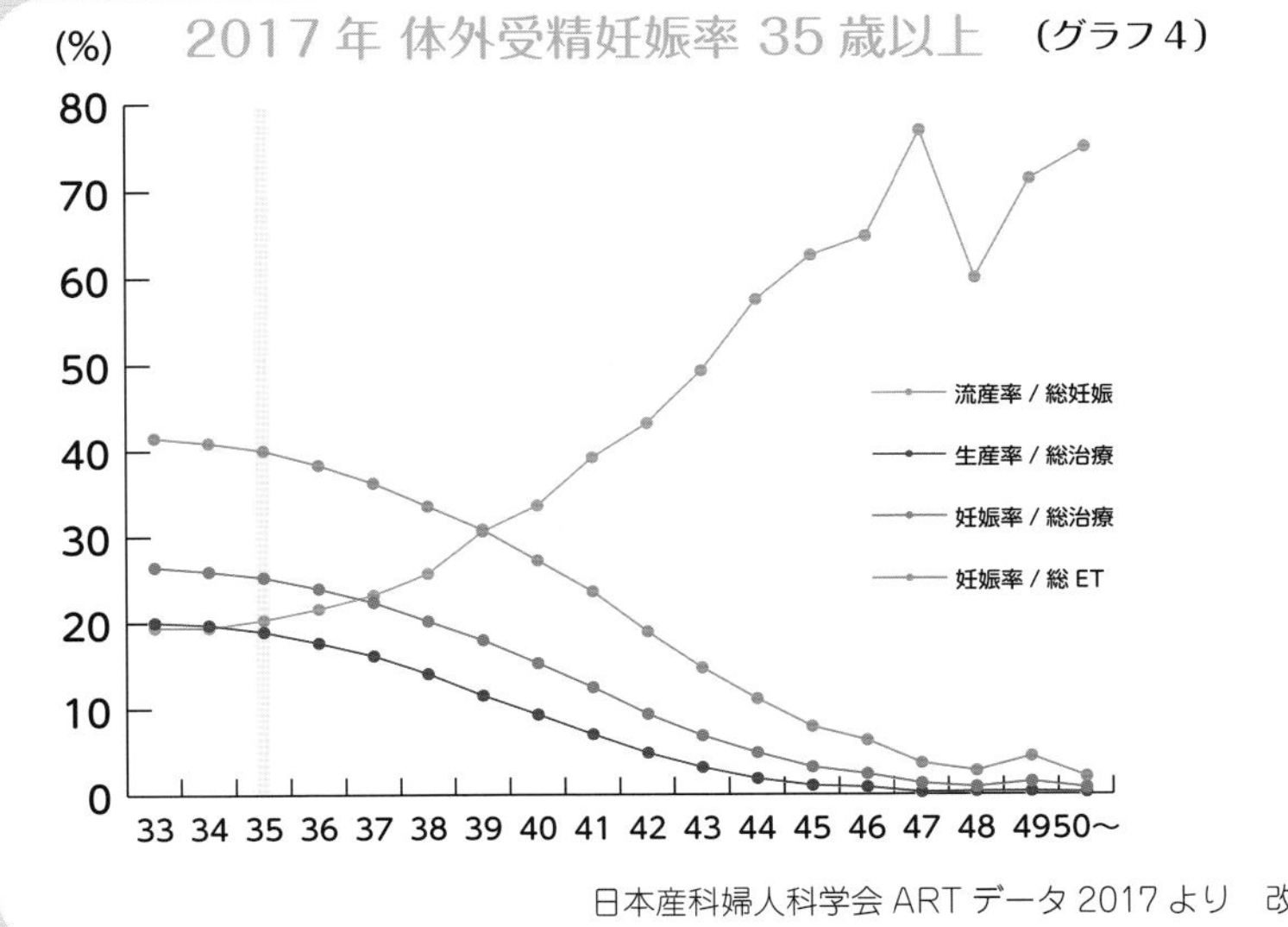

体外受精であっても 35 歳以上の妊娠率は低下します。39 歳からは妊娠率と流産率が逆転します。

この体外受精の妊娠率は、自然妊娠でも同じような下降線を描くとされています。

そのため、妊活を始める時や赤ちゃんがほしいと考え始めて、半年以上経っても妊娠の兆しがない場合には、なるべく早くふたりで不妊検査を受けましょう。そして、妊娠を妨げている原因や要因がないかを調べることが大切です。

また、「赤ちゃんがほしい」という気持ちを大切にしましょう。

「仕事が忙しい。だから、妊娠に臨めない」と言い訳せず、「今月は、様子を見て、来月は病院に行ってみよう」と先送りにせず、「どうすれば妊活できるか」を考えましょう。

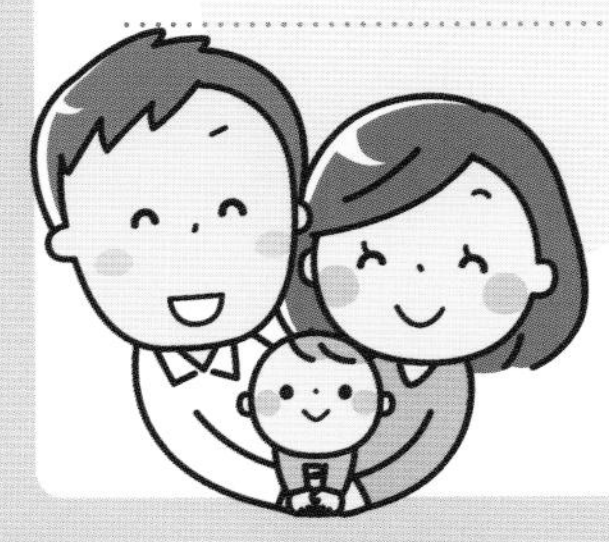

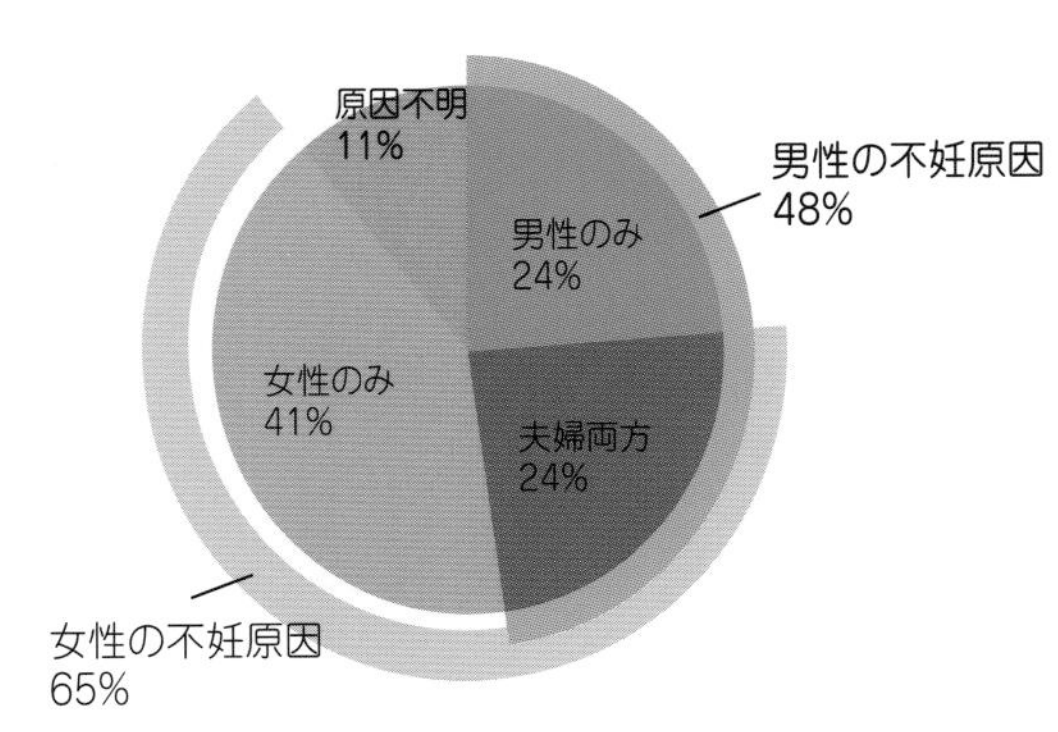

女性に不妊原因がある夫婦は全体の 65% ですが、実は男性に不妊原因があるケースも 48%。不妊原因は約半々なのです。

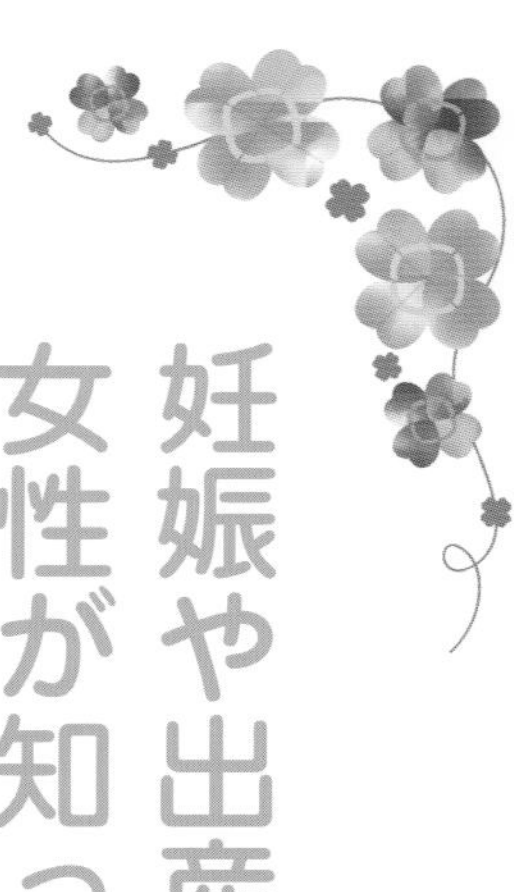

No.02 確認しておこう

妊娠や出産に向けて女性が知っておくべきこと

妊娠や出産に向けて女性が知っておくべきことは、どれもが妊活に直結することばかりです。おさらいしながら見ていきましょう。

妊娠が成立するまでのおさらい

妊娠が成立するまでには、「射精」「排卵」「受精」「着床」の全てが問題なく、次々に起こらなければなりません。このうち「射精」は男性に起こるもので、「排卵」「受精」「着床」は女性のからだの中で起こります。

「射精」についてはある程度、確認ができますが、それ以降の「排卵」「受精」「着床」については確認することができません。つまり、「射精」以降の「排卵」「受精」「着床」は、無事に起こることを大前提とした性行為によって、世の中の8割以上のカップルは妊娠することができるとされています。

この妊娠までに起こることを左ページに紹介していますので、確認してみましょう。

月経のしくみ

妊娠するためには、月経を知ることも重要です。

月経は、ホルモンが正常に分泌、活動することで、卵巣や卵胞が正常に反応して卵子が排卵されることによって起こります。

月経周期は、ホルモン分泌の様子から、卵胞期、排卵期、黄体期、月経期の4つの時期にわけることができます。

① 卵胞期

● 卵巣で卵胞が成長する時期

月経周期のスタート時の卵巣には、十数個〜二十個ほどのエントリーされた卵胞があり、卵胞刺激ホルモン（FSH）によって成長を始めます。しかし、このエントリーされる卵胞数も年齢とともに少なくなる傾向にあります。

エントリーされた卵胞の中から一番成長がよく、ホルモンに対して反応のよかった1つが成長を続け、ほかは退縮していきます。卵胞の成長に従って、卵巣は卵胞ホルモン（エストロゲン）を分泌し、これが子宮内膜を増殖させ、厚くさせていきます。

② 排卵期

● 卵子が排卵される時期

卵胞が十分に成長し、エストロゲン量が十分になると、卵巣は視床下部にそのことを知らせます（フィードバック）。視床下部は、それを受けて下垂体にFSHの分泌を減少させ、LHを大量に分泌するよう命令します（LHサージ）。このLHサージによって卵胞は成熟し、卵巣から卵子が排卵されます。

③ 黄体期

● 卵胞が黄体化し、子宮内膜をフカフカにする時期

卵巣に残った卵胞は、黄体化し黄体ホルモン（プロゲステロン）を分泌するようになります。

エストロゲンによって厚くなった子宮内膜は、プロゲステロンにより着床しやすいよう環境が整えられていきます。プロゲステロンには、体温を上昇させる効果があるため、基礎体温は高温相になります。

④ 月経期

● 黄体が白体になり、内膜が剥がれ体外に排出される時期

着床が成立した場合、黄体は妊娠黄体となり、ますます盛んにプロゲステロンを分泌し、胎盤がつくられるようになるまでの間、妊娠を継続させるために働きます。

そのため、妊娠後もしばらくは高温相が続きます。

しかし、着床しなかった場合は、黄体は約2週間で、その役目を終え白体となり、プロゲステロンによって支えられていた子宮内膜は剥がれ、血液とともに体外に排出されます。これが月経です。そして、出血とともに新しい月経周期が始まります。

月経が正常に起こらない原因は、ホルモンの分泌や活動（視床下部や下垂体）に問題がある、卵巣機能に問題がある、排卵に問題があるなどが考えられ、これが月経周期の乱れや無排卵月経を引き起こすことなどにつながります。

排卵までのホルモン分泌の様子

卵胞期 卵胞を育てる	2. 卵胞期 排卵の準備	3. 排卵期 卵胞が成熟、排卵の始まり
視床下部		
性腺刺激ホルモン放出ホルモン（GnRH）を分泌		FSHの分泌を弱め、黄体化ホルモン（LH）を分泌するよう命令
下垂体	フィードバック	**下垂体**
卵胞刺激ホルモン（FSH）を分泌		LHを一過性に多量に分泌 LHサージが起こる
卵巣		
卵胞ホルモン（E2）を分泌 E2値が上昇	卵胞が十分に育つ E2値が200〜300pg/mlになる	排卵が始まる
子宮内膜		
卵胞ホルモン（E2）により内膜が厚くなる		

卵巣の様子

白体
黄体（寿命は約14日間）
原始卵胞
エントリーした卵胞
月経周期のホルモン変化の影響を受けて成長する
主席卵胞
卵子

妊娠の成立

受精
卵子 ④
卵管
排卵のない側では精子と卵子は出会えない
排卵
②
卵胞
黄体
排卵
子宮内膜
卵巣
元気が良く、直進運動能力の高い精子が子宮頚管から子宮、卵管へと進んでいく
③
膣
精子

①卵子が育ち
②排卵され
③精子は卵管膨大部へ泳ぎ
④受精する

受精卵
発育していく胚
子宮
⑤
着床
⑥
卵巣
子宮内膜
膣

⑤受精後
胚は分割を繰り返し成長しながら子宮へ運ばれる
⑥着床する

■妊娠する過程

1 卵胞が育つ ― 卵胞期

左右の卵巣の中には卵子の元となる原始卵胞があります。月経周期の始めに十数個ほどの卵胞が、下垂体から分泌される卵胞刺激ホルモン（FSH）の作用により成長します。はじめは、どれも同じように育ちますが、そのうちの1つが成長を続けるようになり、（主席卵胞）、ほかの卵胞は成長が止まり、退縮していきます。

2 卵胞が成熟し、排卵される ― 排卵期

主席卵胞が十分に発育すると、フィードバック作用により下垂体から大量の黄体化ホルモンが分泌（ＬＨサージ）されます。

これにより卵胞が成熟し、卵子が排卵されます。

3 精子が卵管膨大部へ向かって泳ぐ ― 黄体期

排卵時の卵管采は、卵巣表面に覆いかぶさるように密着し卵子を取り込むといわれています。性交によって女性の腟内に精液が射出され、精子は卵管膨大部へ向かって泳ぎだします。1回に射精される精子は、数億個、秒速0.1mm、30分で約18cm進むといわれています。ただ、女性の腟内に射精された精子すべてが泳ぎ進める訳ではありません。まず、フローバック（流出）という形で腟外に流れ出て、次に子宮頚管粘液に絡まり、さらに子宮内、卵管で力尽きるものもあります。また排卵のない卵管へ上がっていったものなどもいて、卵子にたどり着くことができる精子は、数百個といわれています。

4 卵子と精子が出会い、受精する ― 黄体期

卵子にくっつくことができた精子は、先端部から酵素を出し、卵子を覆う透明帯を溶かしていきます。その間にも力尽きていく精子もありますが、その後ろから挑む精子もいます。そうすることで卵子の透明帯は薄く弱くなっていき、そこへ1個の精子が卵子に進入すると、また透明帯の性状が変化し硬くなります。それ以降、他の精子を受け入れず多精子受精をすることはありません。

5 受精完了後、胚は分割・成長し子宮へ運ばれる ― 黄体期

受精が完了すると卵子由来の核、精子由来の核が現れ、やがて2つの前核が融合し、遺伝情報が1つになります。その後、卵管内で分割を繰り返しながら2分割、4分割、8分割と倍々に細胞数を増やし、桑実胚、胚盤胞へと成長をしながら卵管上皮の線毛細胞の動きや卵管液の流れ、または卵管の蠕動運動によって子宮へ運ばれます。

6 着床する ― 黄体期

胚は、胚盤胞へ成長する頃には子宮腔内へ到着します。子宮腔内に到着した胚盤胞は、透明帯から脱出し、将来、胎児になる内部細胞塊を子宮内膜に接着させます。そこから、子宮内膜の組織を取り込みながら埋没、一体化することで着床していきます。胚は、胎盤をつくるホルモン（HCG）を大量に分泌するため、母体内の血液や尿にも検出されるようになり、妊娠の判定ができます。その後、胎嚢の確認、胎児心拍の確認ができると臨床的妊娠となります。

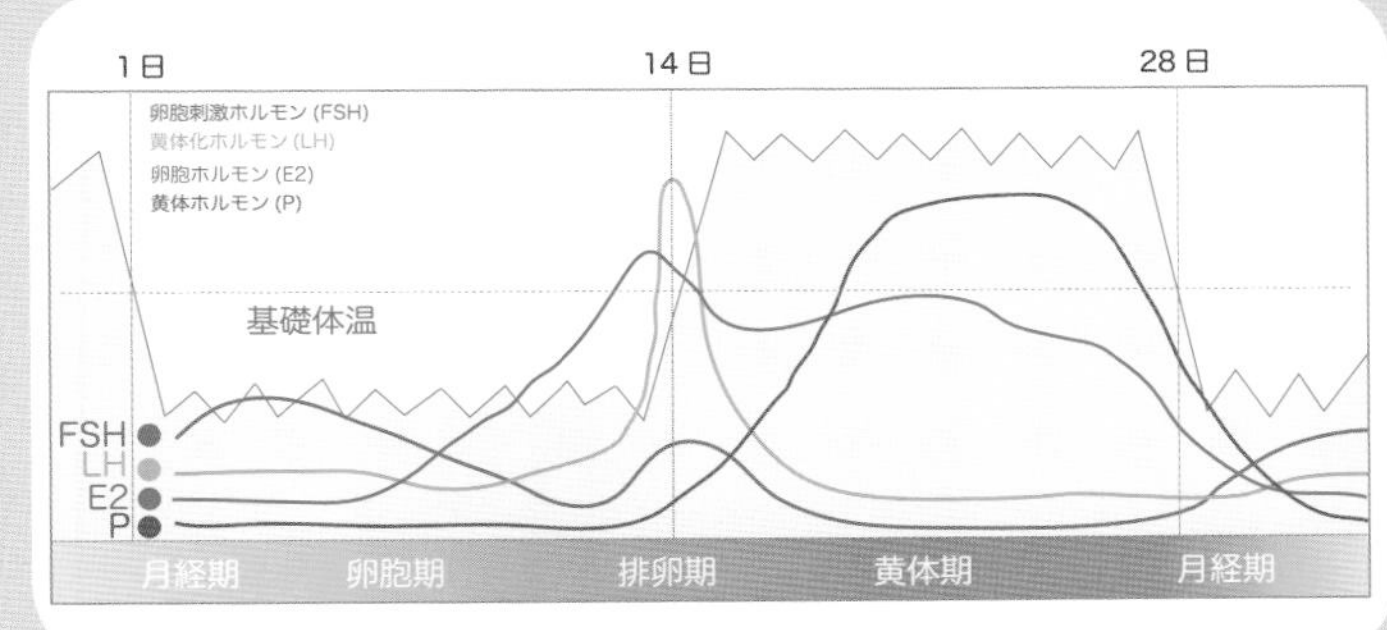

年齢とともに起こりやすくなること

妊娠の要は、卵子にあると言われていますが、その卵子の質が年齢とともに低下することが妊娠しにくくなる原因の1つです。

また、卵巣機能の低下とホルモン環境も関係し、30歳を過ぎる頃から増えてくる子宮や卵巣の病気が関係していることもあります。それらを見ていきましょう。

①卵胞数の減少

卵巣には、卵胞が蓄えられています。その数は、生まれた時には約200万個ありますが、だんだんと自然に減少し、初経が始まる思春期頃には約50～70万個となります。その後も、月経のあるなしに関わらず、1カ月におよそ1000個のスピードで減少し、閉経する頃の卵巣には、約1000個が残っているといわれています。

②卵子の老化

人は、年齢を重ねるに従って老化します。見た目の問題もそうですが、臓器や血管も老化し、働きが鈍くなったり、弾力性がなくなってきたりします。同時に、卵胞にも老化は起こります。卵胞は、ほかの細胞と違い、同じ細胞を作り出す体細胞分裂によって生まれ変わることができません。なぜなら、生殖細胞特有の染色体の数を半分に減らす減数分裂の途中で眠ってしまった細胞であるため、その持ち主とともに年齢を重ね、長生きするため老化が起こります。

③染色体異常

また、染色体異常の数的異常も増えてきます。減数分裂前の卵子の染色体は、46本（44本の常染色体と2本の性染色体）で、人の染色体と同じ数です。このまま精子と受精してしまうと、染色体の数が多くなってしまいますので、減数分裂という特別な分裂が起こり、染色体の数を半分に減らし、精子と受精することで、もとの46本の染色体を持つ胚になります。

卵子は、もともと染色体異常を起こしやすい細胞で、排卵される卵子の約25％に染色体異常が起こっているといわれています。35歳を過ぎて、年齢を重ねるとともにこの染色体異常の起こる率が高くなることが知られています。染色体異常が起こると、受精しても分割しない、分割しても着床しない、着床しても流産してしまうなどが起こります。そのため妊娠しにくくなり、流産しやすくなるということにつながります。

体細胞分裂と減数分裂

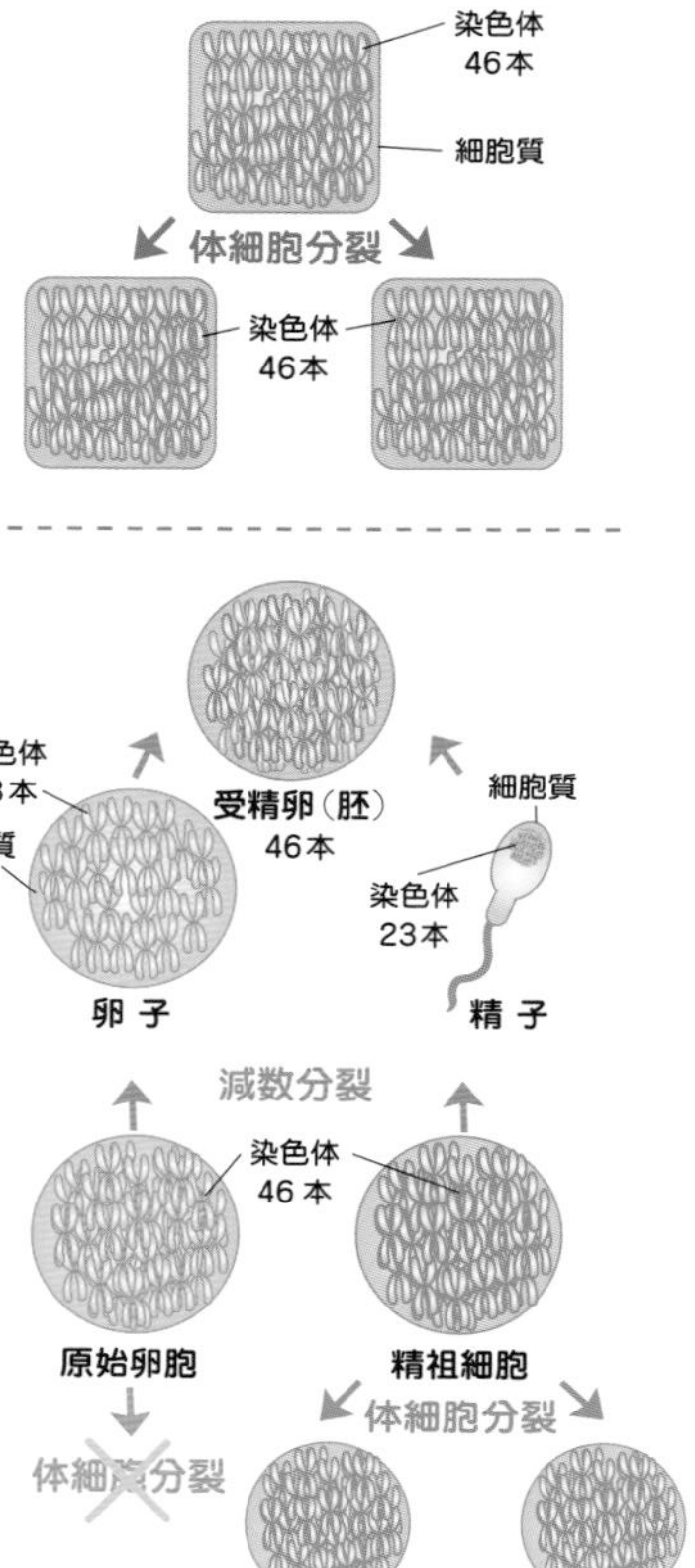

染色体 46本
細胞質
体細胞分裂
染色体 46本
受精卵（胚） 46本
染色体 23本
細胞質
卵子
細胞質
染色体 23本
精子
減数分裂
染色体 46本
原始卵胞
精祖細胞
体細胞分裂
体細胞分裂

染色体の数的異常のない卵子

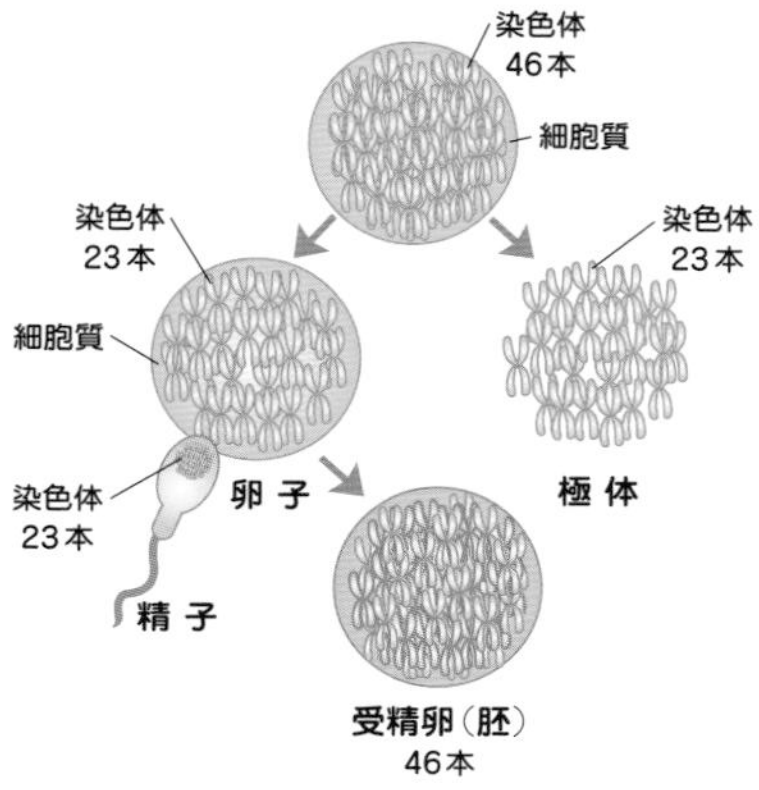

染色体 46本
細胞質
染色体 23本
染色体 23本
細胞質
染色体 23本
卵子
極体
精子
受精卵（胚） 46本

染色体の数的異常のある卵子

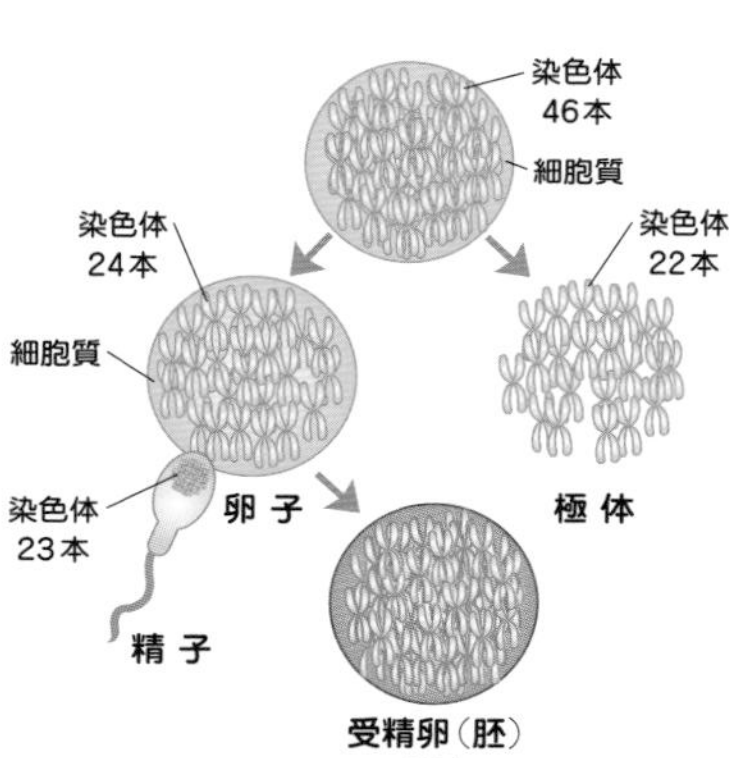

染色体 46本
細胞質
染色体 24本
染色体 22本
細胞質
染色体 23本
卵子
極体
精子
受精卵（胚） 47本

④卵巣機能とホルモン環境の変化

年齢を重ねれば、さまざまな臓器にも老化が起こります。それは、卵巣も例外ではありません。

卵巣機能が衰えを見せはじめると、排卵がうまく起こらず、月経不順になることもあります。

これまで順調だった月経の周期が乱れ、周期が早まったり、または間遠くなったりし、基礎体温も高低差がはっきりしなくなることもあります。もっとも、こういった症状は、閉経が迫った頃に起こります。

また、ホルモン値についても同様で、閉経が間近になるとFSHの値はとても高い数値になります。

FSHの基礎値は月経3～5日以内に検査することがよいのですが、この値が高ければ卵巣機能が弱ってきていることがわかります。FSHの基礎値が高いことが卵胞の成長に影響するため、排卵が早まり、月経周期が短くなる傾向にあります。

閉経の判断は、FSH高値、LH高値、及びエストロゲン低値により行い、1年間以上の無月経を確認し、確定します。

⑤ AMHの値と妊娠へのチャレンジ

AMHは、発育過程にある卵胞の顆粒膜細胞から分泌されるホルモンで、この数値が高ければ発育卵胞数が多いことがわかります。このことから、AMHを分泌しないまだ小さい卵胞の数も多く、卵巣に残されている卵胞数が多いと予測しています。

急激な変動や月経周期内の変動は、ほとんどありませんが、年齢にしたがって低下していくことが知られています。そのため、この値が低くなればなるほど閉経が近づいているということになります。

ただし、どの年代にもAMHがゼロというケースがあり、また個人差もあるため年齢ごとの正常値はなく、平均値や中央値で示されることがほとんどです。（グラフ5）

AMHは、卵巣に残されている卵胞の数を予測するもので、妊娠にチャレンジする期間を考える指標になります。

⑥ 子宮や卵巣、卵管の病気

子宮の病気についても、年齢とともに増えてきます。子宮内膜症は30～40代に多くみられますが、最近では20代の女性にも増えています。子宮筋腫は30～40代に多くありますが、患者層は50代まで広がります。

子宮頸がんは、30～50代がピークといわれていますが、ここ最近は20代に急増しています。

その他にも、子宮頸管炎、子宮頸管ポリープ、子宮内膜ポリープなどがあります。

卵巣の病気については、卵巣嚢腫、卵巣がんなどがありますが、自覚症状が乏しいので、卵巣は物を言わぬ臓器ともいわれています。

その他、性行為をすることによって細菌やウイルスが侵入し性感染症になる場合もあります。たとえば、ヒトパピローマウイルス（HPV）に感染することで起こる子宮頸がんや、クラミジアが原因となる子宮頸管炎、卵管炎などがあげられます。

これら子宮や卵巣、卵管は、直接的に妊娠や出産に関わる臓器ですから、健康であることが一番です。それには、1年に一度の検診を必ず受けることをおすすめします。また卵巣については検診がないので、婦人科受診、または不妊治療に通院する病院でチェックしてみましょう。

AMH値／年齢ごとの平均値・中央値（グラフ5）

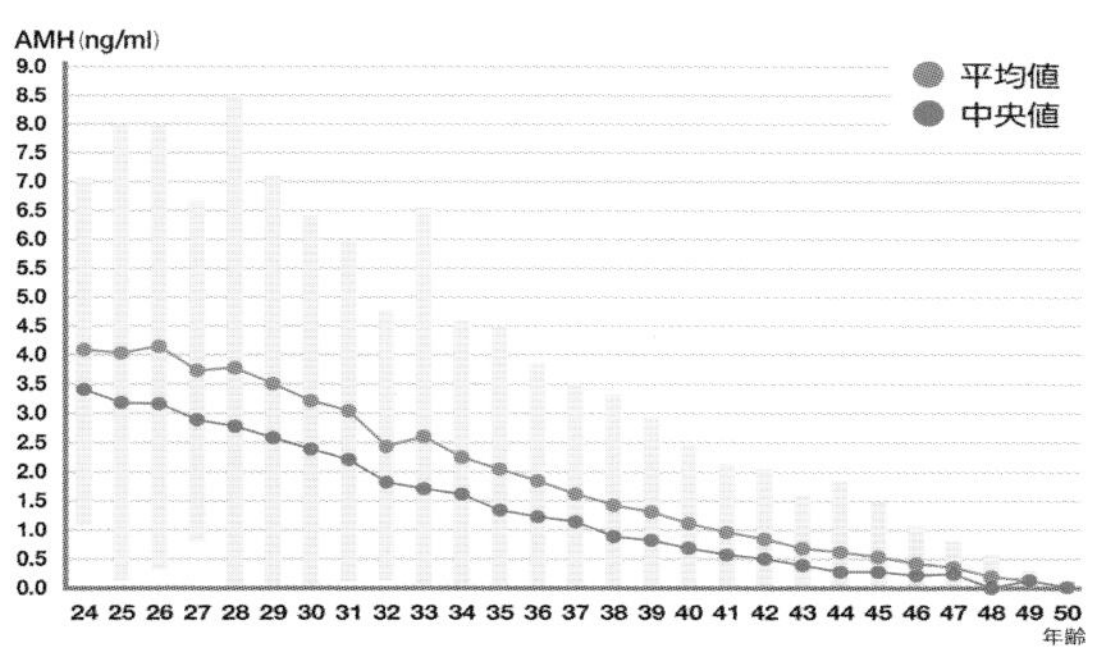

Seifer. Age-specific AMH values for U.S. clinics. Fertil Steril 2010.

子宮筋腫の好発部位

漿膜下筋腫
粘膜下筋腫
卵管
卵巣
頸部筋腫
筋腫分娩
腟

子宮内膜症の好発部位

卵管
卵巣
※チョコレート嚢胞
子宮漿膜
仙骨子宮靭
子宮筋
※子宮腺筋症
直腸
膀胱
腟
ダグラス窩
肛門

子宮筋腫、子宮内膜症とも好発年齢は30歳代後半から40歳代。子宮筋腫は月経のある女性の4～5人に1人にあるといわれ、子宮内膜症は月経のある女性のおよそ10人に1人に起こるといわれています。

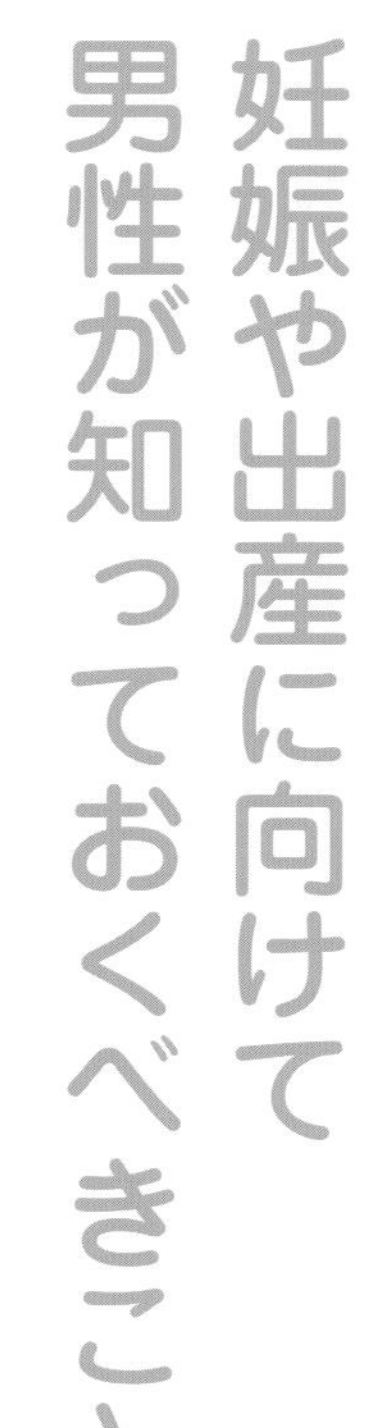

妊娠や出産に向けて男性が知っておくべきこと

男性は、精子に関することに注目しましょう。精子も年齢により老化します。

男性も年齢による変化がある

30代後半の男性のなかには、精子の質が低下する人もいます。精子の質の低下には個人差があり、すべての男性の精子の質が低下するとはいえませんが、DNAに傷を持つ精子が増えることで受精後の胚の成長などに影響を及ぼすとされています。精子のDNAの傷には、特殊な検査が必要で、検査できる医療期間も限られています。

また、精子をつくる能力は変動が大きく、精液検査の結果に2～4倍以上の差が出ることも珍しくありません。たとえば、体調や病気、ストレスなどによって、さざまざまな影響を受けます。特に、30代後半になると仕事でリーダーになったり、役職に就いたりと、職場で責任を負う立場になる人も増えてくるため、そうした心因的なことが精液量や精子数、運動率などに影響することもあるでしょう。

例として、実際の40歳男性の精液検査結果の変動をグラフ6に示しました。精液量については、一番多かったのが11月で4㎖で、少なかったのが8月の2㎖とその差は2倍になり、精子数ではもっとも少ない3月ともっとも多い8月では2倍以上の差があります。また、精液量が多いから、精子数が多いともいえないことがグラフから見て取ることができます。

このように精液量や精子数も変動の大きいものだと承知しておくことも大切です。

男性の精巣には、精子の大もとになる精祖細胞があり、これが次々と新しい細胞を作ることができるため、一生涯精子を作ることができます。ただ、精子をつくる能力は、だんだんと低下していきます。

女性の体と卵子を理解すること

医学的な側面では、妊娠するうえでの男性の大きな役割は、女性の腟内に十分な精子を送ることです。不妊治療のなかでは、人工授精や体外受精であっても十分な精子が射出できることが必要です。

そのため、「射精ができたらOKでしょ？ 精子があれば、いいでしょ？」と思われるかもしれません。

もちろん精子の数や質の問題もありますが、男性は自分の体に赤ちゃんを宿して産むことはできません。精子という遺伝子を女性に預けて、自分の赤ちゃんが授かります。しかし、精子を預けたら、それでいいわけではありません。

男性は、自分の大事な遺伝子を女性に預けるわけですから、その預け先となる女性の体、とりわけ子宮や卵巣、卵管についてや、精子を受け入れる卵子に関する理解を深めましょう。また、精子が女性の体で、どのように活動するのかも理解しておきましょう。

しかし、もっとも理解して欲しいことは、女性には「妊娠、出産する年齢に限界がある」ということです。生まれた時から卵巣には卵子があり、持ち主の女性と同じ時間を過ごし、歳を重ね老化していきます。卵

40歳男性の精液検査結果の変動（喫煙なし）（グラフ6）

子の老化は、受精が起こらない、受精後の胚が成長しない、着床が難しくなる、流産が増えるようになり、40歳頃になると、ますます顕著にみられるようになります。こうした女性の体や卵子に関する夫の知識不足が、妻の妊娠を難しくさせ、子どもを授かるチャンスを遠のかせてしまうことにもつながります。妊活は、こうした基本的な知識を十分に得ることが、妻へのサポートとなります。

妻を理解すること
女性と本能を理解すること

結婚したら赤ちゃんは自然に授かると思う女性は少なくありません。

また、赤ちゃんが欲しいという思いは、本能からくるものでもあります。多くの動物がそうであるように、種を残すために刷り込まれた本能に、それは「なぜ?」とか「どうして?」と問いかけても答えが出るものではありません。

それは、本来、男性も同じはずです。ただ、女性は自分の体に新しい命を宿し産むことから、男性よりも強く思う人が多いでしょう。

たとえば、男性は毎日でも射精することができ、日々、多くの精子が作られます。

しかし、女性の排卵は月に一度、1個の卵子で妊娠にチャレンジするしかありません。それも受精ができるのは、排卵した日だけです。

赤ちゃんがほしいと願う女性は、この、月に一度のチャンスを待ちわびて暮らしています。その日に、性生活が持てなければ、その、月に一度のチャンスを逃してしまい赤ちゃんは授かりません。「あぁ、今月はダメだった」と落ち込むこともあるでしょう。また、チャンスを逃すことなく性生活が持てても、月経が訪れれば悲しくなって元気が無くなったり、情緒が不安定になって泣いたりすることもあります。

こうした感情は、理屈ではありません。自分に置き換えてみたら、それが「辛いことなんだ」とわかるのではないでしょうか。

けれど、そうした状況を見て見ぬ振りをしていると、だんだんと妻が疎ましく思うようになるかもしれません。「辛そうだな」と感じる時にはきちんと妻と向き合って、気持ちを受け止めて、寄り添いましょう。掛ける言葉が見つからなければ、傍にいたり、手を握ったりするだけでもいいのです。

不妊治療を理解すること

不妊治療は、赤ちゃんを授かるための治療です。妊娠が目的ではなく、その先にある出産や育児のために妊娠は重要な通過目標となります。

妊娠を妨げる原因は、男女半々といわれていますから、妊娠を望んで半年から1年以上経つ場合には、ふたりで検査を受けましょう。

もしも、「治療をしてまで?」と思う時には、ぜひ、ふたりで不妊治療施設が行う説明会などに参加してみましょう。そうすることで、妊娠や治療に関することが客観的にわかることと思います。

卵子と精子の違い

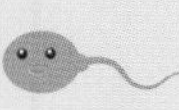

卵子	精子
卵巣にあるのは、原始卵胞。数を増やすことができない	精巣にあるのは、精祖細胞。数を増やすことができる
原始卵胞から1つの卵子が排卵される	1つの精祖細胞から、基本的には4つの精子ができる
生まれた時に、一生分の卵子を卵巣に蓄えていて、使い切ったら閉経となり、それ以降は妊娠はできない	生まれた時に精巣にあるが、数を増やすことができるので、一生涯、精子を作ることができ、理論上は何歳になっても妊娠させることができる
卵子は、歳を重ねる 卵子の年齢 = あなたの年齢	精子は、歳を重ねない 精子の年齢 = 0歳
持ち主となる女性の体内から出ることはない（体外受精以外）	持ち主である男性の体外に射出できる
自分で動くことはない	自力で動くことができる

30代に多い不妊原因は？

30代に多い不妊原因には何があるのでしょう？
原因を知って、今後の妊活に活かしましょう。

No.04

男性も確認しておきましょう

不妊原因には何がある？

不妊原因は多岐にわたりますが、3大原因としては、男性因子、卵巣因子（排卵障害）、卵管因子があげられます。日本受精着床学会が不妊治療を受ける人に行ったアンケート調査（グラフ7）によると、男性因子、卵管因子、卵巣因子（排卵障害）、子宮因子、免疫因子、原因不明の順で多いという結果でした。また、不妊原因の男女の割合は、11ページのグラフ2に示す通り、概ね半々です。

ただ、これらについては、年齢的な要件はありません。

30代に多い不妊原因は？

では、30代夫婦に多い不妊原因について、不妊治療情報センターが2018年に体外受精実施施設へ行ったアンケートの結果（グラフ8）から見てみましょう。

もっとも多いのは、「排卵の問題」です。排卵の問題は、脳の視床下部や下垂体に原因がある場合と卵巣機能に原因がある場合などがあります。

次に多かったのは「原因がわからない」です。これには、一通りの検査をして、特に問題がないにもかかわらず、性生活では妊娠していない場合や、検査で問題が見つからない場合などがあります。

3番目に多かったのが「精子の問題」です。精子の数が少なかったり、運動率がよくない場合には、性生活での妊娠は難しいことがあります。

また、数値は低いですが30代後半になると、「年齢」が原因としてあげられるようになってきます。卵子や胚の問題にも、卵子の質の低下が関係し、ここには年齢的な要因も含まれていると考えられます。

日本受精着床学会
非配偶者間の生殖補助医療に関する不妊患者の意識調査 2004（グラフ7）

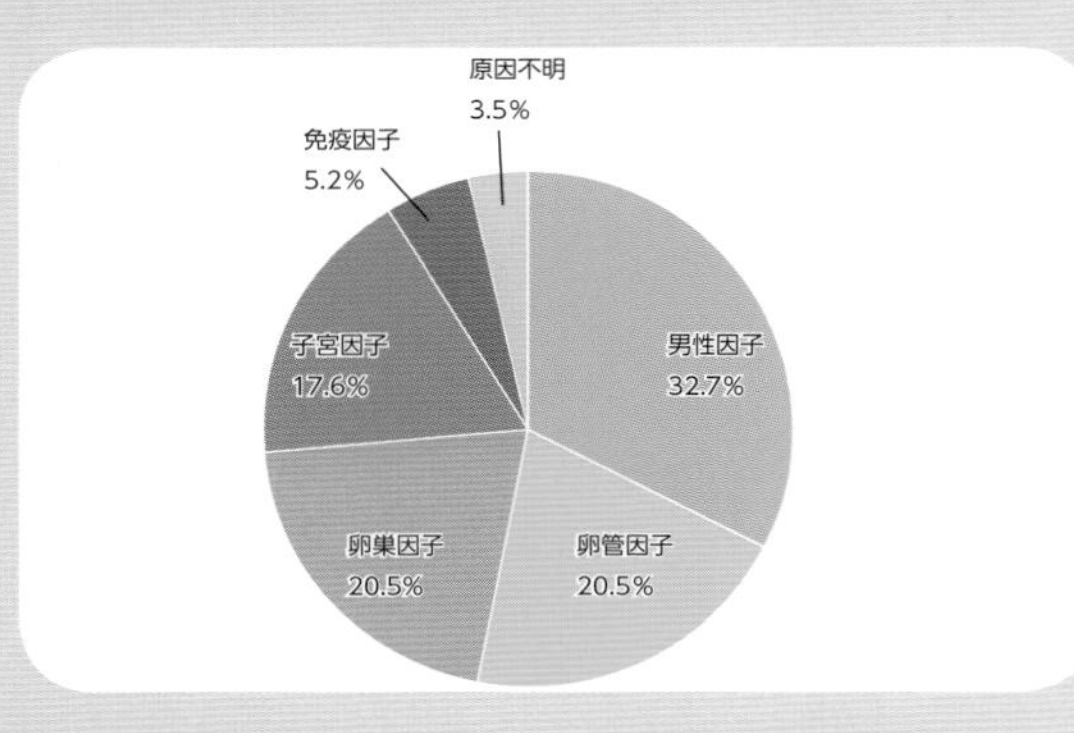

30代に多い不妊原因（グラフ8）

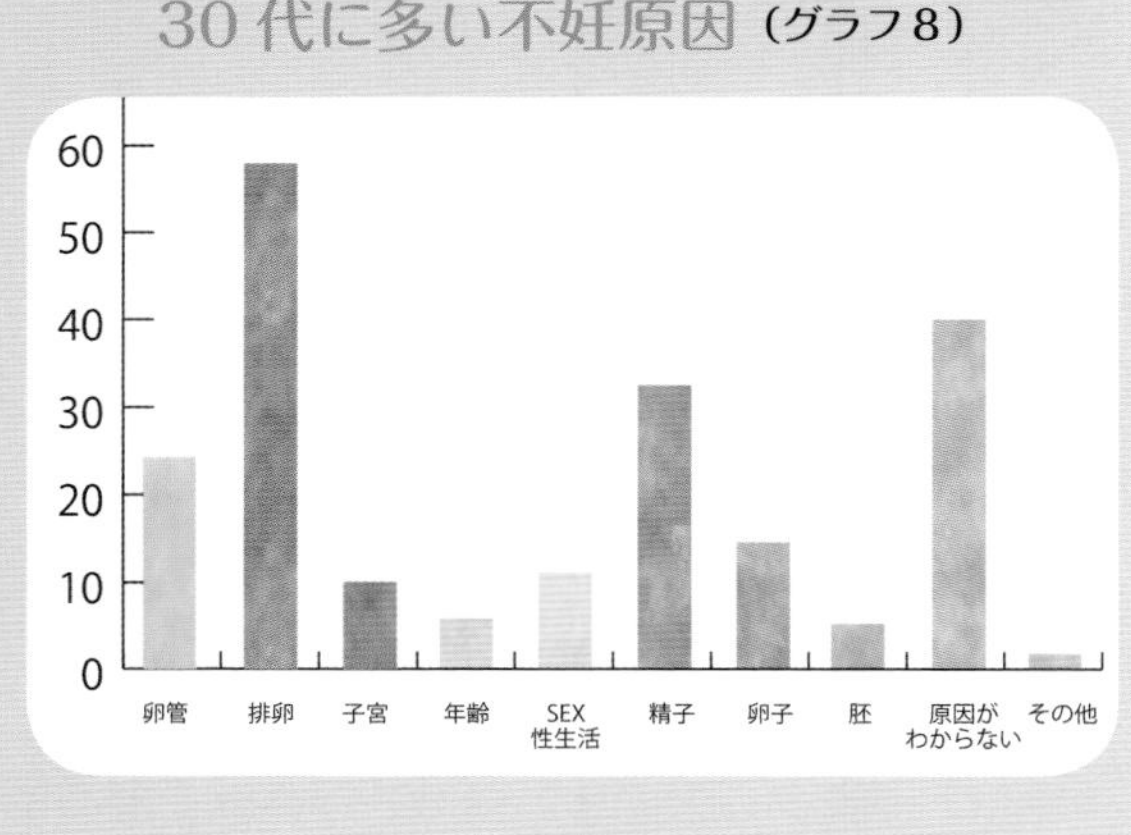

不妊原因1
排卵の問題

排卵に関する問題は年代にかかわらず起こり、その原因や検査方法に変わりはありません。ただ、30代後半になってくると卵子の質が心配になってきます。そのため、排卵さえできるようになれば自然妊娠できるとは限らず、また相当の時間がかかる可能性もあります。期を逸すると、その後は卵子の質の低下から妊娠がさらに難しくなっていくので検査を受けにいくタイミング、不妊治療を始めるタイミングは早め早めに考えましょう。

不妊原因2
原因がわからない

不妊の検査は、女性では卵管の疎通性の検査、エコー検査、月経周期に合わせて行うホルモン検査などがあり、男性では精液検査が主になります。

それらの検査を一通り行っても特に問題が見つからない場合、原因不明となります。特に問題が見つからないわけですから、性生活で妊娠できるのではないか？と考えがちですが、本当に問題がなければ、これまでの性生活で妊娠できていたと考えるのが妥当です。

原因がわからないという結果が出るのは、検査が万全ではないことが関係していることもあります。たとえば、卵管采が卵子をピックアップできるかどうかは、一般的な検査ではわからず、確定診断には腹腔鏡検査が必要になります。また、卵子の質や精子の質もこれまでの検査ではわかりません。そして、卵子と精子が出会っていても、実際に受精が起こっているか、胚が成長しているかどうかを判断する検査もありません。

また、不妊原因は1つではなく、さまざまなことが複雑に絡み合っていることもあります。検査で明らかになった原因だけでなく、検査では明らかになっていないことが妊娠を妨げていることもあります。

不妊原因3 精子の問題

精子の問題の多くは、精子をつくる機能（造精機能）に問題があり、精液検査をすることで射精精液中の精子の数が少ない、または見つからないなどがわかります。

精液検査で問題が見つかった場合には、男性不妊外来や泌尿器科を受診して、さらに専門的な検査や治療を受けましょう。原因がわかれば手術や薬などで治療することも可能です。精液検査の結果によっては、不妊治療の方法が決まることもあるので、なるべく早い段階で検査を受けましょう。

また、男性も35歳以上になると、精子の質が低下する人もいることがわかってきています。個人差があり、すべての男性の精子の質が低下するとはいえませんが、DNAに傷を持つ精子が増えることで受精後の胚の成長などにも影響してきます。

Dr. の声

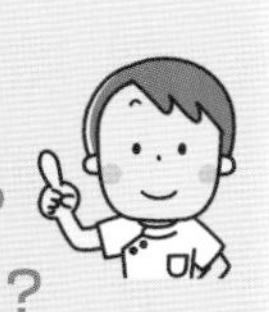

30 代前半か？ それとも後半か？

■ 30 代前半であれば、夫婦の希望に沿った治療を行って良いかと思いますが、出産年齢が 35 歳以上となる人はテンポの良いステップアップが必要だと考えています。

■ 38 歳、39 歳となると、結婚して 1 年以内でもタイミング療法では遅いです。時間 (時期) を決めて治療するのがよいでしょう。

■ 卵巣機能の個人差が出る年齢なので、排卵誘発は、卵巣機能に合わせて低刺激か自然周期を勧めます。

■ 基本的な考え方は、どの年代でも変わりがありませんが、タイミング療法の経過観察期間は 6 カ月程度にした方がよいでしょう。

■ 30 代後半からは、治療のステップアップのスピードがアップします。

どこが問題になって、排卵が起こらないの？

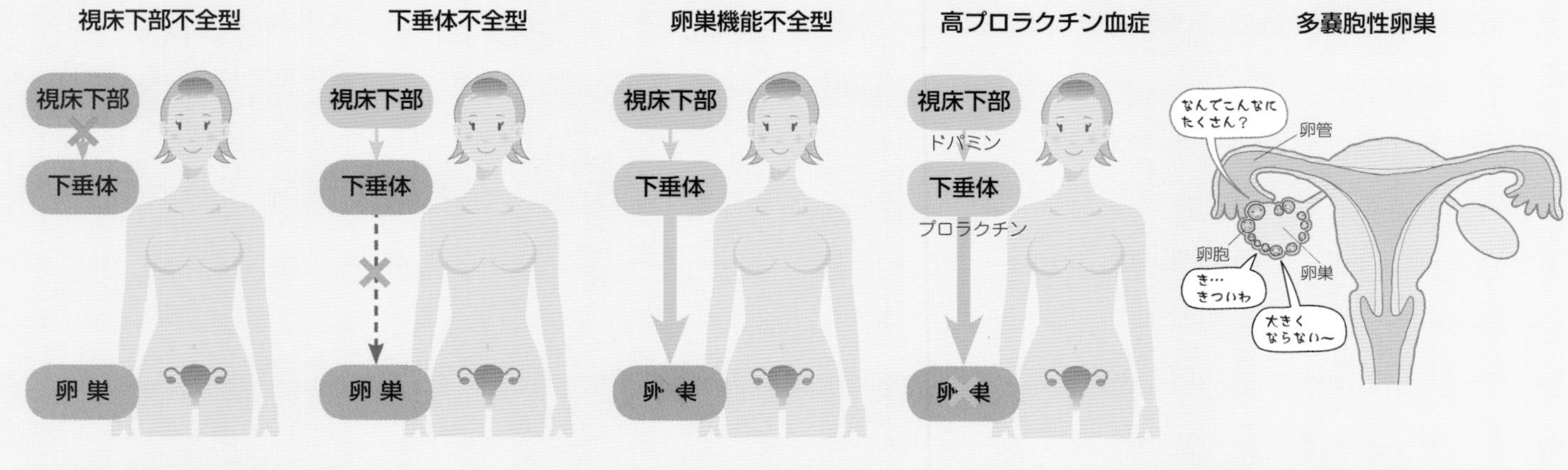

視床下部不全型

ホルモン分泌の司令塔となる視床下部に問題があることで、下垂体や卵巣もうまく働かない

下垂体不全型

視床下部は働いていても、下垂体に問題があることで卵巣がうまく働かない

卵巣機能不全型

視床下部や下垂体は働いていても、卵巣がそれにうまく反応できない

高プロラクチン血症

ドパミンの分泌が低下し、プロラクチンが過剰に分泌されると排卵に問題が起こることがある

多嚢胞性卵巣

下垂体から分泌されるホルモンのバランスの乱れ、また糖代謝異常などがあり、卵胞が十分に育たないなど

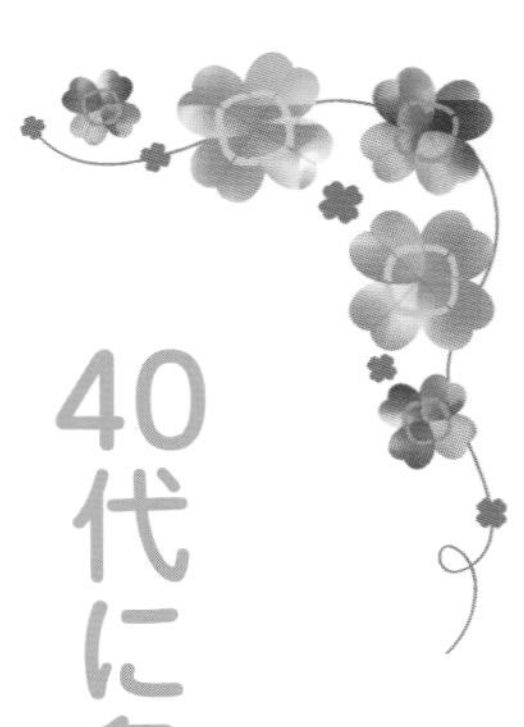

40代に多い不妊原因は？

40代に多い不妊原因には何があるのでしょう？
40歳からは、時間との戦いです。

40代に多い不妊原因は？

40代夫婦に多い不妊原因を、不妊治療情報センターが2018年に体外受精実施施設に行ったアンケートの結果（グラフ9）で見てみましょう。

もっとも多いのは、「年齢の問題」で、誰でも重ねる年齢が妊娠の一番の大敵になるといえるでしょう。

次に多かったのは卵子の問題です。卵子は、染色体異常の起こりやすい細胞で排卵した卵子の約25%に染色体異常があるといわれています。この確率が年齢とともに上昇することが卵子の問題につながります。

3番目に多かったのが「胚の問題」です。卵子と精子が受精したその後に、胚が成長する過程で染色体異常が起こることもあります。胚の成長や質には、卵子の質の問題も絡んでいます。胚の成長が止まってしまえば、着床には至りませんし、胚の質に問題があれば、着床しても流産することが多くなります。

このように、40代夫婦の不妊原因は、年齢的な要因がさまざまなところで絡み合っていることが推測できます。

不妊原因1 年齢の問題

40代になると妊娠へのチャレンジは時間との戦いともいえます。

卵子の質が低下し、卵巣に残されている卵胞数も少なくなり、さらに40代半ばになると卵巣機能が低下する人もいます。

月経があるから大丈夫と考えている人もいると思いますが、月経があっても排卵が伴わないことや、排卵されてくる卵子の質に問題があるなどの問題が、年を重ねるごとにだんだん増えてきます。以前よりも月経周期が短くなってきたら特に注意が必要です。卵巣機能の低下とともに閉経に向かっているサインかもしれません。

ただ、排卵されてくる卵子の質がすべての周期で問題があるわけではなく、質のいい卵子や赤ちゃんに結びつく卵子が育つ周期もあります。その周期がいつの周期かは誰にもわかりませんが、1周期1周期を大切に、なるべく多くの周期で妊娠にチャレンジすることが赤ちゃんを授かる方法の1つといえます。

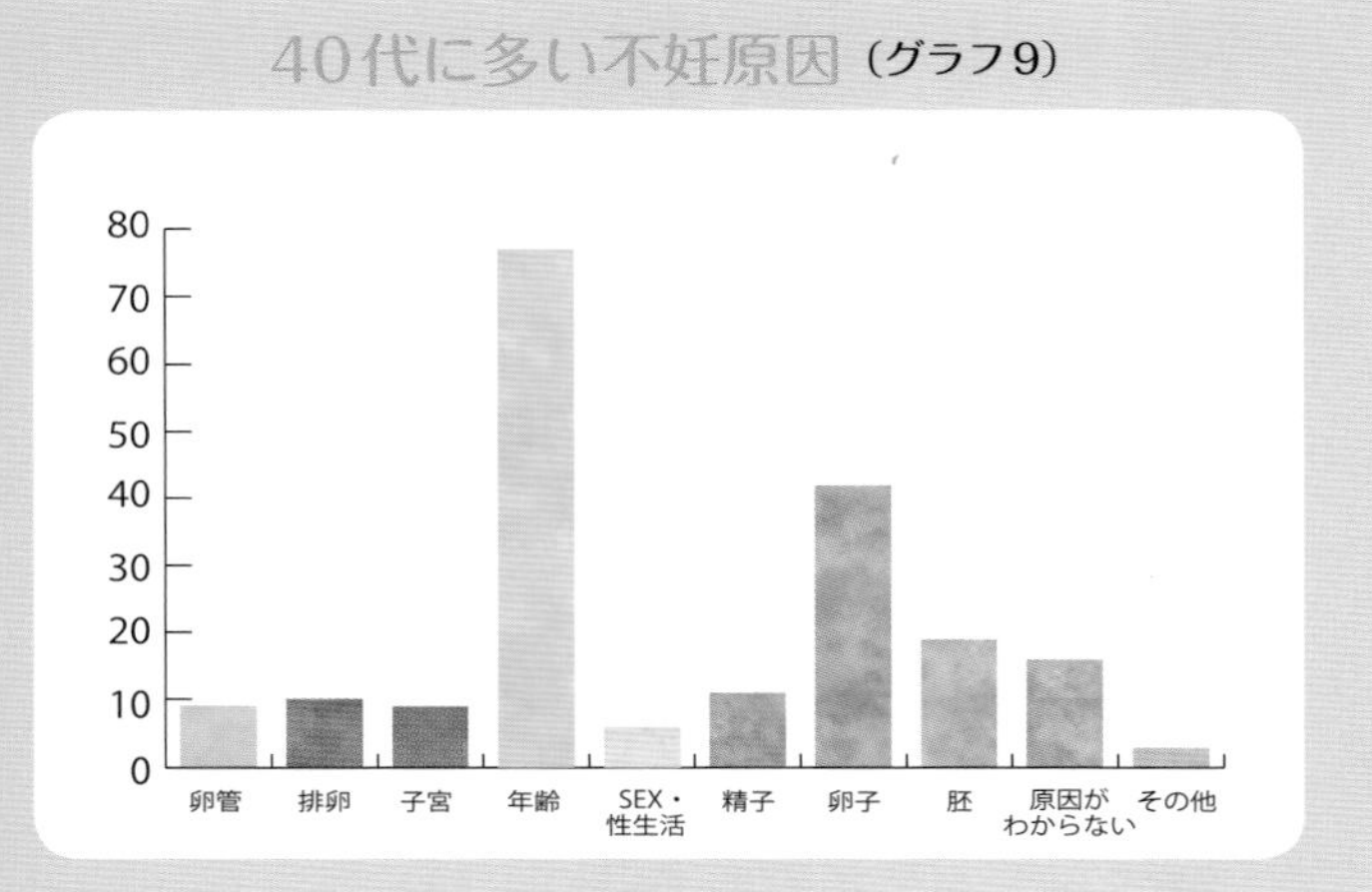

不妊原因2 卵子の問題

あなたとあなたの卵子は同い年で、あなたが妊娠に臨む年齢が、卵子の年齢です。あなたの見た目や体力などに老化現象が起こるように、卵子にも老化現象が起こり、卵子の質が低下していきます。

もともと卵子は、年齢に関係なく減数分裂の失敗が多く、染色体異常を持つ卵子が排卵されることもあります。この染色体異常率が38歳くらいからだんだんと高くなることは、妊娠率の低下と流産率の上昇に現れてきます。

卵子の質の低下には、個人差がありますが、いくら外見が若く見えても、卵子は正直に年齢を重ねていると考えたほうがいいでしょう。

不妊原因３
胚の問題

卵子に起こる問題は、胚の問題へつながります。

卵子と精子が受精して胚になり、その胚が成長するためには、卵子に染色体異常がないことや卵子そのものに元気があることも重要です。

ただ、卵子に染色体異常がなくても、胚が成長していく過程で染色体に異常が起こることもあります。

８細胞期までの初期胚は、卵子の力、８細胞期以降は胚の力で成長します。これに関わるのが、卵子のミトコンドリアです。ミトコンドリアは、細胞のさまざまな活動に必要なエネルギーを作り、供給しています。

精子にもミトコンドリアはありますが、精子のミトコンドリアは、卵子に到達して進入するまでが役割で、受精後には受け継がれません。そのため、受精から初期胚への成長には卵子のミトコンドリアが働きます。

卵子のミトコンドリアは、年齢とともに数が少なくなり、また機能が低下することがわかってきています。そのことが、胚の成長に関わっているようです。

Dr. の声
40 代カップルに多い傾向は？

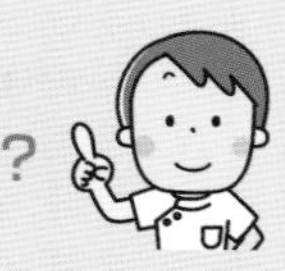

■ 低侵襲な治療を希望するカップルと、ART などを積極的に希望するカップルに大別されるような印象です。

■ 妊孕性を評価した上で現状を理解していただき、残された時間の中で少しでも妊娠率の高い治療に取り組みたいか、望む治療の範囲で妊娠しなければ挙児を断念するのかをよく相談します。結果として、体外受精にトライするカップルが多くいます。

■ 途中で不妊治療をやめて、また 40 代になって再開する人も多く、再婚の人も多くいます。

■ 年齢が大きな問題ですが、年齢の壁に対しての意識が低い人がいます。タイミング治療で簡単に妊娠が出来ると思っている人も多くいます。

■ すでに卵子の老化が進んでいるため、タイミング療法及び AIH はできるだけ少ない周期にとどめ、体外受精を行う方向で進めています。

■ 基本的に妊娠率が低く、多胎率がほとんど出ない年齢なので、卵子をたくさん採らない自然周期の IVF をお勧めします。

Note

透明帯の老化

透明帯は卵子を守る膜のことで、精子は、頭の先端から出す酵素によって卵子の透明帯を溶かしながら卵子に挑みます。数百個もの精子が次に次に群がって挑むことで、卵子の透明帯が弱くなり、そこに最初に頭を入れた精子と受精します。精子１個が透明帯に入るとその性状が変化して、透明帯は硬くなり、ほかの精子が入ってこられないようになります。しかし、年齢とともに透明帯が硬くなって精子が進入できず受精が起こらなかったり、精子が進入しても透明帯の性状が変わらず、また変化に時間がかかるなどで何個かの精子が進入してしまう多精子受精などの受精障害が起こりやすいとされています。

ミトコンドリアと染色体異常

年齢によって卵子の細胞質が劣化することがあり、これには特にミトコンドリアが深く関わっているといわれています。ミトコンドリアは、細胞のバッテリーのようなもので、エネルギー供給が主な仕事です。これを含む細胞質が劣化することにより、エネルギーが正常に供給されず卵子や胚の染色体異常が起こりやすくなります。

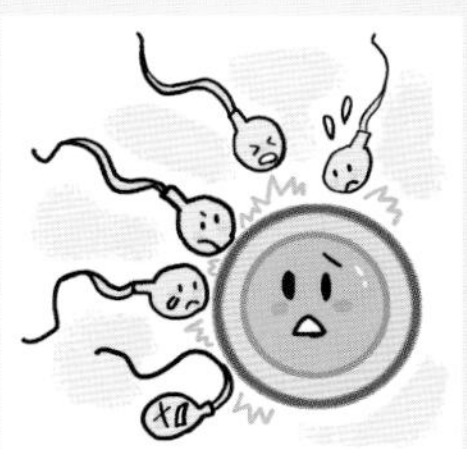

受精障害

卵子の透明帯が硬く、精子と受精できない。

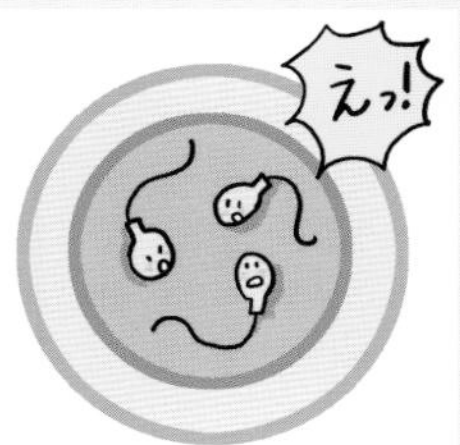

多精子受精

卵子の透明帯に問題があり、複数個の精子と受精してしまう受精障害の１つ。

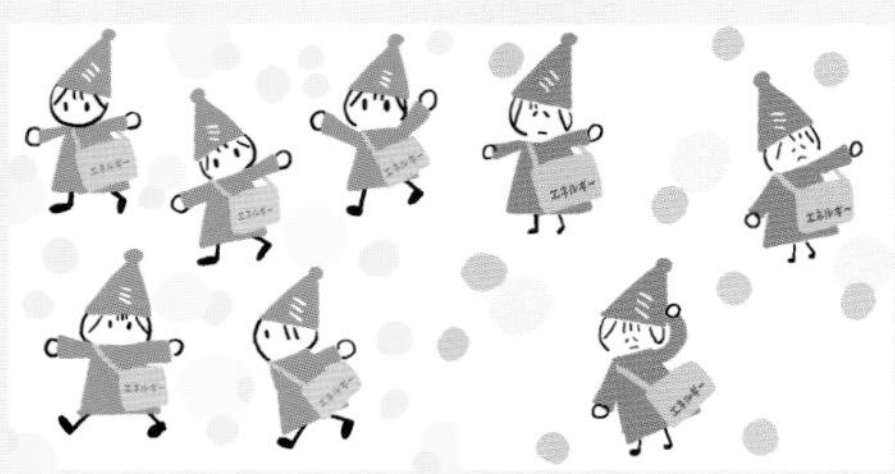

ミトコンドリアの数

年齢を重ねるとだんだんと少なくなる。

35歳からの妊活の進め方は？

35歳からの妊活は、どのようにしたらいい？
後悔しないために今やれることをやりましょう。

No.06

先のことも知っておこう

35歳からの妊活の進め方

男女問わず35歳は、妊活を考えるうえで、大きな節目になります。これまでもお話してきたように、女性では卵子の質の低下や残されている卵子の数が少なくなってきていること、そして子宮や卵巣の病気の好発年齢であることなどが妊娠を難しくさせることもあるでしょう。また、ストレスによる自律神経の乱れや、ホルモンバランスの乱れなどから起こる卵巣機能の一時的な低下からプレ更年期に悩まされる人もいるかもしれません。

男性では、精子の質が低下する人もいますし、ストレスによる性欲の減退、勃起不全なども心配です。

これらのことが年を重ねるごとに心配事として増してきます。つまり、妊活できる期間に余裕がなくなりつつあるといえます。

では、どのように妊活や不妊治療を進めたらよいか、簡単なチェック項目を用意しましたので、確認してみましょう。

これから妊活をはじめる夫婦

□ 避妊しない性生活を半年以上送っているのに妊娠しない

一般的に、避妊しない性生活を１年送ると80％以上の夫婦が妊娠するといわれ、不妊症の定義も避妊しない性生活を１年以上送っても妊娠しないことをいいます。ただ、30代後半からは、１年待っていたら、妊娠がどんどん難しくなるため、半年あたりを目処に妊活をはじめましょう。そして、妊活をはじめる際に、性生活での妊娠が可能かどうかの検査を夫婦で受けましょう。

□ 問題なく性生活を持てる

月経の出血が治ってから２、３日おきに性生活が持てれば、基礎体温を測定しなくても排卵を逃すことはないでしょう。女性では性行為中、挿入されると痛む、男性では腟内で射精ができない、勃起しないなどがあると、妊娠に結びつく性生活が持てないということにもつながります。できるだけ早く女性は婦人科で検査を受け、男性は泌尿器科を受診しましょう。

性生活を持つのは難しいけれど、夫婦でなんとか頑張りたいという場合には、シリンジ法があります。病院から滅菌したシリンジと精液を採取するカップをもらい、マスターベーションや性生活にてカップに精液を射精し、精液をシリンジに吸い上げて、排卵日に妻の腟へ注入する方法で、腟内で射精できない夫婦などにも適応します。

□ 月経周期が 25 ～ 38 日くらいで安定している

月経周期が、安定して起きていれば、基本的には排卵を伴う月経であると考えられますが、周期が不安定だったり、以前に比べて周期が短くなってきたりするようなら、婦人科を受診して卵巣機能などの検査を受けましょう。

□ 性感染症にかかったことがある

性感染症にかかったことがある場合、卵管や精管を詰まらせたり、狭くさせる原因になります。性感染症は自覚症状がないものも多くありますが、女性はおりものの色や匂いから、男性は尿道にむずがゆさや排尿痛からわかることもあります。女性は婦人科、男性は泌尿器科を受診しましょう。

タイミング療法で妊娠へチャレンジ中の夫婦

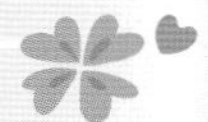

□ タイミング療法を始めて４周期以上になる

35 歳を過ぎると、そろそろタイミング療法では難しいことも出てきます。検査では明らかにならなかった原因があったり、タイミング療法を受ける以前の避妊しない性生活の期間も鑑みて、治療方法の切り替えを検討する必要があるかもしれません。この場合、人工授精ではなく体外受精を勧められるご夫婦もいるでしょう。現状を把握して、よく考えてから治療を選択しましょう。

□ 性生活がうまくいかないことが多くなった

タイミング療法を受けていると、最初の数周期はいいのですが、だんだんと夫婦関係がギクシャクしてしまうことがあります。赤ちゃんを授かりたいと願ってタイミング療法に挑戦していることが負担になり、逆に夫婦仲をギクシャクさせてしまうのなら、性生活は自由に考えて、赤ちゃんを授かる方法は、医療に手助けしてもらうというのも1つの手段ですから、人工授精を検討してみるのもよいでしょう。

人工授精で妊娠へチャレンジ中の夫婦

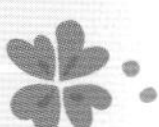

□ 人工授精を始めて３周期以上になる

検査では明らかにならないピックアップ障害（卵管采に問題があって卵子と精子が出会えない）や受精障害（精子が卵子に進入できなかったり、多くの精子が卵子に進入してしまうなど）、受精後の胚が成長しないなどが原因で妊娠が成立しない場合、人工授精では問題が解決できません。人工授精を3周期以上行っても妊娠しない場合、そろそろ体外受精を検討してみましょう。

すべての妊活中の夫婦

□ 38 歳以上である　□ 40 歳以上である

女性の年齢と妊娠は深く関係しています。35 歳頃から妊娠率が落ち始め、38 歳を過ぎると妊娠が難しくなり、40 歳を越えると、さらに難しくなります。これは主に卵子の質の低下によるものです。また、最近では男性の精子の質の低下からもいえることです。不妊治療をしている間も、妊娠率は同様に低下します。また、個人差もありますが、「自分は大丈夫」と過信しないようにしましょう。

□ タバコを吸う。
または周囲にタバコを吸う人がいる

タバコは卵子や精子の質の低下につながりますし、何より新しい命にとって害にしかなりません。できるだけ早くタバコをやめましょう。

□ 仕事が忙しく、疲労感が抜けない。
ストレスが強い

ストレスや疲労が続くと血流が悪くなりやすく、妊娠に影響するので、適度に発散しましょう。

□ 食生活に偏りがある

偏りのない食生活は妊娠しやすいからだづくりの源となります。栄養バランスのとれた食生活を送りましょう。また、不足しがちな栄養素はサプリメントを活用し補うとよいでしょう。

体外受精で妊娠へチャレンジ中の夫婦

□ 卵胞がなかなか育たない

排卵誘発の方法を変えることで、卵胞が順調に育つこともあります。また、思い切って薬をすべてやめて、卵胞が育つ周期だけ採卵に臨むという方法もあるでしょう。年齢が高くなり、卵巣の反応性や卵巣機能に問題が出てくることもあります。排卵誘発をする周期の前に、ピルなどで卵巣を十分に休ませるなどの療法もありますので、主治医とよく相談してみましょう。

□ 胚が育たない

胚が順調に育たないことが多い場合、卵子の質の低下が考えられます。卵子の質を上げることはできませんが、日々の生活を見直し、食事や運動などを改善していくことで効果が上がることもあります。また、足りない栄養素はサプリメントなどで積極的に補いましょう。

医療施設ごとの培養環境や技術などについては大きな差はないといわれていますが、タイムラプス型インキュベーターではストレスの少ない環境で胚を培養することができます。これによって、胚が順調に育つようになるケースもあるので、一度、培養機器について病院に聞いてみてもいいでしょう。

□ 胚が着床しない。妊娠が成立しない

何度も胚を移植したが着床しない場合は、年齢的なことから多くは卵子の質や胚の質が問題となっていると考えられるので、着床に関する検査をしてみましょう。個々のより適した着床時期を知る検査、また子宮内フローラの状態を知る検査などからよりよい着床環境を整えることができ、それが凍結融解胚移植の着床率が上げることにつながります。そのほか、子宮内膜を擦過することや免疫の検査と治療、子宮内膜を厚くする新しい治療法として PRP 療法（※）なども注目されています。

※ PRP 療法：自分の血液から血小板を抽出して子宮内に注入する方法です。 血小板には細胞の成長を促す役割などがあり、これによって子宮内膜が活性化されて子宮内膜が厚くなり、胚が着床しやすくなると考えられています。ただし、まだ臨床研究段階で、有効性は確認されていません。

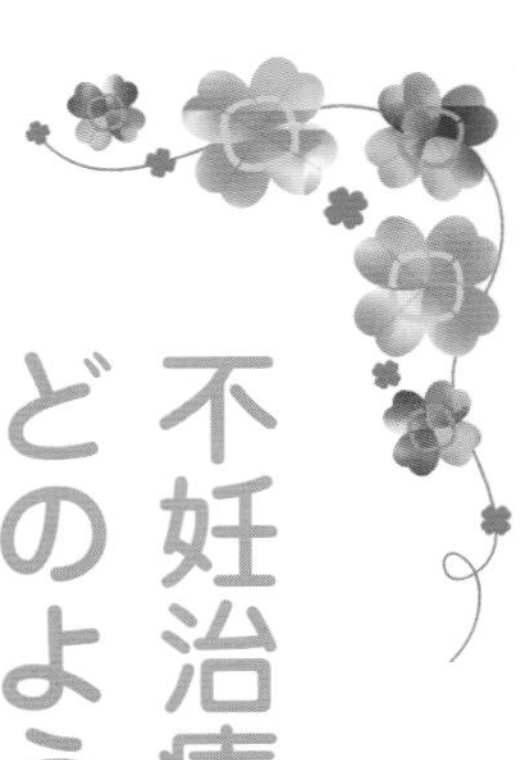

不妊治療は、どのように進めればいい？

30代後半になったら治療に臨むか臨まないかに関わらず、一度、ふたりで検査を受けましょう。

No.07

どのように進もうか!?

どの方法で妊娠にチャレンジするか、早めに決めましょう

30代後半からの妊娠・出産は、時間との勝負です。11ページでも示したように、妊娠率は低下し始め、それとは逆に流産率が上がり始めます。では、どの方法で妊娠にチャレンジするのが良いのでしょう。

まずは、不妊治療に臨む臨まないに関わらず、一度、ふたりで検査を受けましょう。その検査結果について、医師から十分な説明を受け、これまでの妊活歴や治療歴などからタイミング療法、人工授精、体外受精など適応する治療方法が提案されます。その診断結果と提案から、今後のことを夫婦で決めていきましょう。

基本的には、医学的根拠のある治療を選択することが前提ですが、不妊原因が特定できない場合には、年齢を考慮しながら、妊娠期間や出産する年齢などを逆算し、先を見越しながら治療法を選択するのが良いでしょう。治療を受ける受けない、またどの治療法を選択するかの最終的な決定権は夫婦にあります。

「不妊治療を選択せず、夫婦でがんばる」「不妊治療に挑戦する」「治療方法を切り替える」どの方法で妊娠にチャレンジするにしても、それぞれ、早め早めに決めて、チャレンジしていくことが大切です。そして、どの方法を選択しても、後悔しないように、できる限りのことをしましょう。

治療は、検査からはじまる

不妊治療は、検査から始まります。初診時から行われる基本検査では、「なぜ、妊娠できないのか」という不妊原因を明らかにし、そして「どの治療方法であれば妊娠する可能性が高いか」の診断ができます。不妊原因は、男女半々にあるため、ふたりで足並みを揃えて、検査を受け、適応する治療方法を選択しましょう。

そして、選択した方法で治療周期を始める際にも、それぞれに検査を行います。これは、具体的に、どのような薬をどのくらい使うか、どのようなスケジュールで進めるかなどを決めるために行う検査です。

また、治療周期中にもホルモン検査やエコー検査で確認しながら治療を進めることができます。

不妊原因の特定と治療法を選択するための基本検査

初診から行われる検査には、男性では精液検査、女性では卵管の疎通性の検査、月経周期に合わせて行う血液検査とエコー検査、そのほかではAMH（アンチミューラリアンホルモン）検査、風しん抗体や性感染症、肝炎などの検査が行われます。風しん抗体検査は、男性も受けておくと安心です。

治療の具体的な方法を決めるための検査

治療周期のスタートは、月経3日目あたりになります。

卵巣にある胞状卵胞が何個あるか、また本周期の卵胞成長を邪魔する遺残卵胞（前周期の卵胞が黄体化も閉鎖もせずに残っている）はないかなどをエコーで確認していきます。また、排卵誘発が必要な場合には、どの方法で排卵誘発を行うかを決めるために、血液検査でFSH（卵胞刺激ホルモン）やAMH（アンチミューラリアンホルモン）などの値を調べ、薬の種類や量を決め、治療を進めていきます。

治療は検査の役割もある

治療によって妊娠が成立しなかった場合は、その治療が検査の役割もします。たとえば、「タイミング療法で妊娠しなかったのは？」「人工授

精で妊娠しなかったのは?」また、体外受精で妊娠しなかった場合には、「どの時点までは問題がなかったと考えられるか?」「何が問題となって妊娠が成立しなかったか?」を検討します。

このように、前治療周期に検査の役割を持たせ、次の治療周期には、どのような方法で治療に臨むべきかを検討します。場合によっては、治療方法をタイミング療法から体外受精へ、人工授精から体外受精へ、また体外受精から人工授精へなど治療方法を切り替えることもあります。

妊娠が成立するまでに起こる 11 のことと検査でわかること、わからないこと

1 腟内に十分な精子が射精される	▶ 精液検査から判断
2 精子が子宮頸管へ進入できる	▶ 精液検査とヒューナーテストから判断
3 精子が卵管を泳ぐことができる	▶ 精液検査から判断（特に運動率）
4 卵胞が順調に育つ	▶ ホルモン検査や超音波検査から判断
5 排卵が起こる	▶ ホルモン検査や超音波検査から判断
6 卵子と精子が出会う	▶ 検査ではわからない
7 卵子と精子が受精する	▶ 検査ではわからない
8 正常な黄体が形成される	▶ ホルモン検査などから判断
9 受精卵（胚）が順調に分割する	▶ 検査ではわからない
10 胚が子宮に運ばれる	▶ 卵管通過性の検査で狭窄や閉塞はわかるが、実際に運ばれるかは検査ではわからない
11 胚が着床する	▶ 着床するまでのことは検査ではわからない。着床したかは血液検査で、妊娠が成立したかはホルモン検査や尿検査、エコー検査で判断

● 検査でわかること
● 検査してもわからないこと

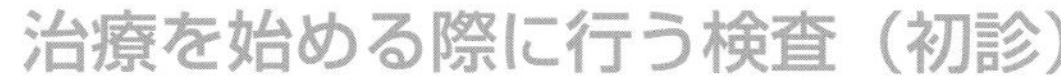

これらのことを検査で調べます。

治療を始める際に行う検査（初診）

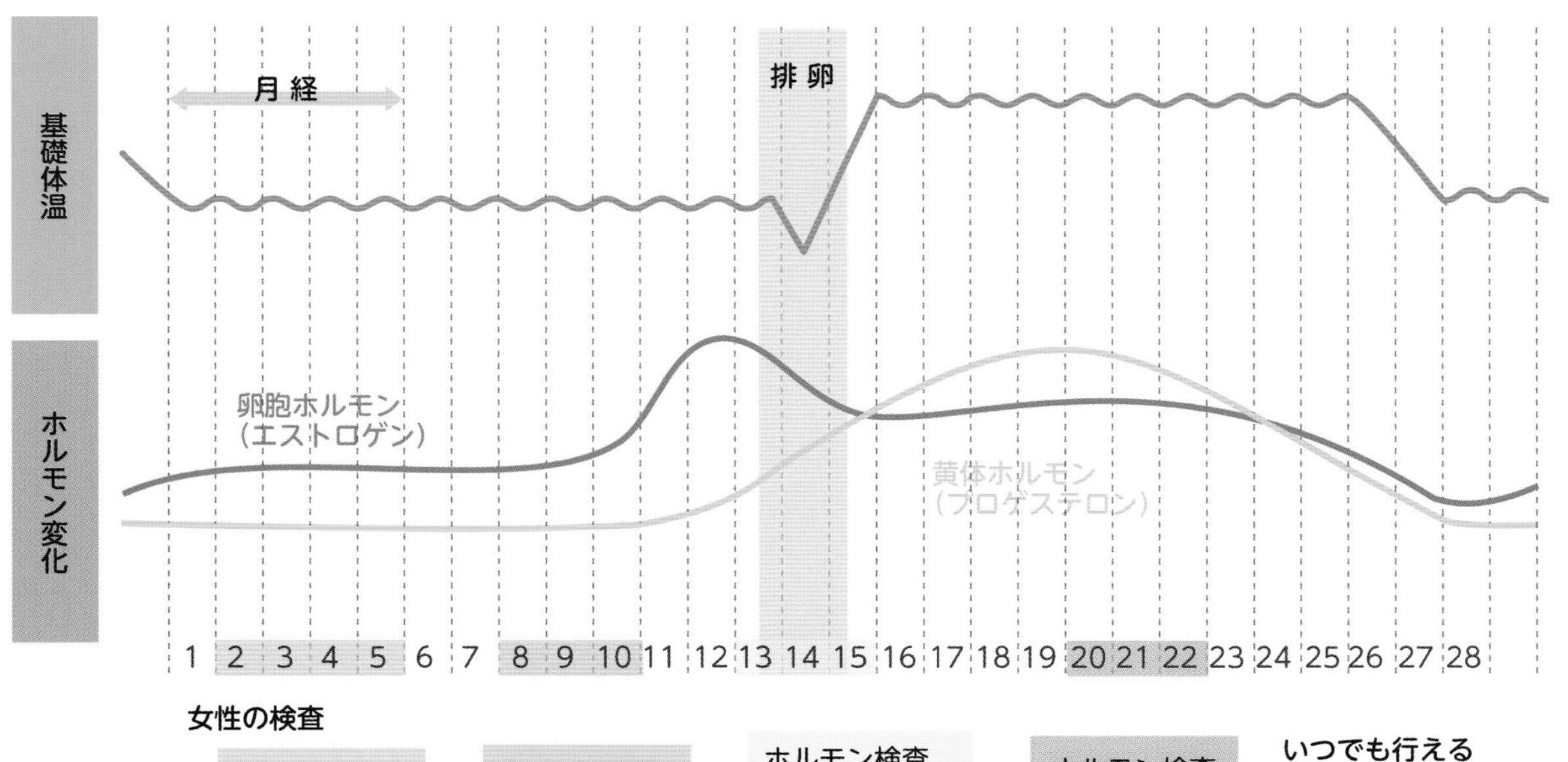

女性の検査

- ホルモン検査　エコー検査
- 卵管検査
- ホルモン検査　エコー検査　フーナーテスト
- ホルモン検査　エコー検査

いつでも行える

- AMH 検査
- プロラクチン検査
- 子宮ガン検査
- 感染症検査

男性の検査

- 精液検査
- 感染症検査

ふたりが納得！
治療方法を選ぶ6つのポイント！

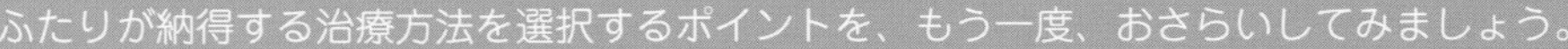

ふたりが納得する治療方法を選択するポイントを、もう一度、おさらいしてみましょう。

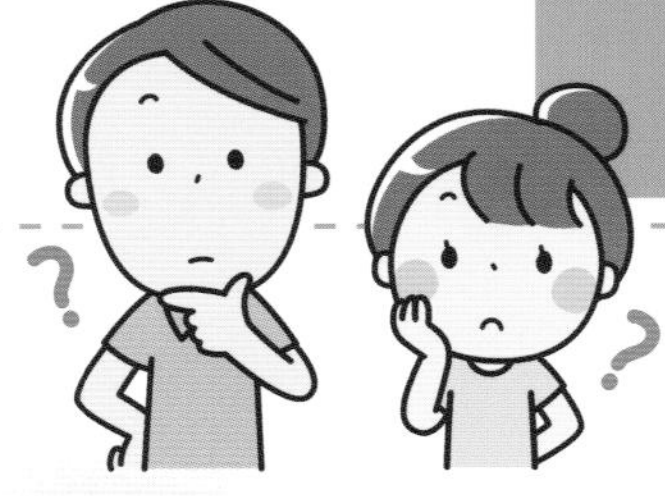

1 妊娠・出産に関する基本的な知識を持つ

妊娠や出産に関する基本的な知識を持つことが大切です。妊娠のしくみ、妊娠の経過、出産や妊娠時に起こりやすいトラブル、出産時のトラブルと年齢の関係などの知識を持ちましょう。

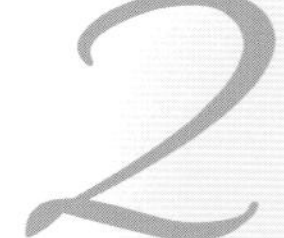

2 不妊治療に関する知識を持つ

不妊治療に関する知識を持つことは、治療を選択する際にも、治療を進めていく際にも必要です。

また、妊娠率や流産については年齢と深い関係があることも理解しておきましょう。体外受精を行う治療施設では、勉強会や説明会などを実施しています。妊娠・出産に関する知識とともに、不妊治療に関するひと通りの知識を身につけることができます。ぜひ、夫婦で参加してみましょう。

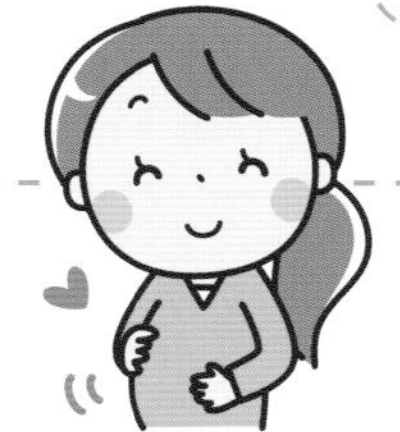

3 年齢を考える、出産年齢を考える

現在の年齢で妊娠をしたら、何歳で出産になるのか。次の年に妊娠ができたら、何歳で出産になるのかを計算してみましょう。

たとえば、今、38歳なら、39歳で出産になり、次の年に妊娠すれば40歳で出産となります。出産年齢から逆算することで、治療にかける期間やスピード感がわかるかと思います。どう進めていくのか、どれくらい悩んでいられるのか、そうした時間的なことも治療を選択するうえで大切になってきます。

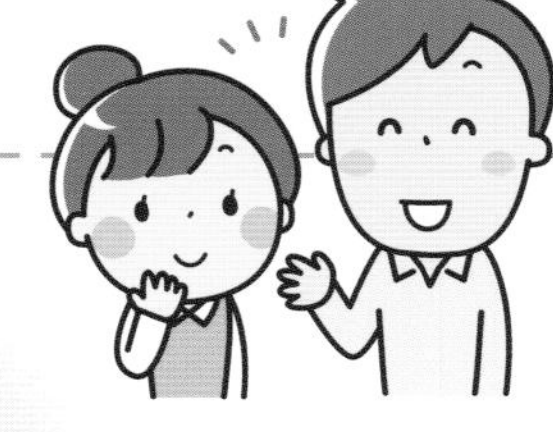

4 治療に対する夫婦の希望、目安を話し合う

治療に対する夫婦の希望を話し合いましょう。たとえば、不妊治療をどこまで受けるか（タイミング療法、人工授精、体外受精など）の希望を、まずはふたりで話し合いましょう。ふたりの希望や方向性が、納得する治療方法の選択へとつながります。

検査結果が出る前に漠然とした話し合いをし、検査結果が出た後に、再度確認をしながら具体的な話し合いをするといいでしょう。

また、どれくらいの期間（何歳まで）、治療を受けるか、医療費にかける金額の目安はどうするかなども決めておきましょう。これは、治療の終え方にもつながります。始める前から終え方なんて…と思われるかもしれませんが、特に40歳頃から治療を始められた場合にはとても大切な事柄です。

40 歳以上の妊娠率・生産率・流産率

年齢	妊娠率 / 総治療	妊娠率 / 総 ET	生産率 / 総治療	流産率 / 総妊娠
40 歳	15.2	27.2	9.3	33.6
41 歳	12.4	23.6	7.0	39.2
42 歳	9.3	18.9	4.8	43.2
43 歳	6.8	14.7	3.1	49.3
44 歳	4.8	11.1	1.8	57.5
45 歳	3.1	7.9	1.0	62.6
46 歳	2.3	6.3	0.8	64.8
47 歳	1.2	3.6	0.2	76.9
48 歳	0.8	2.7	0.3	60.0
49 歳	1.4	4.4	0.3	71.4
50 歳〜	0.7	2.0	0.2	75.0

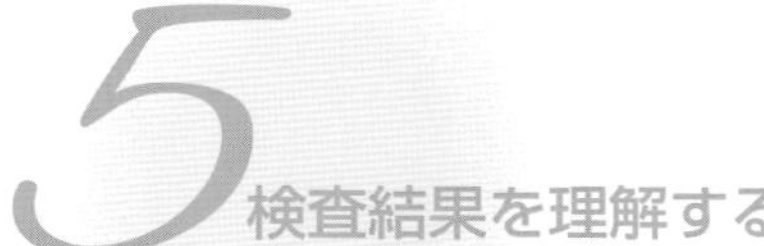

5 検査結果を理解する

治療方法は、基本的にエビデンス（医学的な根拠）を重視し、検査の結果や治療歴などから、なぜ、その方法が適応するのかを理解したうえで決めていきます。

それには、医師からよく説明をしてもらいましょう。その際には、医師の説明をただ聞くだけでなく、わからないこと、腑に落ちない点は質問をしましょう。

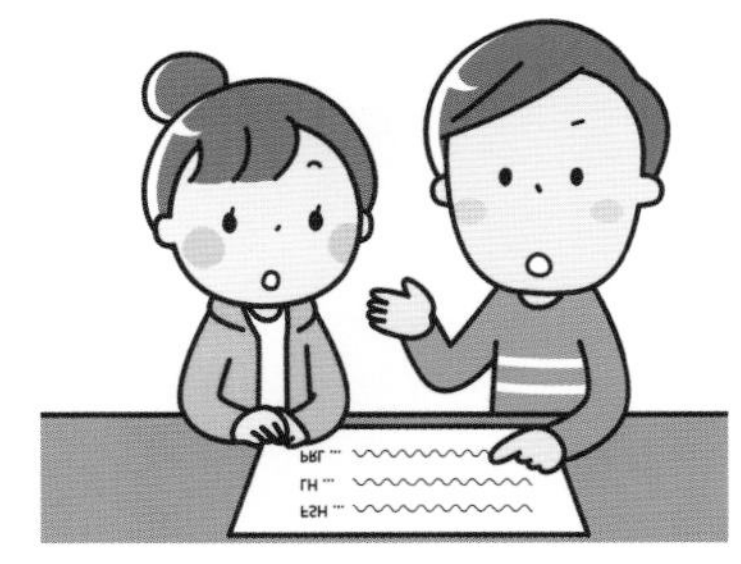

Note

一通りの検査をしても検査に異常や問題がなければ、自然妊娠ができる可能性があります。夫婦が「タイミング療法を希望」したとしても、医師は、避妊しない性生活の期間や年齢、卵子の質などを考慮して体外受精を提案するかもしれません。

特に卵子の質については、一般的な検査からはわかりません。

体外受精の治療の過程で排卵誘発をし、採卵手術をしたけれど成熟卵子が採れない、または空胞が多い。精液検査に問題がないのに、卵子に精子を振りかける通常媒精では受精しない、受精しても異常受精になってしまう、胚が分割しないなどの状態から、自然妊娠やタイミング療法、または人工授精では妊娠は難しいこともあります。

ただし、体外受精以外の方法で妊娠できないとは限りません。なぜなら年齢とともに卵子の質は低下しますが、すべての卵子が妊娠に結びつかないわけではないからです。

いい卵子が排卵されることで妊娠・出産に結びつく周期があるかもしれません。ただ、それがいつになるのか、誰にもわかりません。そのため、特に 40 歳頃の女性は、なるべく多くの周期に妊娠へチャレンジするのがいいともいえます。また、ＡＭＨ検査から予測できる時間的な猶予もよく考えて治療を選択しましょう。

6 すべてを考え合わせて、ふたりで決める

検査結果から適応と提案される治療法と、基本的な妊娠・出産、不妊に関する知識をもとにしたふたりの希望を考え合わせて治療を選択しましょう。

ふたりの希望する治療と適応とされる治療に隔たりがある場合には、何を優先させるかで変わってくることもあります。

ただし、希望する方法が必ず妊娠できる方法とは限りません。医学的な根拠の元に示される提示ですから、それもよく考えて、夫婦で治療を選択していきましょう。

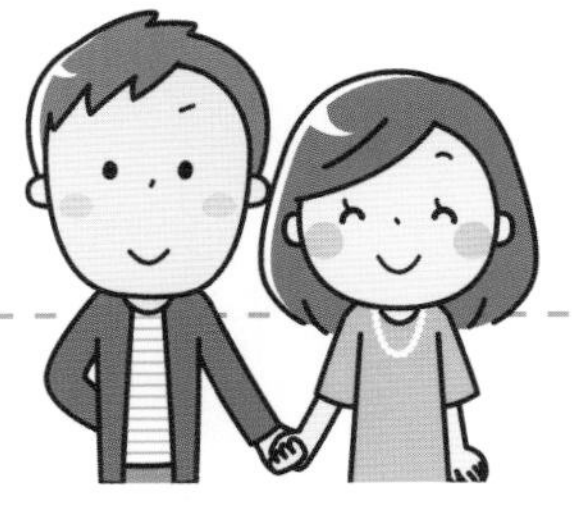

一般不妊治療
タイミング療法と人工授精

不妊治療の中でも、体内で受精が起こる方法です。

一般不妊治療の適応と方法

一般不妊治療とは、体内で受精が起こる方法で、タイミング療法や人工授精のことをいいます。

タイミング療法

● 適応する夫婦

① 自己排卵がある（排卵誘発剤を利用する場合もある）
② 卵管の通過性に問題がない
③ 子宮環境に問題がない
④ 精子の数、運動率に問題がないなどが対象となります。

つまり、一通りの検査で問題や障害となることがみつからなかった夫婦が適応となります。

ただし、検査では明らかにならない不妊原因もあるため、自然妊娠ができるとは限りません。ですから、半年から1年以上、避妊しない性生活を送っているのに妊娠しない夫婦は、タイミング療法は適応ではないと考える医師もいます。

● 治療の方法

ホルモン検査やエコー検査などで排卵日をより正確に予測し、その前後で性生活を持つものです。

月経周期を安定させるため、または確実に排卵を起こすために排卵誘発剤を使用する場合もありますが、複数排卵が予測される場合には、多胎妊娠を避けるために思い切って周期を見送ることもあります。

タイミング療法

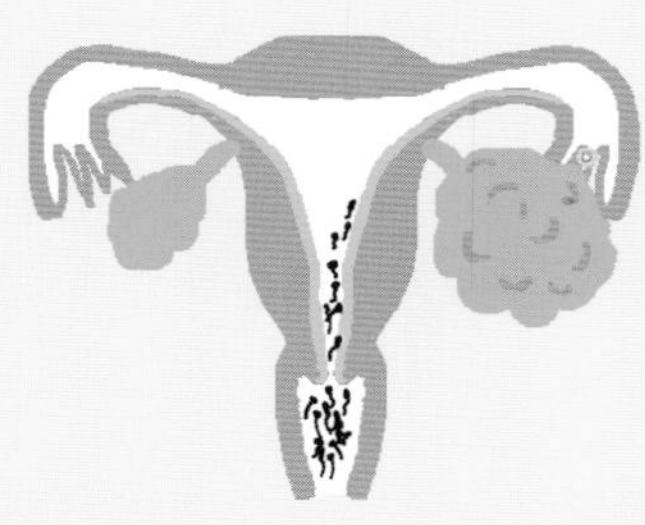

ホルモン検査やエコー検査で排卵日をできる限り正確に予測してもらい、夫婦生活を持つ

■ タイミング療法で妊娠しない！考えられる理由は？

▶ 卵子と精子が出会っていない　→　検査できない
▶ ピックアップ障害がある
▶ 精子がたどり着かない

▶ 受精はしたが、胚が育たない　→　検査できない
▶ 卵子の質に問題がある　—精子の質に問題がある

▶ 胚は育ったが、着床しない　→　検査できない
▶ 卵子の質に問題がある　—精子の質に問題がある
▶ 胚の質に問題がある
▶ 着床環境に問題がある

▶ 抗精子抗体がある　→　血液検査やイムノビーズテストでわかる

etc…

排卵日に合わせた性生活で妊娠する確率はどれくらい？（グラフ 10）

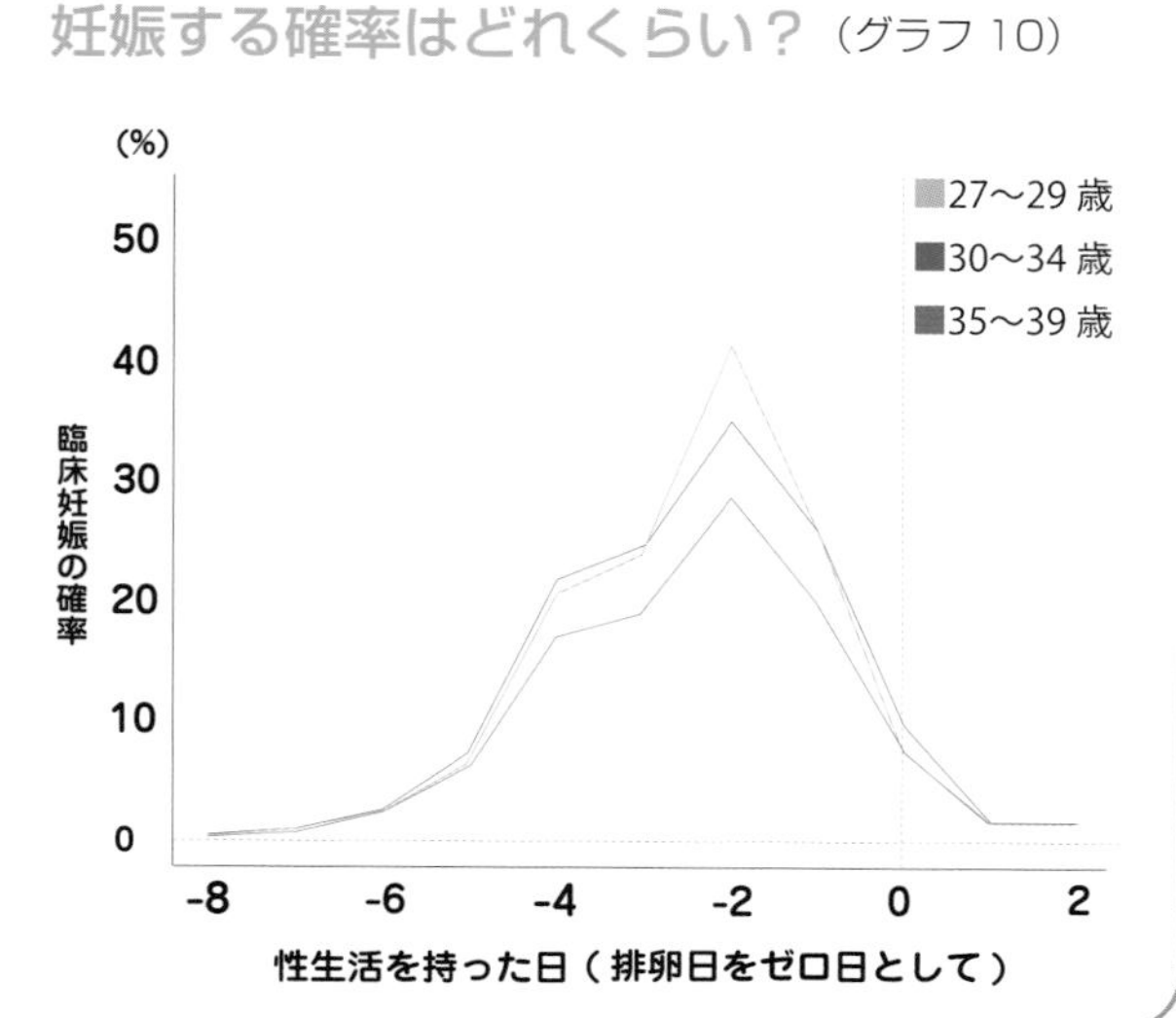

排卵日と妊娠率の関係をグラフ 10 に示しました。

排卵日の８日前から２日後までの性生活で、排卵日をゼロ日として、いつが妊娠する確率が高いかを女性の年代別にグラフにしたものです。このグラフを見ると、排卵日２日前の性生活での妊娠率が高くなっていることがわかります。

Human Reproduction Vol.17, No.5 pp. 1399-1403, 2002

人工授精

● 適応する夫婦

①子宮頸管粘液が足りない
②運動精子数が若干少ない
などが治療の対象になり、自己排卵、卵管の通過性及び子宮環境に問題がないことが前提になります。また、検査では不妊原因が見つからなかったセックスレスや性交障害（勃起不全、腟内射精障害など）の夫婦も対象となります。

● 治療の方法

タイミング療法と同様にホルモン検査やエコー検査などで排卵日をより正確に予測することが重要で、基本的には、この排卵予測日の前に洗浄濃縮したご主人の精液を子宮腔内に注入します。その後は、自然な妊娠と変わりはありません。

また、タイミング療法と同様に排卵誘発剤を使用する場合もありますが多胎妊娠を避けるため、人工授精を見送ることもあります。

人工授精

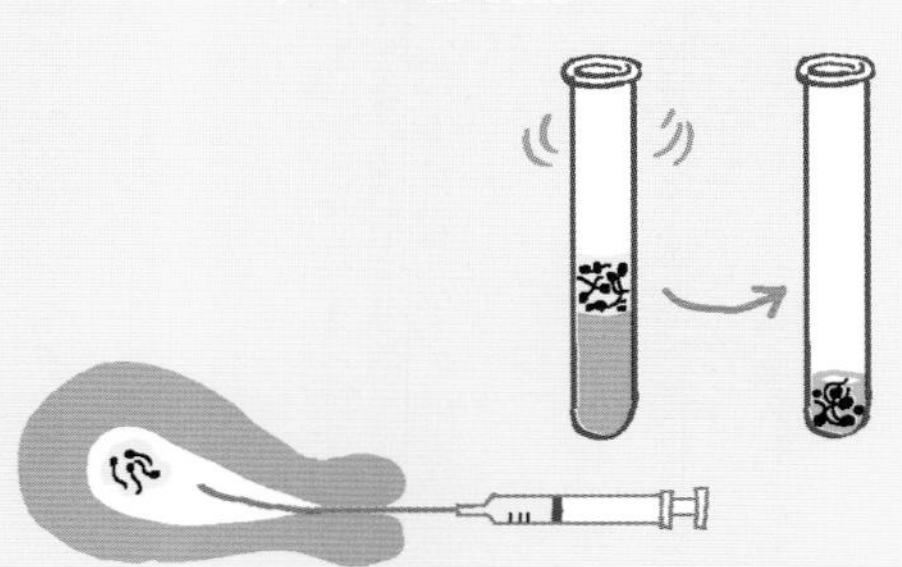

ホルモン検査やエコー検査で排卵日を予測、または調整し、精液を調整して、元気な精子だけを子宮へ入れる

■ 人工授精で妊娠しない！ 考えられる理由は？

▶ 卵子と精子が出会っていない　→　検査できない
▶ ピックアップ障害がある
▶ 精子がたどり着かない

▶ 受精はしたが、胚が育たない　→　検査できない
▶ 卵子の質に問題がある　ー精子の質に問題がある

▶ 胚は育ったが、着床しない　→　検査できない
▶ 卵子の質に問題がある　ー精子の質に問題がある
▶ 胚の質に問題がある
▶ 着床環境に問題がある

▶ 強い抗精子抗体がある　→　血液検査やイムノビーズテストでわかる

etc…

WHO 精液所見（下限基準値）2010

精液量	1.5ml 以上
総精子数	3,900 万個以上
pH	7.2 以上
精子濃度	1ml 中に 1,500 万個以上
精子運動率	運動精子が 40%以上、 前進運動精子が 32%以上
正常形態精子	4%以上
生存率	58%以上
白血球	1ml 中に 100 万個未満

人工授精の回数と妊娠率、生産率はどれくらい？（グラフ 11）

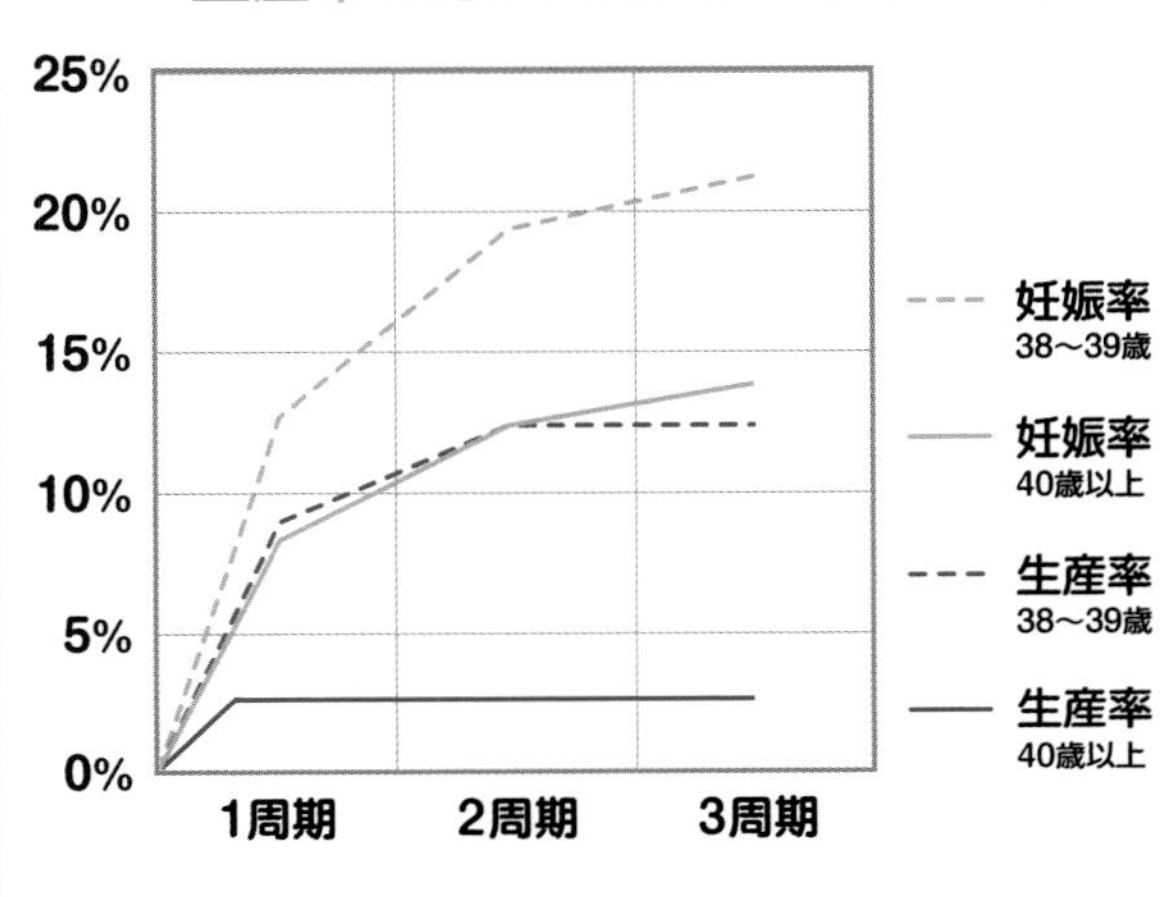

グラフ 11 は、130 組の夫婦を 38 〜 39 歳と 40 歳以上の２つのグループに分け、242 の人工授精周期で行った調査発表です。この調査では、それぞれ排卵誘発を行い、卵胞径 16 ミリでＨＣＧ注射をして 12 時間と 36 時間後に人工授精を２回実施し、人工授精治療周期中は性生活をしないように指示し、臨床的妊娠であることを確認した結果を示しています。38 〜 39 歳の全体の妊娠率は 15.8％、１周期の妊娠率は９％で、生産率（生きた赤ちゃんが生まれてくる率）は 5.2％でした。40 歳以上では全体の妊娠率は 12.3％、１周期の妊娠率は 7.8％で、生産率は２％でした。また、38 〜 39 歳では人工授精治療周期の最初の２回で生産率は伸びなくなり、40 歳以上では最初の１回以降にメリットはないと発表しています。

人工授精を受けた夫婦の不妊原因には、男性因子、排卵障害、子宮内膜症、卵管因子、原因不明などで、合計 17 例の臨床妊娠があり、10 例で子どもが生まれています。

Fertil Steril. 2010 Jun;94(1):144-8

生殖補助医療

体外受精／顕微授精

不妊治療の中でも、卵子と精子を体外で受精させ、受精した胚を子宮へ移植する治療方法です。

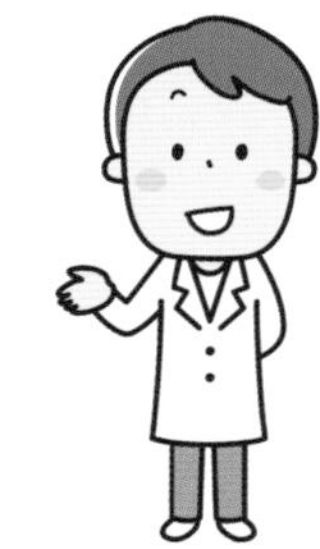

生殖補助医療の適応と方法

生殖補助医療とは、体外で卵子、精子、胚を取り扱う体外受精に関わる医療技術のことをいいます。

体外受精／顕微授精

● 適応する夫婦

① 卵管に閉塞や狭窄がある
② 精子数や運動率に問題がある
③ 一般不妊治療では妊娠しなかったなどの場合に対象になります。

● 治療の方法

体外受精では、十分に育った卵胞から卵子を採取する手術が必要です。受精については、採卵された卵子を洗浄・濃縮した精子とディッシュ上で出会わせ受精を待つ通常媒精（通常の体外受精：コンベンショナル－

体外受精 コンベンショナル－IVF
顕微授精－ICSI

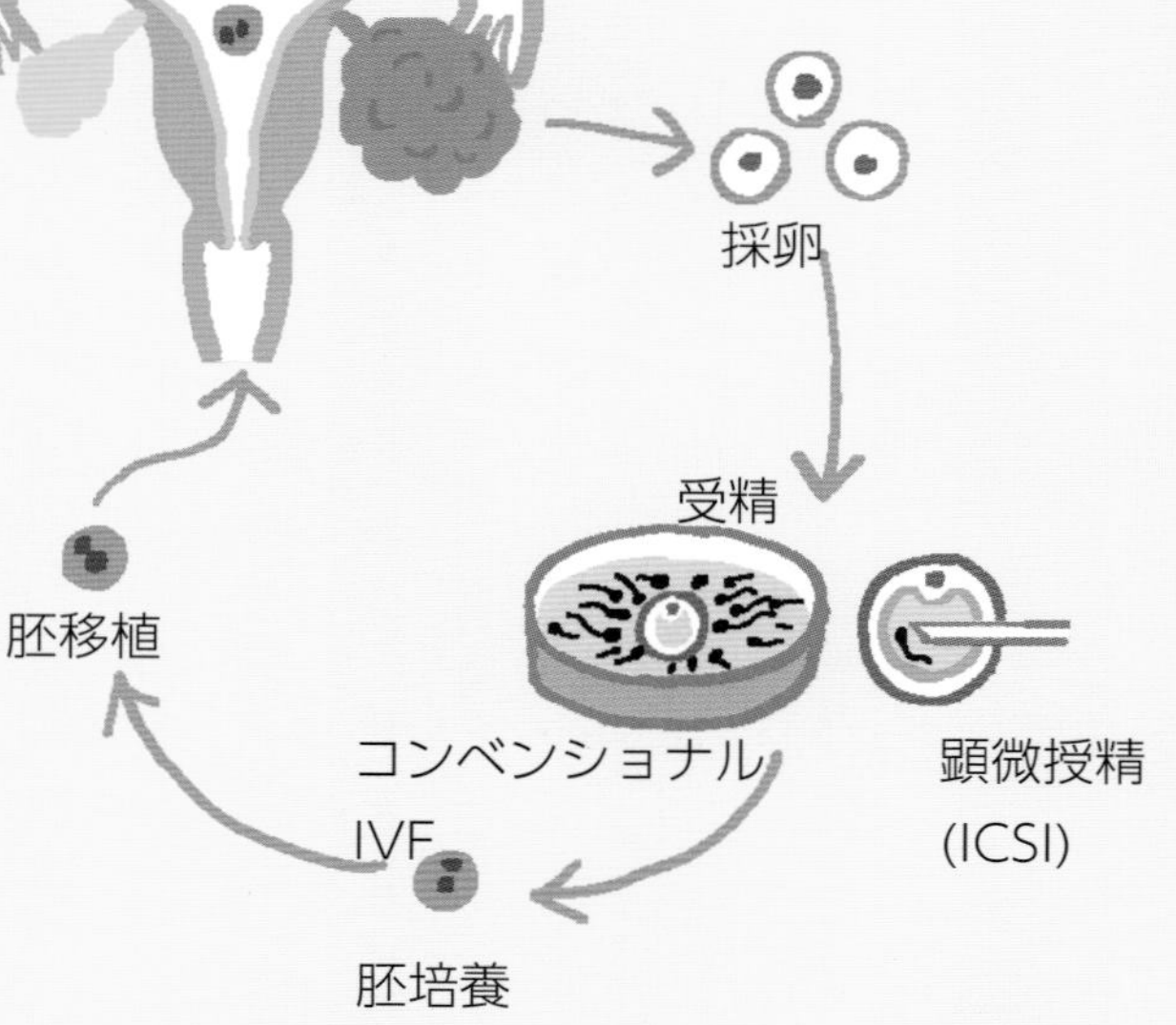

卵巣から卵子を採取して、体外で精子と出会わせ、胚になったものを培養して子宮へ戻す。卵子に精子をふりかける方法がコンベンショナル IVF。卵子に 1 個の精子を注入するのが顕微授精 (ICSI)。

■ 顕微授精 ICSI で妊娠しない！考えられる理由は？

▶ 受精しない
- ▶ 卵子の質に問題がある
- ─精子の質に問題がある

▶ 受精はしたが、胚が育たない
- ▶ 卵子の質に問題がある
- ─精子の質に問題がある

▶ 胚は育ったが、着床しない
- ▶ 卵子の質に問題がある
- ─精子の質に問題がある
- ▶ 胚の質に問題がある
- ▶ 着床環境に問題がある

etc…

■ 体外受精 C- IVF で妊娠しない！考えられる理由は？

▶ 媒精では受精できない

▶ 受精はしたが、胚が育たない
- ▶ 卵子の質に問題がある
- ─精子の質に問題がある

▶ 胚は育ったが、着床しない
- ▶ 卵子の質に問題がある
- ─精子の質に問題がある
- ▶ 胚の質に問題がある
- ▶ 着床環境に問題がある

etc…

ＶＦ）と、洗浄・濃縮した精子から1個を選び、卵子に直接、極細の針で注入する顕微授精（ＩＣＳＩ）があります。

どちらの方法でも受精後、胚を培養し、その胚を子宮へ移植し、妊娠を目指します。

最近では、採卵した周期には胚を移植せずに一旦凍結し、その後、子宮内膜やホルモン環境などを整え、着床しやすいタイミングで移植する凍結融解胚移植が行われており、妊娠率が上がってきています。そのため、積極的に胚凍結をする治療施設が増え、なかには新鮮胚移植をせず、全胚凍結をするという治療施設もあります。

体外受精では、採卵できる卵胞を確保するために排卵誘発剤を使用することが多くあります。排卵誘発法は大きく分けて2つあり、1つ目は卵巣を強く刺激し、多くの卵胞を育てて多くの卵子を確保する調節卵巣刺激法で、2つ目は少量の薬で卵胞成長をサポートしたり、排卵を助ける低刺激法です。また、この他に卵胞を育てるための薬を一切使わない完全自然周期法があります。どの方法が適応かは、ホルモン環境、卵巣機能の状態、ＡＭＨ検査などによって決めていきます。

排卵誘発方法とその適応

低刺激法

■ 自然周期法

卵胞を育てる薬を使わず、卵胞の成熟と排卵をコントロールする薬のみを使う方法。
育つ卵胞数は基本的に１個。

① 卵巣機能が良好な人
② ＦＳＨ値が高い人
③ ＡＭＨ値が低い人
④ 月経３日目頃の卵胞が１～３個程度と少ない人

■ 低刺激周期法

早期排卵を抑制せず、主に飲み薬によって卵胞の成長を助ける方法。
卵胞の成長によって注射薬を足すこともある。
多くのケースで複数卵胞が育つ。

① 卵巣機能が良好な人
② 月経周期が正常範囲よりも少し長い人
③ ＦＳＨ値が若干高い人
④ ＡＭＨ値が低い人
⑤ 多嚢胞性卵巣症候群（ＰＣＯＳ：ＬＨが高くＦＳＨが低いなどの症状がある）の人

調節卵巣刺激法

■ アンタゴニスト法

薬で育てた卵胞が、早期に排卵しないよう発育の途中で抑制する方法。
複数卵胞が育ち、尚且つ OHSS を回避することができる。

① 卵巣機能が良好な人
② ＦＳＨ値が高め（卵巣機能低下が若干ある）の人
③ 多嚢胞性卵巣症候群（ＰＣＯＳ：ＬＨが高くＦＳＨが低いなどの症状がある）の人
④ＡＭＨ値が低い人

■ ロング法

早期排卵の抑制のためのアゴニスト点鼻スプレーを採卵周期の前周期にあたる黄体中期に治療周期をスタートする方法。採卵周期からは、卵胞を成長させるための注射も適切な大きさに育つまで連日行う。

① 卵巣機能が良好な人
② 年齢が若い人
③ ＡＭＨ値が高い人

■ ショート法

アゴニスト点鼻スプレーを採卵周期の初日、または３日目頃から採卵手術の２日前まで連日使い早期排卵を抑制する方法。卵胞を成長させるための注射も適切な大きさに育つまで連日行う。

① 卵巣機能が良好な人
② ＦＳＨ値が若干高い（若干の卵巣機能低下）人
③ 月経周期初期の胞状卵胞数が少ない人
④ 年齢の高い人

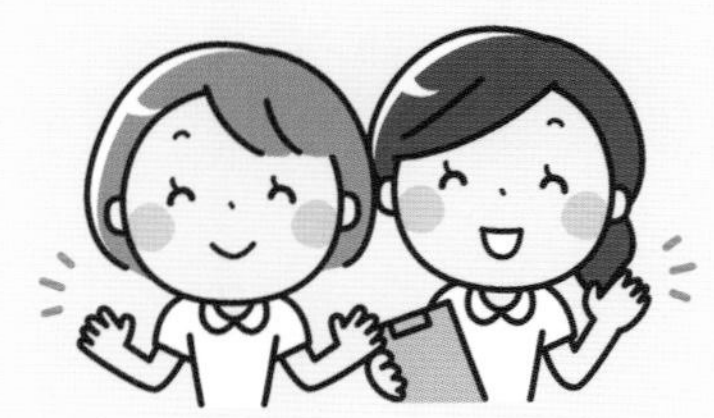

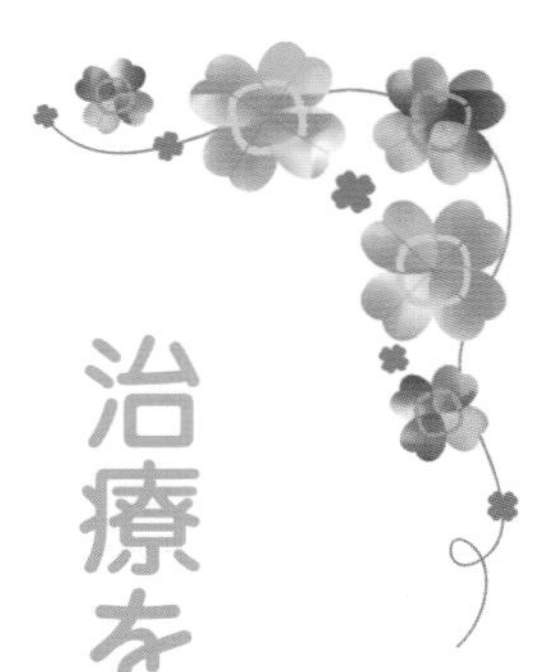

治療をしても妊娠しないとき

どういう治療方法を行って、どういう結果だったのかを見直すことからはじめましょう。

No.11

じっくり振り返ってみよう

治療周期を1回ごとに丁寧に振り返ってみましょう

治療をしても妊娠しないときは、これまでの治療を、どのような方法で行ってきたか、体や心にどのような変化が起こったかなどを振り返ることが大切です。

そのためにはまず、治療に関する客観的なことだけを拾い集めてみましょう。これまで受けた検査の結果は、基本的には一通り報告書や結果票などを日付順にしてみましょう。

次にそれを治療周期のスタートから並べ、治療周期のはじめに受けた検査からすべての検査を次ページのようにカレンダーに書き込むとわかりやすいです。

月経周期初期のFSHとLHの値、胞状卵胞の数、排卵誘発方法、投薬日や量なども書き込んだり、付箋紙などでメモをしてみましょう。

何回か治療周期を行っている場合には、治療周期ごとの違い、排卵誘発法、薬との相性などが見えてくることもあります。また、治療方法の切り替え時期についても考えることができるでしょう。

次の治療周期を始める前に、十分に前の治療周期を検討することによって、次の周期に活かすことができると思います。

次も同じ治療法で臨む？ 臨まない？

タイミング療法、人工授精とも一般的には6周期を目処に妊娠が成立しなければ、ピックアップ障害や卵子または精子の質などの原因が考えられ、体外受精への治療の切り替えを検討します。35歳以上の場合は、3周期ほどを目安にすることも珍しくありません。

タイミング療法や人工授精を継続する場合、排卵誘発剤を使用することも検討されますが、複数の卵子が排卵される周期には注意が必要です。年齢が高くなると、妊娠高血圧症候群や妊娠糖尿病などの妊娠合併症のリスクが高くなり、胎児数が増えることで、さらに出産のリスクが高くなります。

妊娠することは大切ですが、妊娠経過が順調で安全で安心できる出産を目指し、赤ちゃんを抱くことが大目標で、年齢的な時間の猶予とともに、出産のリスクが高くなることも踏まえて、治療方法を検討することも大切です。

また、治療の方法は1つではありません。

たとえば、体外受精に挑戦することになっても、体外受精だけに頼らず、性生活も定期的に持ちましょう。不妊の要因が年齢と考えられるならば、尚更のことです。性生活で妊娠しないとは限らないわけですから、体外受精の治療周期ではない月経周期には、性生活を積極的に持ってみましょう。

まず健康を保つことが大事！

年齢的なことから考えると、妊娠しなかった理由として、卵子の質や胚の質の問題があげられます。

加齢による卵子や胚の質の低下は、誰にでも起こることですが、それを少しでも緩やかにするために食事や運動などで健康を保つことが大切です。まずは、生活のリズムや食生活を見直してみましょう。

再確認しましょう！

卵管水腫や子宮内膜炎、子宮筋腫、子宮内膜ポリープなどが着床を妨げていることがあります。

卵管水腫は、汚水が卵管や子宮へ流れ込まないように採卵手術時や胚移植時に水を抜くことがありますが、それでも問題となっている場合には、腹腔鏡検査・手術で卵管采を開口したり、クリップなどで留めたり、卵管を切除する場合もあります。

子宮筋腫やポリープが着床を妨げ

ている場合には、切除手術をすることもあります。ただ、術後、治療を再開するまでに治療を休まなければならない場合は、手術前に体外受精を行い、胚を凍結しておくことも１つの方法です。

検査したほうがいいことは？

特に体外受精を行っている場合で、何度も良好胚を移植しているのに妊娠しない夫婦は、卵子や胚の質の問題を踏まえながら、着床環境についても検査をしてみましょう。

凍結胚を移植する際に、時間的なズレが生じていて着床しない可能性があればＥＲＡ検査をしてみましょう。この検査で胚移植と着床しやすい日にズレがあった場合、そのズレを解消して移植することで妊娠の可能性が高まります。ズレがなかった場合には、やはり卵子や胚の質の問題だろうと推測することができます。

そのほか、子宮が着床しやすい環境であるかを調べるＥＭＭＡ検査、子宮内フローラ検査をしてみるのもいいでしょう。検査の結果によっては、乳酸菌のサプリメントで改善できるケースもあります。

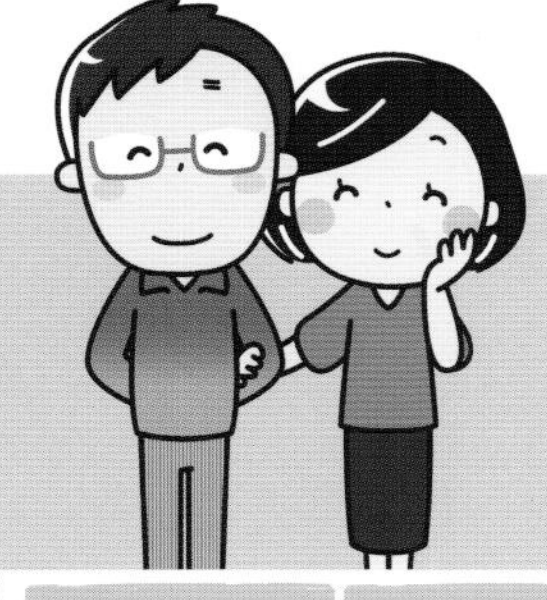

体外受精 - 新鮮胚移植周期

日	月	火	水	木	金	土
25			8	1	2	3
4 月経開始 Day 1	5	6 Day３ 診察日 ホルモン検査 低刺激周期法 クロミッド１錠	7	8	9	
11 Day８ 診察日 ホルモン検査 FSH ペン 自己注射	12 FSH ペン 自己注射	13 FSH ペン 自己注射 アンタゴニスト 自己注射	14 Day11 FSH ペン 自己注射 アンタゴニスト 自己注射	15 Day12 診察日 ホルモン検査 採卵手術日決定 点鼻スプレー２回	16	17 Day14 採卵手術 朝：自宅採精 ５個採卵 C-IVF 黄体補充（膣座薬）
18 Day15 電話：受精確認 ４個受精 黄体補充（膣座薬）	19 Day16 初期胚移植　１個 黄体補充（膣座薬）	20 黄体補充（膣座薬）	21 黄体補充（膣座薬）	22 Day19 胚盤胞凍結　２個 黄体補充（膣座薬）	23 黄	24
25	26	27 黄体補充（膣座薬）	28 黄体補充（膣座薬）	29 黄体補充（膣座薬）	30 Day27 妊娠判定　陰性	31

Day8　ホルモン検査
E2：302pg/ml、LH：8.3mIU/ml、
P4：1.34ng/ml
右：２個　左：４個

Day3　ホルモン検査
FSH：8.7mIU/ml、LH：4.7mIU/ml
E2：32pg/ml、P4：0.2ng/ml
AMH:1.54ng/ml
右：３個　左：４個

Day16　新鮮初期胚移植　グレード２
子宮内膜　10mm、P4：10.8ng/ml

Day12　ホルモン検査
E2：1240pg/ml 、LH：4.4mIU/ml
P4：1.62ng/ml
右：２個　左：５個
最大は左の卵胞 18mm

Day15　受精確認
５個採卵のうち１個は変性
４個受精
グレード２の初期胚を移植予定とする

Day27　妊娠判定日
HCG 値　16mIU/ml

次の体外受精治療周期を受ける前に、やっておくべきこと

治療周期を見直して、十分に検討する。
そして、次の周期に活かしましょう。

No.12
気持ちは前向きに

排卵誘発は順調だった？ 困ったことはなかった？

排卵誘発法は、どのような方法だったか、どの薬を、どれくらい使ったか、またそれによってどれくらい卵胞が成長したのかなど、治療周期に沿って一つひとつを振り返っていきましょう。

治療周期の期間は、排卵誘発法によって異なります。調節卵巣刺激法の1つである、ロング法の治療周期は、採卵手術をする前周期の黄体期の中期からスタートし、ランダム法の場合には、月経周期に関係なくスタートしています。そのほかのアンタゴニスト法、ショート法、低刺激周期法、自然周期法は、月経周期とともに治療周期がスタートします。

薬の使い方も排卵誘発の方法によって違いはありますが、薬の開始日と期間、投薬量、投薬方法などを前ページのようにカレンダーに書き込み、卵胞の数とサイズ、ホルモン値なども見てみましょう。低刺激法の場合、基本的には服薬になりますが、卵胞の成長によって注射を追加することもあります。服薬開始後の何回目の診察日に注射を追加することになったのか、またその時の卵胞の数とサイズやホルモン値などの状態も確認し、薬や注射の追加との関係も見ておきましょう。

また採卵手術が決まった日、その判断となるホルモン値や卵胞の大きさなど、採卵手術前の投薬についても薬剤名やその量、投薬時間などを確認しましょう。

順調に進んだこともあれば、途中で困ったことや心配に思ったこと、不安を感じたりすることもあったかと思います。そうした細かなことを含めて、カレンダーなどに書き込んでいくと、夫婦で確認しやすくなりますので、ぜひやってみましょう。

採卵できた卵子は、どうだった？ 受精の方法は？

採卵前日の睡眠時間や採卵手術の当日の体調や心境、また手術前に行った検査や簡単な手術時の様子などを思い出してみましょう。

採卵手術の麻酔については、多くの治療施設で静脈麻酔を使っています。手術中は、うつらうつらした状態で痛みを感じることはありません。

また、採卵する数が少ない場合などは、無麻酔で行うこともあります。実際に採卵手術を受けてみて、やはり痛みが強く、恐怖心が残っているようでしたら、次に採卵手術が必要となった場合には、医師に伝え、麻酔を検討しましょう。

また、最大の関心ごとである採卵できた卵子の個数や状態などは、手術の後に説明されたと思いますので、その採卵できた卵子の数と排卵誘発方法の関係、卵巣の機能なども合わせて、自分たちが納得できる内容だったのかをメモしておきましょう。

受精方法の選択は、精液検査の結果にもよりますが、前回の受精方法と合わせて検討してみましょう。採精方法は、病院や自宅などになりますが、採精に時間がかかったり、落ち着かなかったりした場合は、次回は採精を2人でしてみたり、場所を考えてみるなど、なるべくリラックスでき、ストレスの少ない環境を考えるようにしましょう。

胚は順調に成長した？ グレードはどうだった？

採卵以降は、培養室で卵子も精子も管理されます。卵子と精子は、夫婦の体を離れて、培養室で受精し、胚となり、成長していきます。

培養室を直接目で見ることのできない治療施設がほとんどですが、どのような機器を使って、どのように受精、培養されているのかを知っておくことも大切です。

通院する施設のオフィシャルサイトに施設案内の写真が掲載されていたりするので、一度、確認しておきましょう。

胚を培養するインキュベーターはさまざまな種類があります。

何組かの夫婦の胚を培養する共同タイプのものは、インキュベーターの扉を開閉する度に庫内の温度やガスの濃度などが変化し、それが庫内で培養を続けている夫婦の胚にストレスを与えることもあります。

個別タイプは、夫婦ごとに設けられた区画で夫婦の胚のみを培養します。それぞれ専用の扉があるためこのほかの夫婦の胚を確認するために扉を開閉しても、インキュベータの環境に影響しません。どちらのインキュベーターで培養をしても、胚の成長を確認するためにはインキュベーターから出して顕微鏡で観察しなければなりません。しかし、この時、小さな胚にはストレスがかかります。

最近では、タイムラプス型インキュベーターで胚を培養する治療施設も増えてきました。

このタイムラプス型インキュベーターは、インキュベーターにいれたまま数分ごとに胚の状態を撮影することができます。それを連続することで動画のように胚の成長を観察することができ、胚のストレス軽減につながり、胚盤胞到達率も上がっていると話す施設も多くあります。

こうした培養環境の中で胚がどのように成長し、グレード評価はどうだったか、また成長を止めてしまった場合は、いつ、どのような状態で、なぜ止まってしまったのかなどの説明が医師や培養士からあったかと思います。それらのことも振り返りながら、疑問に思っていることなどを確認していきましょう。

胚移植は、どのように?

胚移植には大きく2通りあり、排卵誘発を行った周期に移植をする新鮮胚移植と、凍結融解胚移植です。初回の体外受精の場合は新鮮胚移植を行い、2回目からは凍結融解胚移植を行う施設もあれば、初回から凍結融解胚移植を積極的に行っている施設もあります。

また、どちらの移植方法でも、初期胚、胚盤胞と、どのステージでも移植をすることができます。1回目では、どのステージで移植したのかを確認しておくこと、凍結胚についても、どのステージで凍結しているかを確認しておくことが、次回の胚移植の方法選択につながります。

胚移植の方法は、それぞれメリットもデメリットもあり、いずれの方法が適しているかは、初回の胚移植ではわからないこともあります。ただ、胚の凍結融解技術も上がり、これによって子宮内膜の状態をより着床に適した環境に整えることができる凍結融解胚移植での妊娠率が、新鮮胚移植よりも統計的にも高いことがわかっています。

凍結融解胚を移植する周期では、子宮内膜・着床環境を整える方法が3つあります。個々のホルモン環境や前回の凍結融解胚移植の方法などを考慮しながら、次回はどの方法でチャレンジするかを医師と相談しながら一緒に検討しましょう。

凍結胚がない場合には、次回も排卵誘発が必要になります。次回は、どのような排卵誘発法にするのがよいのかを自分たちなりに考えるためにも、治療スケジュールの全体を整理しておきましょう。

凍結融解胚移植

■ 自然周期

● 自然な月経周期を見守り、排卵日から胚移植日を決定する方法

- 排卵が不安定な人には向かない
- 薬を使わないので、体の負担が少ない
- 排卵を確認するための受診回数が増える可能性がある
- 正確な排卵日がわからないことがある

■ 排卵誘発周期

● クロミフェンの服用や場合によって hMG - hCG 療法により排卵を起こし、胚移植日を決定する方法

- 排卵が不安定な人に向いている
- 卵胞を十分に成長させることができる
- クロミフェンの場合、子宮内膜が厚くならない可能性がある
- hMG - hCG 療法の場合、OHSS のリスクがある
- 正確な排卵日がわからないことがある
- 採卵を行うこともできる

■ ホルモン補充周期

● ホルモンを補充して子宮内膜の厚さ、卵胞ホルモン値などを診て排卵日を設定し胚移植をする方法

- 胚移植日の調整が可能
- 無排卵月経の人、排卵が不安定な人に向いている
- ホルモン剤を長期に使うためほかの方法ようりも高額になる（妊娠成立後も妊娠 9 ～ 12 週頃まで黄体補充が必要）

妊娠しやすいカラダをつくろう

日々の積み重ねが、さらなる健康なカラダへとつながります。妊娠しやすいカラダを目指し、できることから始めて、長続きさせましょう。

No.13

ゆったりとした気分で動こう

妊娠しやすいカラダづくりには、いくつかのポイントがあります。

もともと、妊娠する力は、誰にでも備わっています。しかし、子宮や卵巣の病気、ホルモンの分泌異常、また性感染症などから妊娠することが難しくなってしまうことがあります。難しくなっているところは医療に助けてもらうことができますが、自分自身の体が健康でなければ医療の助けがあっても難しい場合もあります。妊娠しやすいカラダづくりの基本は、規則正しい生活、適度な運動、栄養バランスの良い食生活を送ることです。まずは、あなたの1日の行動を見直してみましょう。

規則正しい生活を送ろう！

体内時計を狂わせない生活をしましょう。人には、体内時計が備わっていて、1日周期でリズムを刻んでいます。そのため意識をしなくても昼間であれば体は活動状態になり、夜間は休息状態になります。

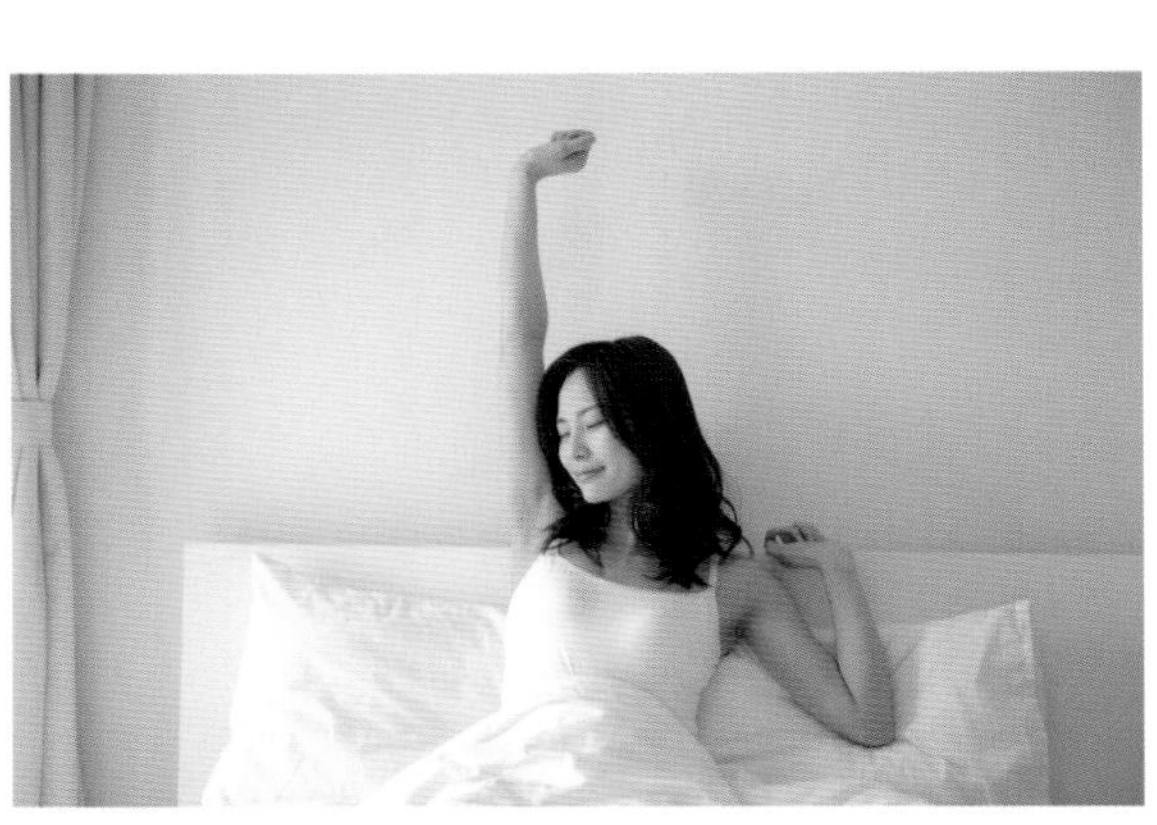

この体内時計は、メラトニンという松果体から分泌されるホルモンで調節されています。朝、光を浴びることで松果体から分泌されるメラトニンは止まり体は活動状態になります。また、14～16時間ぐらい経つと再び分泌されるようになり、徐々にメラトニンの分泌が高まることで深部体温が低下して、休息状態へと導かれ眠気を感じるようになるのです。

そのため、朝起きて日の光を浴び、夜は部屋を暗くして眠ることが大切です。

規則正しい生活を送るために、まずは寝る時間、起きる時間を見直してみましょう。

- 早寝早起き朝ごはん
- よく眠ろう
- 朝は日光を浴びて体を起こす
- 昼は活動しよう
- 夜は休息。ゆっくりしよう

適度な運動をしよう！

適度な運動は、健康な体づくりへとつながります。筋肉がついてくれば、基礎代謝が上がって、代謝効率も上がり、そして体温も上がってきます。運動をするために、特別に時間を設けることもいいですが、なかなか時間が取れない人や運動嫌いの人は、日常生活の中で普段、行っていることに少し負荷をかけて運動効率をあげてみましょう。たとえば、エレベーターなどを利用しているところを階段昇り降りしたり、ゆっくり歩くのではなく早歩きに、掃除や洗濯などの家事を行う際には、かかとをあげて歩くなど、できる範囲から始めましょう。

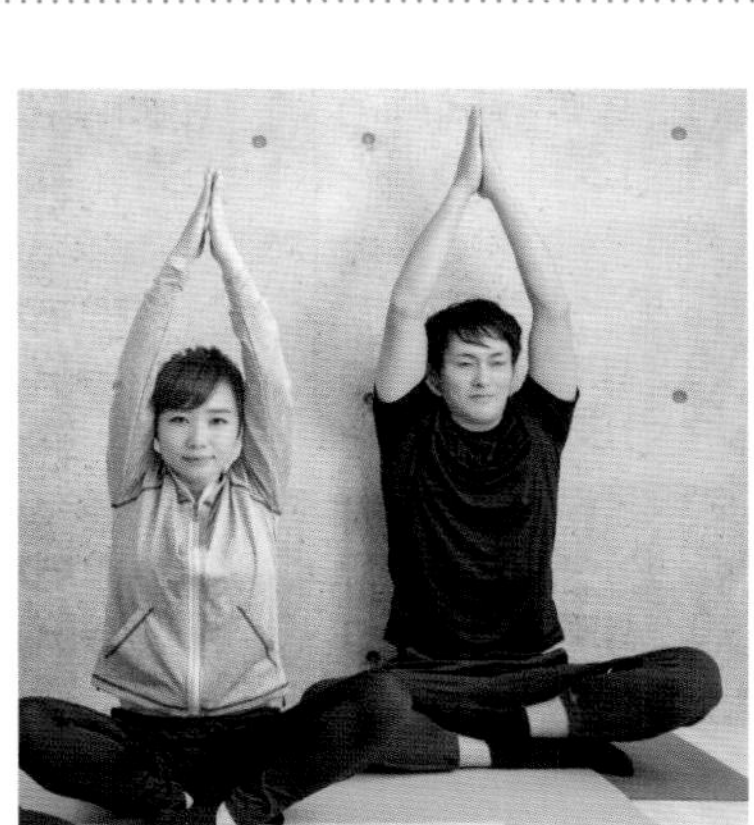

また、夕食の後や休日にふたりでヨガやストレッチに挑戦したり、ウォーキングに出かけるなどして協力し合うのもいいですね。

適度な運動することで血の循環もよくなり、冷え性の改善も期待できます。

- 体を動かそう

- 基礎代謝を上げよう
- できることから始めよう
- 長続きする運動をしよう

栄養バランスの良い食生活を送ろう！

わたしたちの体は、細胞が集まってできています。そして、卵子も精子も、細胞の1つです。

これら細胞は、主にたんぱく質とリン脂質、そしてコレステロールからつくられ、これは卵子も精子も同じです。卵子や精子を元気にするために、たんぱく質とリン脂質、コレステロールを十分に摂ることが大切です。

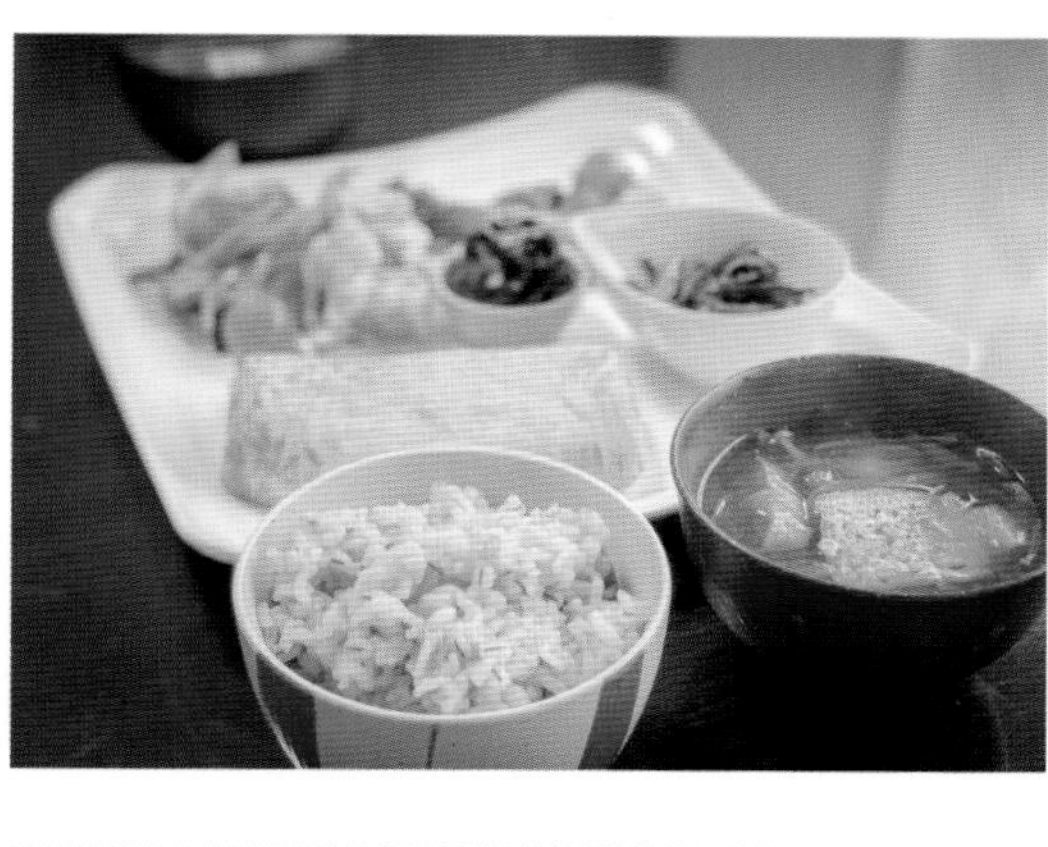

たんぱく質は、体の根幹となる成分で、体の中で分解され、筋肉、骨、歯、内臓、爪、髪、皮膚、ホルモンや抗体など、さまざまなものがつくられます。

このたんぱく質は、常に分解されて、あらゆる細胞をつくるために働いているので、体の中に貯めておくことができません。たんぱく質の不足は細胞の栄養不足につながってしまい、元気のない卵子や精子になってしまうでしょう。また、良質のたんぱく質であることが、良質の細胞をつくることにもなります。リン脂質についても、たんぱく質を摂ることで補えますので、良質のたんぱく質を欠かさずに食べましょう。

コレステロールは、肉や魚などに含まれています。また、調理の際に良質のコレステロールを含むオリーブ油やキャノーラ油などを使うとよいでしょう。

そして、腸を元気にすることも大切です。腸内には、数百種類、600兆個以上のさまざまな細菌が生息しています。さまざまな細菌がグループにまとまって腸壁に住んでいて、これを顕微鏡で見ると花畑（フローラ）のように見えることから腸内フローラと呼ばれています。数百種ある腸内フローラは、大きく善玉菌、悪玉菌、日和見菌の3つに分けることができます。

善玉菌は、健康維持や老化防止などに関わる菌で、ビフィズス菌や乳酸菌などが代表的なものです。

悪玉菌は、病気のきっかけや老化を促進したり、健康を阻害したりするウェルシュ菌、ブドウ球菌、大腸菌などが代表的です。悪玉菌だから、いらないと思われるかもしれませんが、そんなことはありません。O-157などの一部有害なものを「病原性大腸菌」と呼びますが、大腸菌のほとんどは無害で、消化吸収を助け、ビタミンをつくるなどの働きをするため、大腸菌も大切なのです。

日和見菌は、善玉菌が活発で優位な環境のときには、善玉菌と同じような働きをしますが、悪玉菌が優位なときは悪玉菌と同じような働きをします。

この3つのバランスは、善玉菌2割、悪玉菌1割、日和見菌7割といわれています。

栄養バランスの良い食生活を送るためには、1日30品目、野菜や肉、魚、果物などのさまざまな食品を食べ、足りない栄養素はサプリメントを活用しましょう。

また、食事は腹八分目にすることも大切で、次の食事時間には、十分にお腹の空いた状態で食べられるようにしましょう。

- 偏りのない食事をしよう
- 食事の食べ方に気を配ろう
- 腸内フローラを増やそう

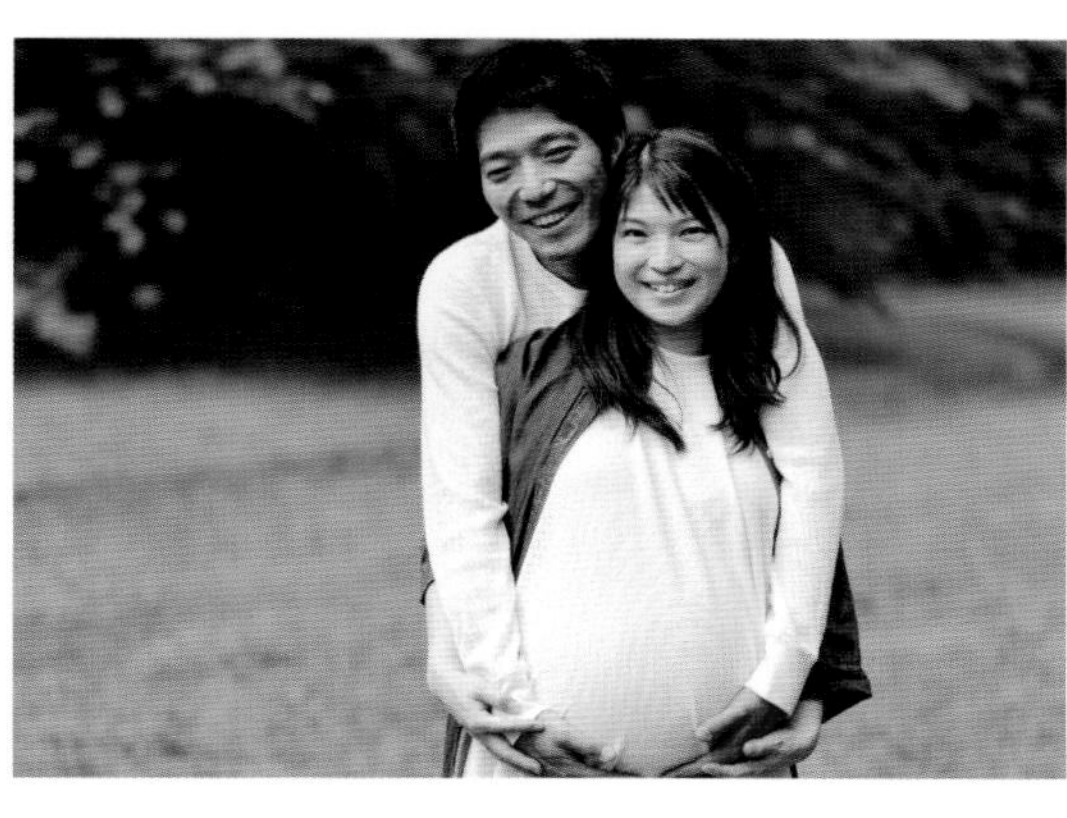

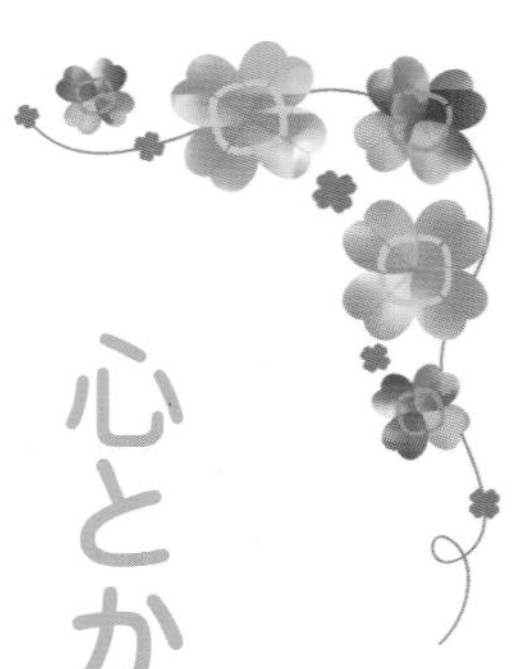

心とからだは1つ

生きていれば、ストレスはつきもの。負けない！とがんばりすぎないように。

No.14

リラックスして考えよう

重ねた年齢を悔やまない

これまで35歳を過ぎると、だんだんと妊娠は厳しくなり、40歳頃からはさらに厳しくなると話してきました。厳しいことに変わりはないのですが、妊娠へ向けて治療を選択するとき、また進めるときに、必要な情報で、それは知識として知っておいて欲しいことです。

でも、「それに心が追いついていくか？」といえば、辛く思うことも出てくることでしょう。「年がね」「35歳を過ぎるとね」「40歳頃になるとね」と、治療をしていると、ことあるごとに年齢のことを言われて落ち込んでしまうという人もいます。それは、当然のことです。年齢を重ねたことは、悪いことではありません。そうした現状を踏まえて、適切に判断していくための大切な情報と捉えましょう。

年齢を重ねたことを悔やむのではなく、今の年齢で、どのように妊娠へ臨めばいいのかを考えるための重要な材料の1つだと考えてください。また、年齢を重ねたからこそ見つけられたこと、できるようになったこと、わかったこともあったはずです。それは、大切な時間の積み重ねだったのではないでしょうか。

あなたは、十分がんばっている 十分強い！

「妊娠したい」と願う毎日は、気持ちのアップダウンの連続です。

基礎体温のグラフを見つめては、「排卵はいつだろう？」と心配をしたり、高温期には「妊娠したかもしれない！」と期待したけれど、月経がきて、一気に気持ちが沈んでしまったこともあるかもしれません。

このように女性は、不安と心配と期待が入り混じった1カ月を過ごし、気持ちのアップダウンに心も疲れがちです。月経の出血を見るたび、「またダメだった」という思いが強くなり、未来の子どもを思って、その喪失感を味わうこともあるかもしれません。

そうした周期を何度も送っていることは、本当に精神的にキツい状態です。そうしたときの対処方法は、人さまざまです。

あなたが、月経がきて落ち込んだり、泣いたりすることに「もっとがんばらなくてはいけない」「もっと強くならなくてはいけない」と思っているのなら、少し肩の力を抜いてみましょう。

また、落ち込んだり、泣いたりする自分のことを「ダメだ」と思ってしまう人もいるでしょう。そんな自分を「キライ」と思い「強くなりたい」と考えるかもしれません。でも、ここまでいろいろなことを乗り越えてきています。

落ち込んでもいい。

泣いてもいい。

怒ってもいい。

そういう感情を持つことは、とても自然なことです。

「頑張っている人」に「がんばれ！」というのは酷なこと。それは、他人だけではなく自分自身にもです。

あなたは、十分がんばっています。これ以上、がんばらなくても大丈夫。

今、自分が抱えている感情は、否定せずに、そのまま、ありのまま受け入れてみましょう。

何がストレスになっているか

妊娠を望んでいる期間には、さまざまなことがストレスの要因になります。

多くの人は、月経がきてしまうことがストレスを引き起こす原因（ストレッサー）となりますが、それだけではなく日常の生活の中で周囲からの何気ない「子どもは、まだ？」などの一言がストレスにつながることもあります。また、友人や親戚との付き合いでは、子連れの場にいたたまれない思いを抱えたり、メールなどで送られてくる赤ちゃんの写真に傷ついたり、外出時に妊婦さんや赤ちゃん連れに会うと涙が出そうになったりと、さまざまなシーンで辛い思いを抱えることがあります。

それらに出会っても、何とか切り抜けられることもありますが、どうにも切り抜けられない心の状態のときもあり、それが積み重なると心の病気につながることもあります。

ですが、それらストレスから完全に逃れるということは難しく、1日を送る中で何かしら心に傷を抱えることもあるでしょう。

ストレスの解消には、まず、1日3回ご飯を食べること、十分な睡眠をとること、リラックスできる時間を持つことなど、基本的な生活をリズムよく、順調に送ることも大切な要素です。

リラックスには半身浴や、音楽鑑賞、アロマテラピーなどが効果的なこともあります。自分が気持ちよく過ごせて、頭を空っぽにできるようなことを見つけましょう。

そして、ストレスを積み重ねることがないように、抱えている思いを少しずつでも吐き出すことも大切です。1人で抱え込み、考え込まないように、パートナーや友人、また同じ悩みを抱える人に相談をしてみましょう。

ストレスを放置すると、身体の不調となって現れることもあり、それが大きな病気につながることもあるので、体調不良が気になる場合には、心療内科などに相談することも大切です。

とにかくガマンをし過ぎないようにしましょう。泣きたい時には、声を出して泣くことも大事です。

ストレスとゆるく付き合おう

■ 通院がストレス…という場合

治療スケジュールを医師とよく相談をしましょう。

月経が始まったら、まず、通院の予定を確認し、わかっている範囲で自分のスケジュールを医師に示しましょう。そうすることで、通院できる日程で治療を開始することができ、また、どうしても都合のつかない日は、通院を避けて治療に臨むこともできるようになるでしょう。そして、急な通院が必要になる可能性があるということがわかれば、治療周期中のスケジュールの目安が立てられ、少しは楽な気持ちになれるでしょう。

仕事をしている人は、休みの調整がつけやすくなることと思います。

■ 家事がストレス…という場合

毎日の家事や仕事、そして通院に追われた生活をしていると、心からゆっくりとくつろげる時間や空間が少なくなってきます。そして、くつろぐことに鈍感になってしまっているかもしれません。とくに家事には終わりがなく、今日も明日も、ずっと続きます。

手抜きができるときには、手抜きをする。掃除は、曜日ごとに行う場所を決める、食事の仕度はお惣菜で済ませる日があってもいいでしょうし、洗濯は2日に1回にしてもよいでしょう。また、夫婦で上手に分担をしましょう。

そして、ゆっくりくつろげる時間を作りましょう。例えば、朝少しだけ早く起きて、自分のために、お気に入りの一杯を入れてみましょう。また、いつもより少しだけしっかりした朝食を作ったり、いつもテレビをつけての夕食だったら、テレビをつけず夫婦一緒に食事をしましょう。毎日でなくて大丈夫です。無理してやらなくてもいいのです。できるときに、やれることをやってみましょう。

■ 人との付き合いがストレス…という場合

犬・猫・ウサギなど、自分の好きな動物で癒しを得ながらの生活はいかがでしょう。生き物には心を癒し、元気にさせてくれる効果があり、アニマルセラピーとしても知られています。

住宅事情からペットが飼えない人は、猫カフェなどのアニマルカフェや動物園、水族館などへ出かけてみましょう。また、かわいい動物たちが登場する動画サイトを観るだけでも心が癒されます。

■ とにかくストレス！…という場合

思い切って、何もしない！という日があってもいいのです。たまには仕事は休んだり、家事も休みにしたりと、思い切って、全部休みにしてみるのでもよいでしょう。行ってみたいと思っていた雑貨屋さんに行ってみたり、あてもなくフラフラしてみるのもいいでしょう。また、どこにも出かけずに家でダラダラと過ごす、録画しておいたドラマを一気に観る、なにをしてもOKの日を楽しんでみましょう。

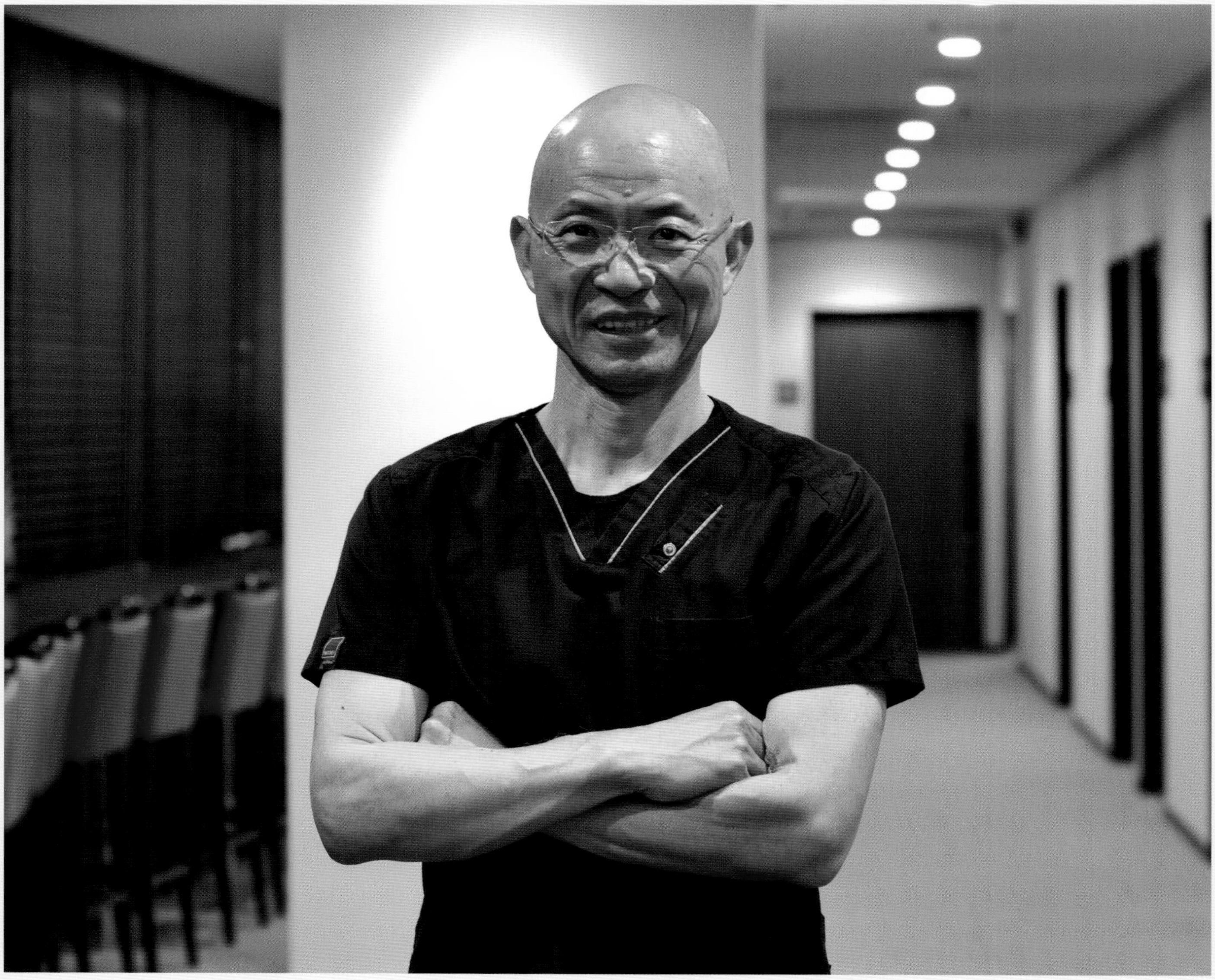

赤ちゃんが授かり、無事に生まれて、その子が大人になるように

一胚入魂

すべての患者さんへ届ける想い

ロゴマークは、治療に挑むカップルの姿を支え合う２本の木に表現しています

東京都江東区 ＊ 茨城県つくば市

木場公園クリニック・分院＊つくば木場公園クリニック

理事長　吉田 淳　先生

都市型と郊外型の不妊治療クリニック

東京都江東区には、都市型の木場公園クリニックがあり、茨城県つくば市には、郊外型のつくば木場公園クリニックがあります。そのロゴマークは、治療に臨むカップルの姿を、支え合う2本の木に表現しています

1999年に開院した都市型の木場公園クリニックは、不妊治療を行う施設の中でも貴重です。開院当初から男性不妊、女性不妊と分けず、夫婦の治療として産婦人科医でもあり、泌尿器科医でもある吉田先生が専門的な診療・治療を続けてきました。

つくば木場公園クリニックの外観

つくば木場公園クリニックは別名 ART RESORT TSUKUBA KIBA PARK CLINIC ともいい、外観はサンフランシスコ近郊にあるワインで有名なナパバレーをイメージしています。ガラス張りの待合室には、光が降り注ぎ、自然と笑顔になれる、心が明るくなる思いがします。診察室、手術室、培養室など最新の医療機器を取り揃えた院内は、シリコンバレーをイメージし、医療の質の高さを感じました。もちろん、夫婦を診るという診療スタイルは変わりません。

不妊治療のゴールは?

開院以来、生まれた赤ちゃんの人数は2600人以上、開院の年に授かった赤ちゃんは、成人を迎え、もう大人です。吉田先生は、「治療のゴールは妊娠ではなく、赤ちゃんが生まれて、3人が元気に家に帰ること。そして、お子さんが20歳になったとき、親子が元気でいることを目指して治療をしている」とセミナーでも話しています。

「ただ妊娠すればいいのではない。無事に子どもが生まれて、順調に育ち、大人になる」

そのために、何をするか。何ができるか。何が必要かを追求し、積み重ねてきた医療技術や診療環境の向上、治療に臨むご夫婦への想いがセミナーを通して伝わってきます。

最近は、新型コロナの感染拡大を懸念して「お家で参加できる、Webセミナーwithコロナ時代の不妊治療」を開催し、不妊の原因から治療に関すること、施設や医療機器の紹介、またさまざまなデータなどを1時間半ほどかけて話します。今回は、Webセミナーに参加し、また2019年、茨城県つくば市に開院した「つくば木場公園クリニック」を案内していただきながら、吉田先生にお話を伺いました。

はじめての赤ちゃんとふたり目の赤ちゃんを望むカップル

新しい命に出会うまでには、長い時間がかかり、また厳しく辛い時間を過ごすこともあります。そうした時も、一人ひとりに寄り添った医療、安心できる医療を提供できるようにと考え、ハード面もソフト面も整えています。

東京の木場公園クリニックでは、はじめての赤ちゃんを望むカップルとふたり目の赤ちゃんを望むカップルの受付、待合室などのフロアを分けています。

つくば木場公園クリニックでは、診察室、内診室、採血室、看護師室、カウンセリング室、レーザー治療室など院内のほとんどが分けられています。

また院内だけでなく、駐車場の入り口から分けられ、それぞれ専用のQRコードをかざすことで開錠し、駐車場や院内に入ることができます。

はじめての赤ちゃんを望むカップルのなかには、赤ちゃんを見るだけで辛いという感情に陥ることも少なくありません。

そして、ふたり目の赤ちゃんを望む場合は、お子さんと一緒に気兼ねなく通院していただくことができるでしょう。

ガラス越しに室内が見えるオープンな培養室

つくば木場公園クリニックでは、体外受精の心臓部ともいわれる培養室をガラス張りにし、見える化を図りました。

培養室をオープンにすることで、採卵後の卵子や精子、胚が、どのような場所で受精し、成長していくのか、どのような機器が使われているのかなどを見ることができます。

そして、何より胚培養士の働く姿を見ることで、通院される患者さんも安心していただけるのではないかと思います。

話を聞く、写真で見るのとは違って、直接、自分の目で培養室を見ることで、安心して胚を預けていただけるのではないかと考えています。

百聞は一見に如かずと言いますから、ぜひ培養室を見て欲しいと思います。

また胚培養は、東京でも、つくばでも、タイムラプス型インキュベーターを使用しています。これまでのインキュベーターは、胚の成長を確認するために庫外へと出して顕微鏡で

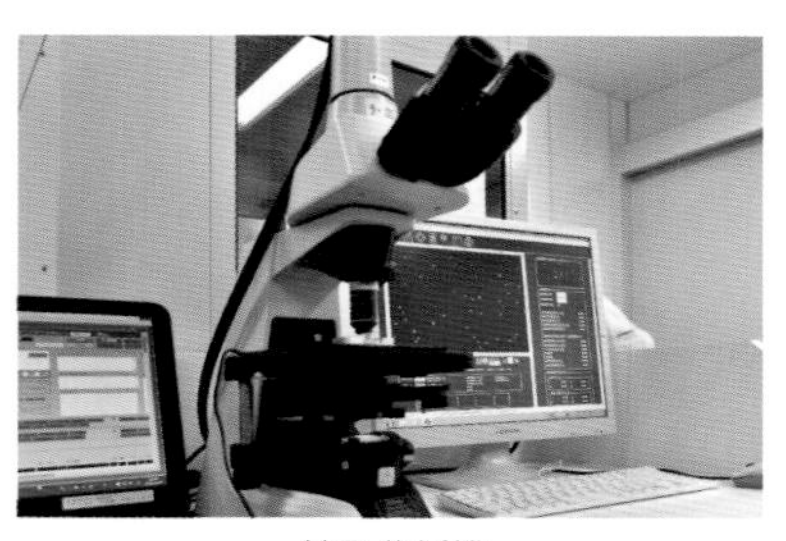
精子分析機

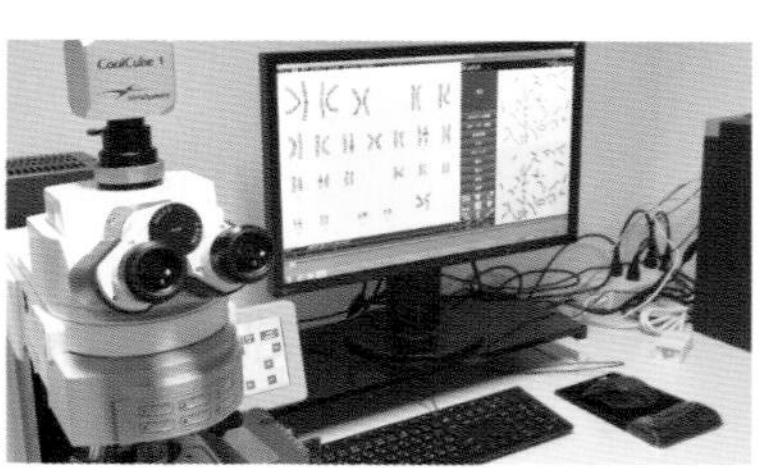
遺伝子検査

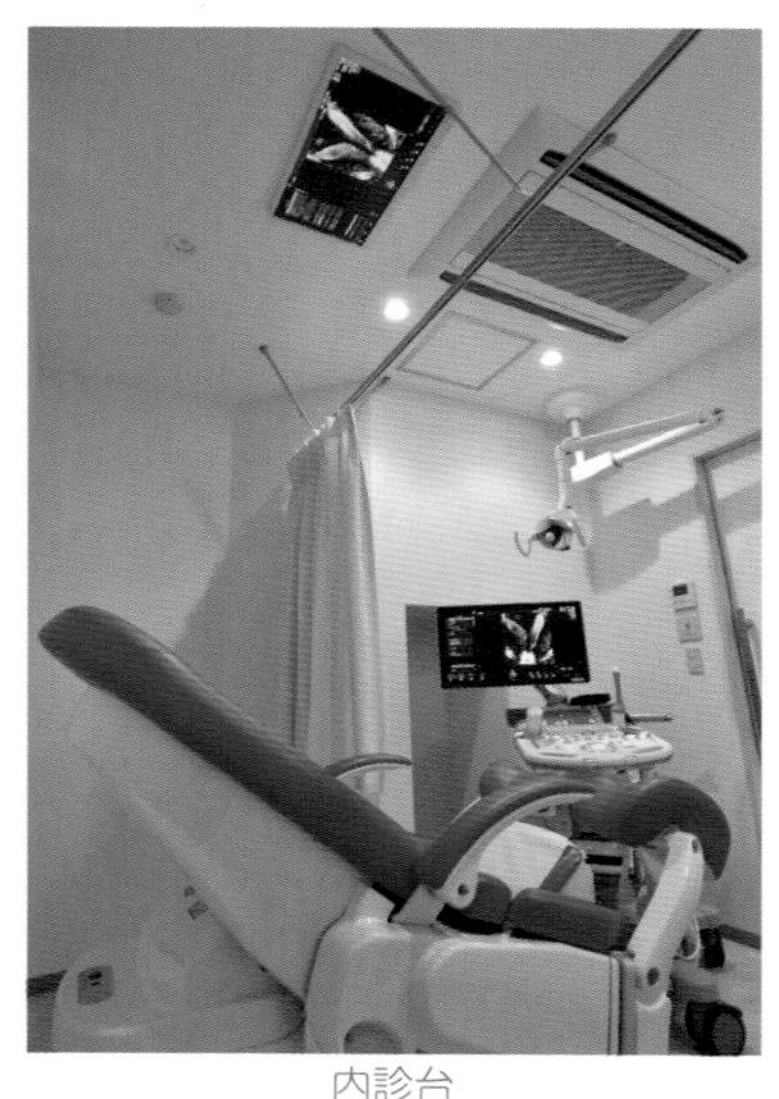
内診台

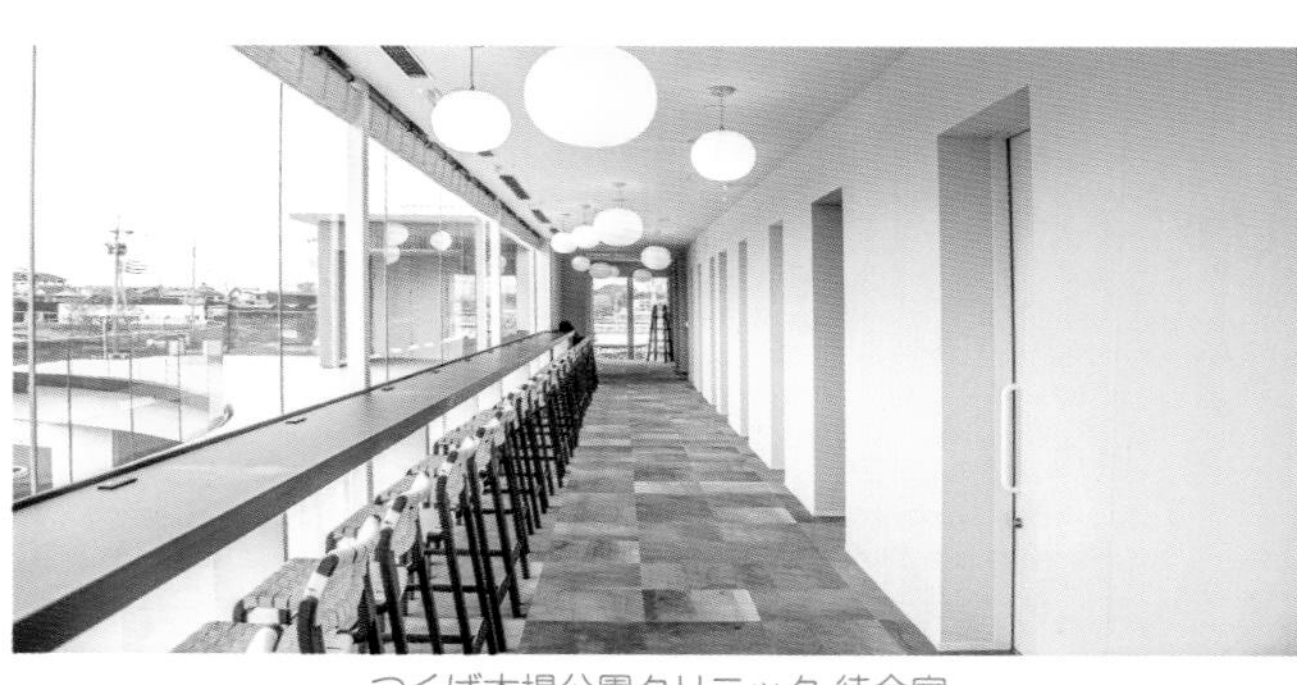
つくば木場公園クリニック 待合室

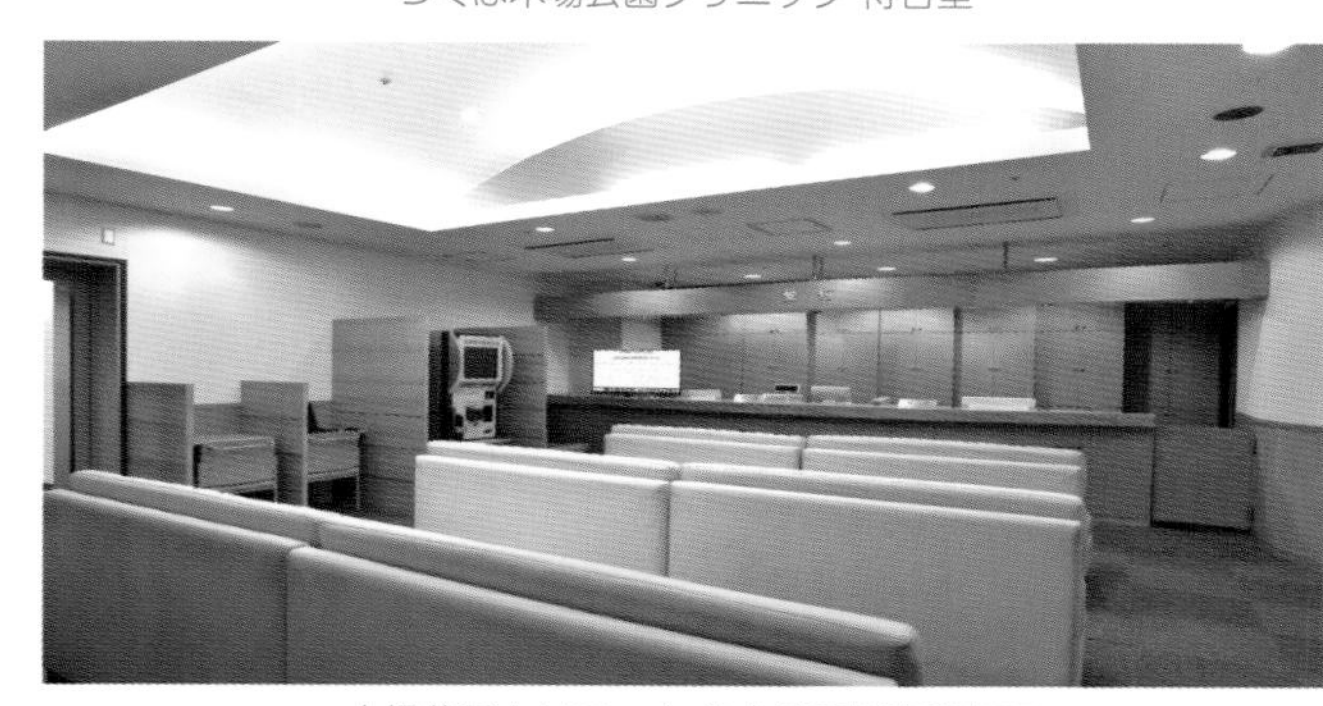
木場公園クリニック 2人目不妊専用外来

妊娠の確率を1％でも上げる努力を続けることを約束します。

観察する必要がありました。小さな胚にとって、インキュベーターから出ているわずかな時間にもストレスを受けることがあり、それが胚の成長に影響を及ぼすこともあります。

しかし、このタイムラプス型インキュベーターは、胚の成長を観察するために庫外に出す必要がありません。内蔵されたカメラが10分ごとに胚を撮影し、それを連続することで胚の成長を動画のように観察することができます。

タイムラプス型インキュベーターで胚培養するようになり、良好胚盤胞への到達率は48・8％から60％へとアップしました。

インキュベーターをタイムラプス型に変更することで、順調に成長する胚は増えましたが、途中で成長を止めてしまう胚もあります。

成長が止まってしまった場合には、どの時点まで順調であったのか。何か成長途中で問題となることはなかったかを遡って確認ができ、これまで以上に胚に関する情報が増え、胚の評価や移植胚の選定もより充実してきています。

一人ひとりに適切な治療を行うこと

治療において、カップルごとに不妊原因も違えば、状況も違います。

また、女性不妊、男性不妊と分けて治療をすることよりも、カップルの治療と捉えることも大切だと考え、男性不妊の場合でも、転院して泌尿器科医に託すことなく、1人の医師で夫婦を診療することができます。

また、体外受精では、排卵誘発は治療の最初の山場で、どういった方法で排卵誘発を行うのがよいかを見極めることが重要です。

この排卵誘発方法しかやらない、この薬しか使わないと偏らず、一人ひとりの卵巣機能に応じた個別の卵巣刺激法を選択しています。

体外受精で妊娠するために

胚移植は、検査、排卵誘発、受精、胚培養などの集大成ですから、丁寧に行います。移植する時も、子宮を刺激しないように、子宮の一番の奥のちょっと手前に、胚をそうっと置いてくるように移植します。子宮を少しでもつついて刺激してしまうと、収縮運動が始まり、胚の受け入れが難しくなってしまいます。また、移植する際のカテーテルも柔らかい素材のものを使っています。

最近では、凍結技術の向上から、凍結融解胚移植による妊娠率も上昇し、多くの治療施設で行われています。ただ、長期培養については、メリットもデメリットもあるため、木場公園クリニックでは、受精3日目に良好胚が2個以下の場合は、分割胚の1つを移植し、未移植胚は、分割胚で凍結をしています。受精3日目に良好胚が3個以上あれば、胚盤胞まで培養して胚盤胞移植、胚盤胞凍結をしています。そのほかでは、PGT-A、TRIO検査、Th1／Th2検査、子宮鏡などを行い、着床しやすい胚、着床しやすい環境を探り、胚移植をしています。

染色体に異常のない胚を移植して妊娠を目指す

Dr. Yoshida Atsumi Profile

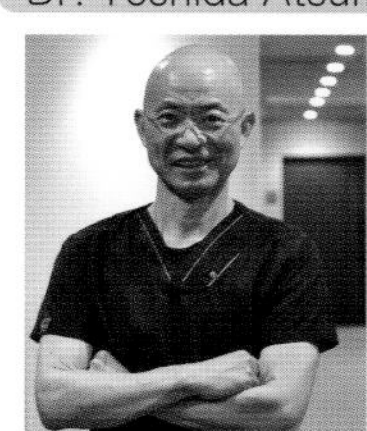

吉田 淳 理事長

［専 門 医］

- 産婦人科・泌尿器科医
- 医学博士（男性不妊症と染色体異常）
- 産婦人科専門医
- 生殖医療専門医
- 臨床遺伝専門医
- 経営修士（MBA）

1985 年　3 月　愛媛大学医学部 卒業
1985 年　4 月　東京警察病院産婦人科
1991 年　3 月　池下レディースチャイルドクリニック（東京都江戸川区）
1992 年　4 月　産婦人科専門医
1994 年　7 月　東邦大学医学部第一泌尿器科学講座特別大学院研究生
1997 年 11 月　医学博士取得（男性不妊症と染色体異常）
1999 年 10 月　木場公園クリニック院長
＊女性・男性不妊症の両方を一人の医師が診察・治療ができる施設として誕生
2019 年　5 月　つくば木場公園クリニック（研究学園） 開院
2019 年 12 月　つくば木場公園クリニック 松野木へ移転開院

つくば木場公園クリニック

電話番号．029-836-4123

診療科目／生殖医療

診療時間／	月	火	水	木	金	土	日	祝日
午前　9:00 ～ 12:00	●	●	●	●	●	●	ー	●
午後　14:00 ～ 16:00	●	●	●	●	●	●	ー	ー

※休診日 / 日曜と祝日の午後
※月・水・金の午後は、14:30-18:00
※祝日は、9:00-14:00
変更情報等、HP での確認をお願いします。
https://www.tsukuba-kibapark.jp/

〒 305-0056　茨城県つくば市松野木 101-6
駐車場あります

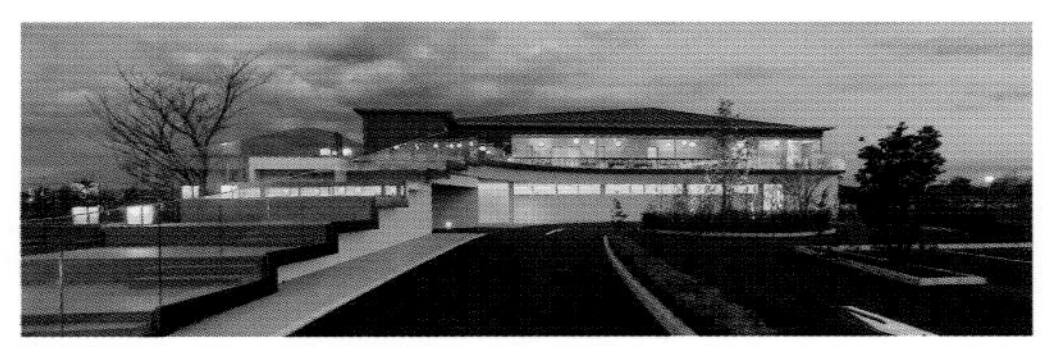

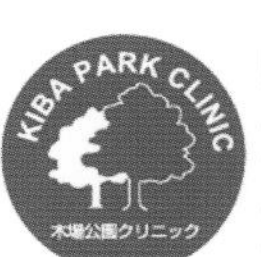

医療法人社団 生新会
木場公園クリニック
木場公園クリニック分院

電話番号．03-5245-4122

診療科目／生殖医療

診療時間／	月	火	水	木	金	土	日
午前　8:30 ～ 12:00	●	●	●	●	●	●	ー
午後　13:30 ～ 16:30	●	●	●	●	●	●	ー

※休診日 / 日曜と祝日
※土曜は 9:00-14:00 ／ 14:30-16:00
※ 6F のみ火曜・木曜　18 時 30 分まで診療
変更情報等、HP での確認をお願いします。
http://kiba-park.jp/

〒 135-0042　東京都江東区木場 2-17-13 亀井ビル 3F・5F・6F・7F
地下鉄 東西線 木場駅（3 番出口 徒歩 1 分）

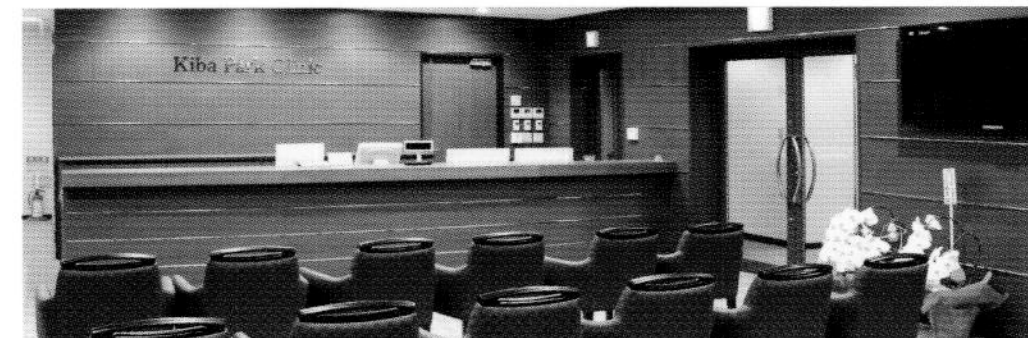

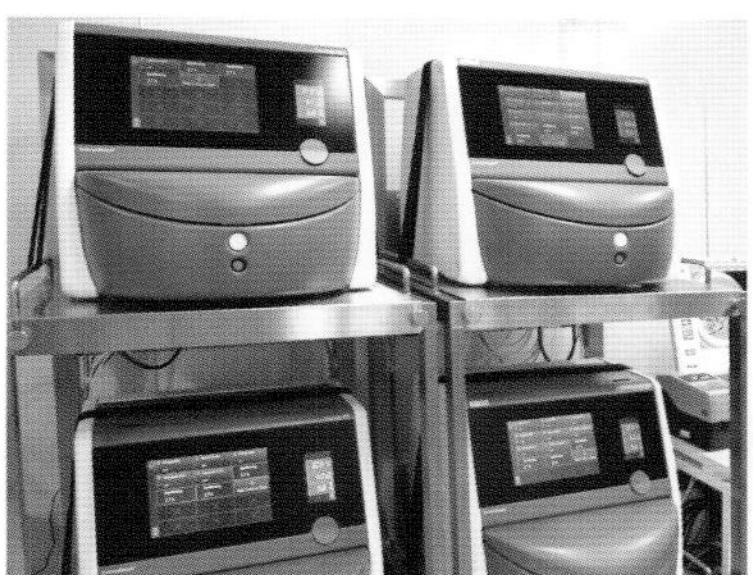

タイムラプス型インキュベーター

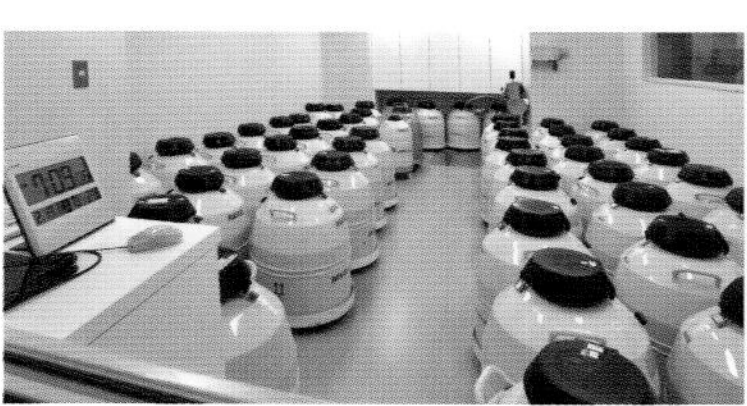

凍結タンク

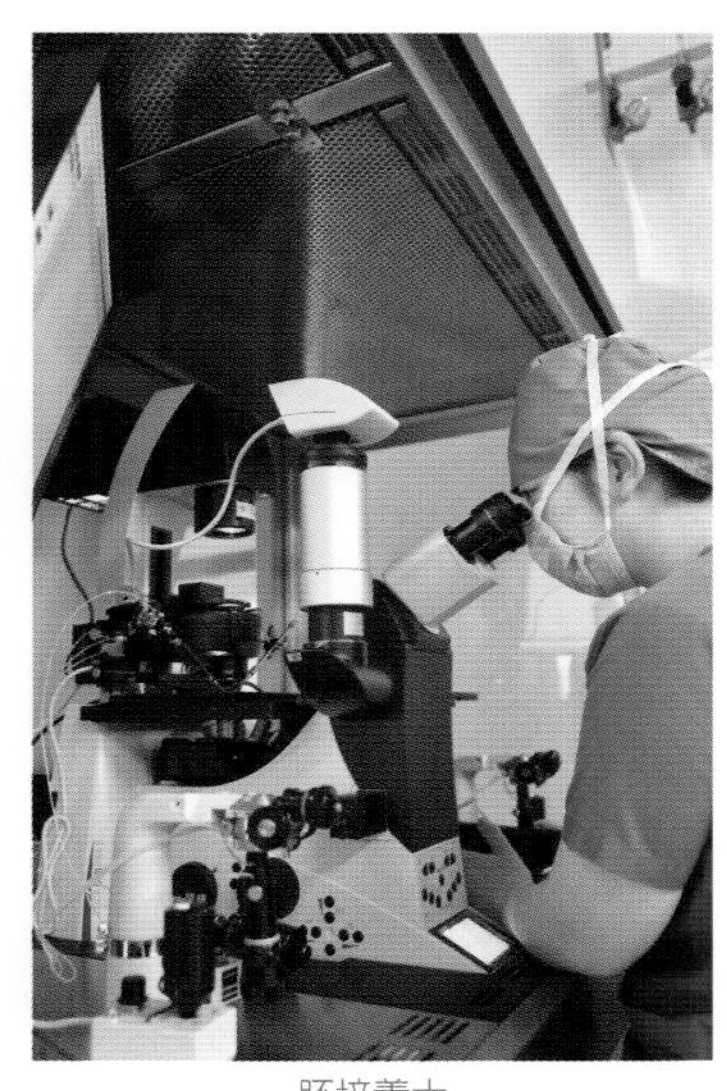

胚培養士

わたしたちは常に受診される方々、一人ひとりに寄り添い、

特にPGT-Aについては、反復体外受精・胚移植不成功例、習慣流産例、染色体構造異常例を対象とした着床前胚染色体異数性検査（PGT-A）の有用性に関する多施設共同研究の研究分担施設、解析実施施設として承認を受け、東京の木場公園クリニックで実施しています。検査は、胚盤胞まで成長した胚の、栄養外胚葉細胞（将来胎盤になる細胞）の一部を採取し、採取した細胞を検査機関へ提出します。胚盤胞は一旦凍結保存します。

検査の結果、染色体に異常がなければ、その胚を融解して胚移植し、妊娠を目指します。

ただ、染色体に異常がなければ流産をせずに妊娠が維持されるとは限りません。

TRIO検査は、子宮が胚を受け入れる時期（ERA検査）、子宮に乳酸菌が多く、胚を受け入れやすい環境（EMMA検査）、子宮に慢性子宮内膜炎の原因菌がない（ALICE検査）の3つの検査で、この検査を行うことでより着床しやすさを追求することができます。

カラダは資本！

また、カラダは資本です。

栄養状態の良いカラダであること、太り過ぎややせ過ぎでないことも大切なことです。

そこで、栄養分析をして栄養指導を行い、妊娠しやすいからだづくりを目指す取り組みもしています。

一胚入魂

「今日、移植するこの胚で赤ちゃんが授かる」みなさん、そう考えて治療を受けていらっしゃいます。

私たちは、その思いが叶うように、通院しやすい環境を整え、より成績が上がるように医療面を充実させ、知識や技術を向上させることだと考え、努めています。これまでも多くの赤ちゃんが生まれてきましたが、これまで以上に魂のこもった医療を届けたいと思っています。

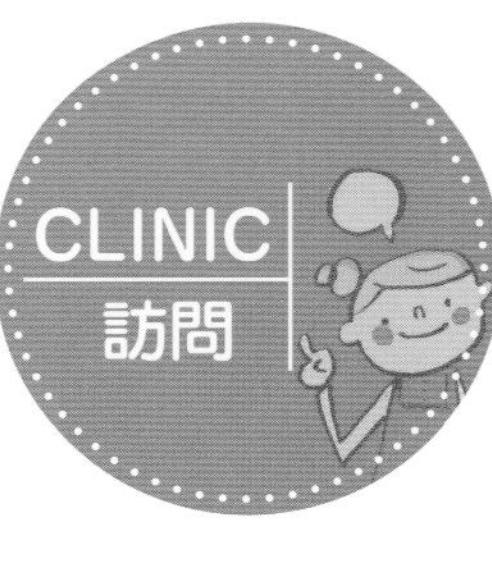

一刻も早く治療をスタートする。これが妊娠への近道です。

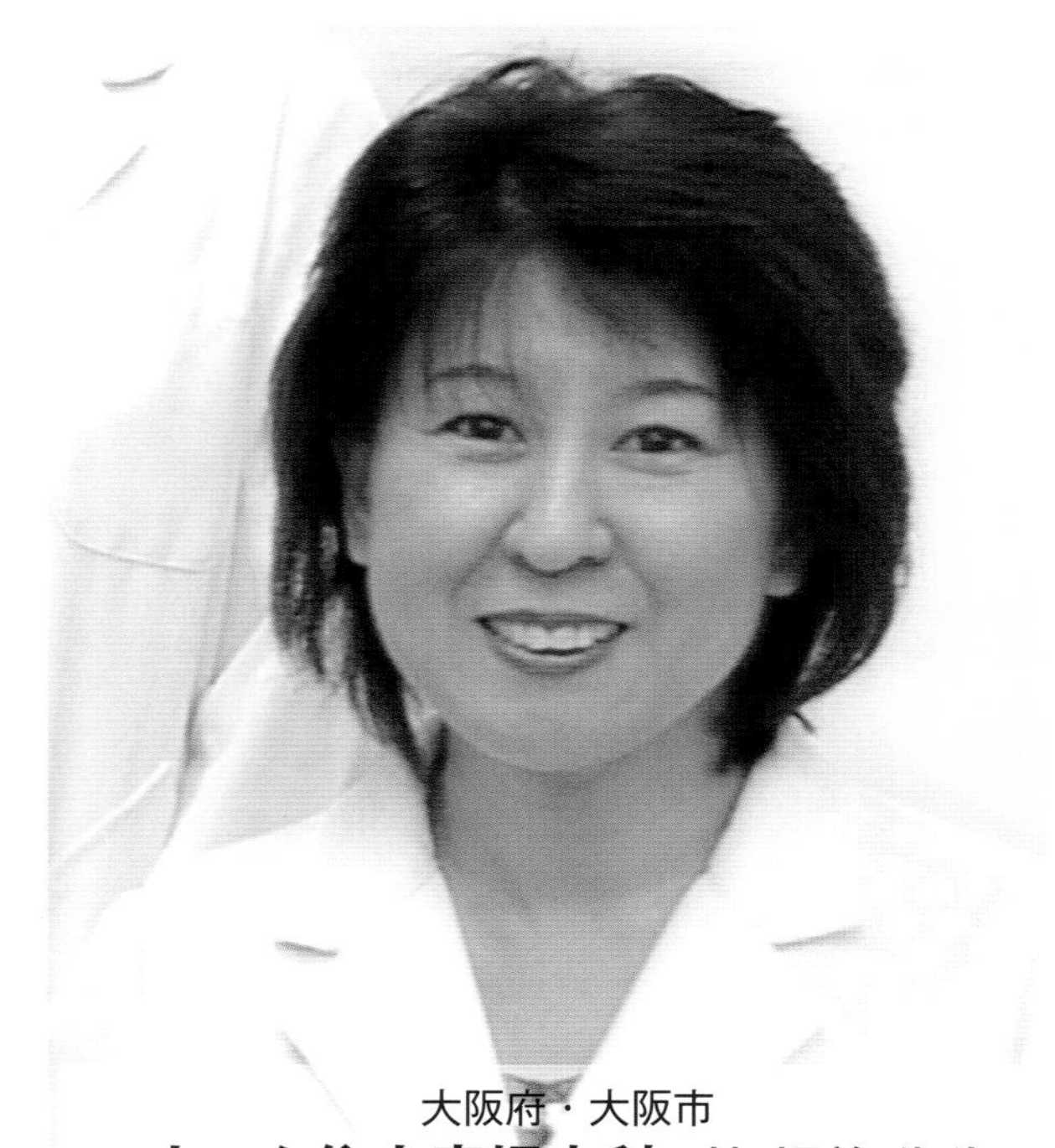

大阪府・大阪市
オーク住吉産婦人科 林 輝美 先生

大阪と東京にクリニックを構え、タイミングから体外受精、卵子凍結と幅広く治療にあたっている医療法人オーク会。国内のみならず海外から治療に訪れる方も多いといいます。最先端の治療も積極的に導入していますが、妊娠で大きなポイントとなるのは年齢です。今回は大阪と東京で治療にあたっている林輝美先生に、年齢による治療の違いなどをうかがいました。

40歳前後から治療を始める人が多数

■今回のテーマは「35歳からの不妊治療」ですが、実際に治療をしている方たちの年齢分布はどうなっているのでしょうか。

実際のところ、35歳くらいで来院される方は若いと感じます。35歳という年齢で不妊という感覚はまだ持たれないのかもしれません。

一般的な定義からいうと、35歳以上が高齢出産となりますが、実際、不妊治療を目的に来院される方は40歳以上の方も多いです。45歳で来院されて「これから妊活がんばります！」という方もいて、不妊治療をする年齢は高くなっていると感じます。

晩婚化の影響で妊娠・出産も遅れがち

■不妊治療のスタートが40歳過ぎになってしまう理由は何なのでしょうか？

現在は晩婚化が進んでいますが、結婚してしばらくは2人の時間を楽しみたいと思うのかもしれません。また、仕事で忙しく、妊娠への意識が置いてけぼりかもしれません。そして、そろそろ子どもがほしいと思うころには40歳近くになっているのでしょう。そこから「夫婦で頑張ったけれど、なかなか妊娠しない。もしかして妊娠が難しいのかも」と感じて来院するころには40歳を超えていたという感じでしょうか。

なかには結婚は早めだったけれど、10年以上妊娠せず、40歳以上になって治療が必要かもと思われて来る方もいらっしゃいます。

また、1人目のお子さんは早くできたけれど、2人目がなかなかできなくて40歳を過ぎてから来院するというケースも多いです。

35歳で来院したらゴールは早い

■35歳くらいから治療をスタートするメリットを教えてください。

35～38歳くらいまでに来院すると、妊娠・出産にいたるまでが比較的に早いです。基本的な検査をして、その方に足りないところや不具合がわかったら、それを補えば良い結果に結びつきやすいわけです。

不妊に結びつくような原因が見つからなかったとしても、タイミング法からスタートして、正確にタイミングをお伝えするだけで妊娠することもあります。つまり、タイミングがずれていて妊娠にいたらなかったと考えられるのです。

38歳以降は治療は長期化しやすい!?

■治療開始が40歳近くになってしまうと、どんな違いがあるのでしょうか？

治療開始が40歳、より細かくいうと38歳以上では卵の質の低下が妊娠を妨げる最大の原因になります。残念ながら卵の質を良くする、若返らせる方法はありません。言葉は悪いですが、卵は刻一刻と老化してしまうのです。そのため治療をしても妊娠が難しかったり、妊娠までに時間がかかってしまいます。40歳を超えてからの不妊治療は、コツコツと続けるしかありません。

つまり、不妊治療をするなら1歳でも若いほうが望む結果が出やすいといえます。

早めに来院すれば希望に沿った治療も可能

■では、35～38歳ころに来院した場合の治療の流れを教えてください。

まずは、タイミング法からスタートします。併行して基本的な検査を実施していきます。この期間がだいたい2カ月です。検査で何かしら原因が見つかったら、原因に見合った治療を進めることになります。仮に卵管がつまっていて卵子と精子が出合えていなかったのなら、卵管形成術もしくは体外受精の適応になりますし、精子がほとんどいなかったのなら顕微授精という方法になります。

林 輝美 医師 プロフィール

● 兵庫医科大学病院産婦人科学教室より宝塚市民病院へ。腹腔鏡手術の第一人者である伊熊健一郎医師のもとで非常に多数の腹腔鏡手術を行う。当時革新的だった「先天性膣欠損症に対するS状結腸を用いた腹腔鏡下造膣術」を発表。国立篠山病院、神戸アドベンチスト病院でその腕を振るう。2005年よりオーク住吉産婦人科に勤務。／資格等●日本生殖医学会生殖医療専門医、●日本産科婦人科学会専門医、●母体保護法指定医

実際のところ、検査をしても原因が見つからない方のほうが多いのですが、その場合は3～4周期、タイミング法を実施します。4周期を過ぎて、タイミング法で妊娠するケースもありますが、ずっと同じ治療を続けるのは精神的にもつらいものです。また、モチベーションが下がってきてしまう方もいるでしょう。

ですから、4周期程度で切上げて人工授精にステップアップすることをお勧めします。人工授精も3～4周期が目安です。それでも妊娠しなかった場合は体外受精を考えましょうと、最初にお伝えしています。

この説明に沿って、ステップアップされるか否かは患者様次第です。体外受精を希望しないという方もいますし、タイミングを1～2周期行った後で体外受精に速やかにステップアップする方もいます。

このように早めに治療をスタートすると、段階を経た治療が可能です。患者様のご希望を尊重した治療ができるともいえます。

40歳以上なら体外受精を視野に入れて

■40歳過ぎの治療過程についてはいかがでしょうか？

40歳を過ぎてから治療をするとなると、時間の余裕がありません。そのため、最初にご案内するのは体外受精です。タイミングから人工授精を経て体外受精にいたる手順を踏むと、さらに妊娠が難しくなってしまいかねません。40歳以上になると、流産率も高くなってしまうので、なるべく早めに治療を進めることが重要なのです。

忙しい方こそ体外受精がお勧め

■治療開始が遅くなる理由として仕事が忙しいという方も多いと思うのですが…

そうですね。現在はお仕事をしながら治療を受ける方が多く、仕事と治療との両立は難しいというイメージを持たれるようです。とくに体外受精となるとハードルが高く、仕事を辞めて治療しなくてはいけないと思っている方も少なくありません。

しかし、実際にはタイミング法や人工授精よりも体外受精のほうが時間の都合をつけやすいのです。ですから、お忙しい方にはむしろ体外受精をお勧めしています。タイミング法や人工授精は、排卵するタイミングに合わせて治療が進められます。そのタイミングを逃したら、妊娠は難しく、次周期になるまで治療を待たなければなりません。なかには仕事の都合でタイミングを合わせられず、治療をあきらめてしまう方もいます。

これに対して体外受精は、採卵日や移植日がある程度コントロール可能です。卵を育てるために打つ排卵誘発の注射は自分でも打てますから、病院に来る回数や日程をご自分の都合に合わせて決められます。たとえばご主人が出張などでいないとわかっていれば、薬の量を調整して採卵日を前後にずらすといった方法もあります。

結果、タイミングや人工授精より早く妊娠されて短期間で治療を終えられる方も多くいます。

体外受精は料金が高額なので難しいという方もいらっしゃいますが、忙しさを理由に体外受精を敬遠しているのであれば、実際はスケジュールを立てやすいとお伝えしたいです。

土日祝日も診療実施

■スケジュールという点では週末や祝日も診療可能ですね。

はい、大阪・東京ともに週末や祝日も診療しています。私は金土日は東京で診療を担当しており、土日はご夫婦で来られる方も多いです。大阪よりも年齢は高めで、お仕事をされている方が多く、卵子凍結を希望されて来院する方も増えていますね。卵子凍結については年齢制限をしているクリニックもありますが、当院は年齢制限をしていないので、ご希望があれば対応しています。

同じ治療は繰り返さない、毎回が真剣勝負！

■不妊治療でなかなか結果が出ずに悩んでいる方もいますが、医師の立場から伝えたいことは？

妊娠を期待して叶わなかったときの辛さは本当にしんどいと思います。医師の説明などもなかなか頭に入ってこないかもしれません。

「どうして妊娠しなかったんだろう」「どこがいけなかったんだろう」と、いろいろ考えられると思います。いろいろ考えるのは医師も同じです。漫然と同じ治療を繰り返すことはありません。体外受精ひとつとっても、細かくみると方法は様々です。ですから、1回1回が真剣勝負で結果を求めていきます。たとえば「今回は胚は良好だったのに、子宮の状態が整っていなかったのかも」など、ひとつずつ考えられる理由を点検して、次の治療に生かしていくのです。

結果が出るまでは苦しいと思いますが、どうかあきらめずに治療を続けてほしいです。

早めの受診が大切 勉強会も参考に

■最後に患者様へのメッセージをお願いします。

晩婚・晩産が進んでいますが、不妊治療は1歳でも若ければ若いほど望む結果を得やすいです。「妊娠しにくいのかな？」と少しでも感じることがあったら、早めに受診して検査を受けるようお勧めします。

当クリニックでは体外受精セミナーや卵子凍結セミナーなど無料の勉強会も開催しているので、一度話を聞いてみたいということでしたら、ぜひお問合せください。

Oak Clinic sumiyoshi

●オーク住吉産婦人科は365日態勢の高度不妊治療施設です。国際水準の培養ラボラトリーがきめ細かくサポートし、TESEやGIFT、ZIFTまで対応しています。高度生殖補助医療のほかにも、不育外来や男性不妊外来も設けています。

オーク住吉産婦人科

電話番号．0120-009-345

診療科目／『高度生殖医療』『婦人科医療』

診療受付／月～金 9：00～19：00　土曜 9：00～16：00
日曜　9：30～15：00

休 診 日／なし

変更情報などは、HPでの確認をお願いします。

https://www.oakclinic-group.com

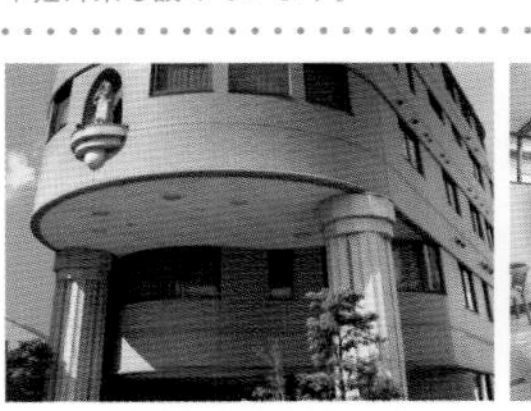

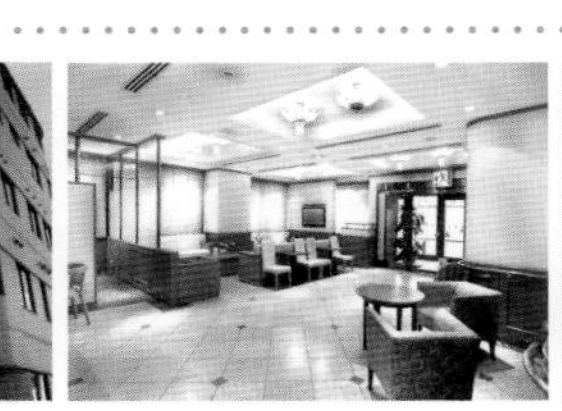

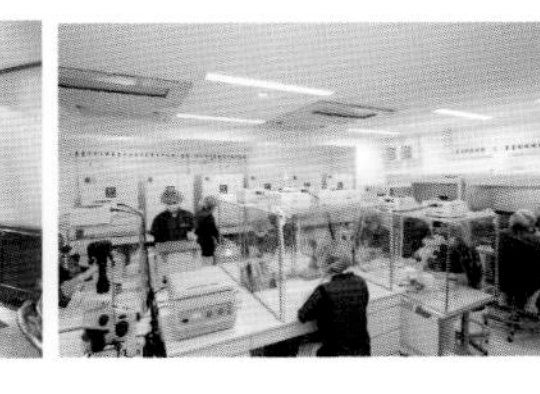

所 在 地●〒557-0045 大阪府大阪市西成区玉出西 2-7-9

アクセス●地下鉄 四ツ橋線 玉出駅5番出口徒歩0分

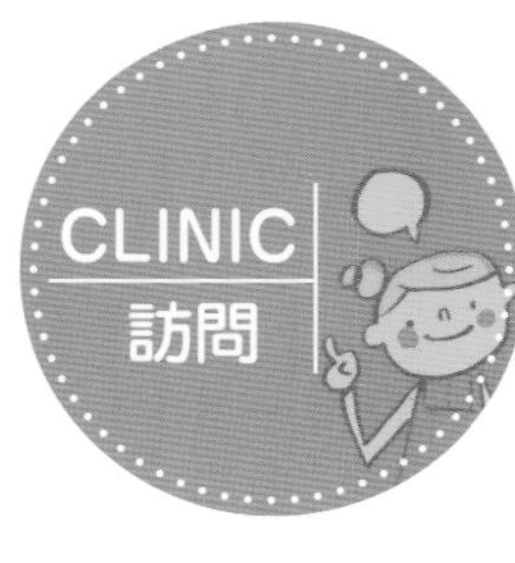

不妊治療や出産で、安心・安全面で大きな意味を持つのが35歳ですね。

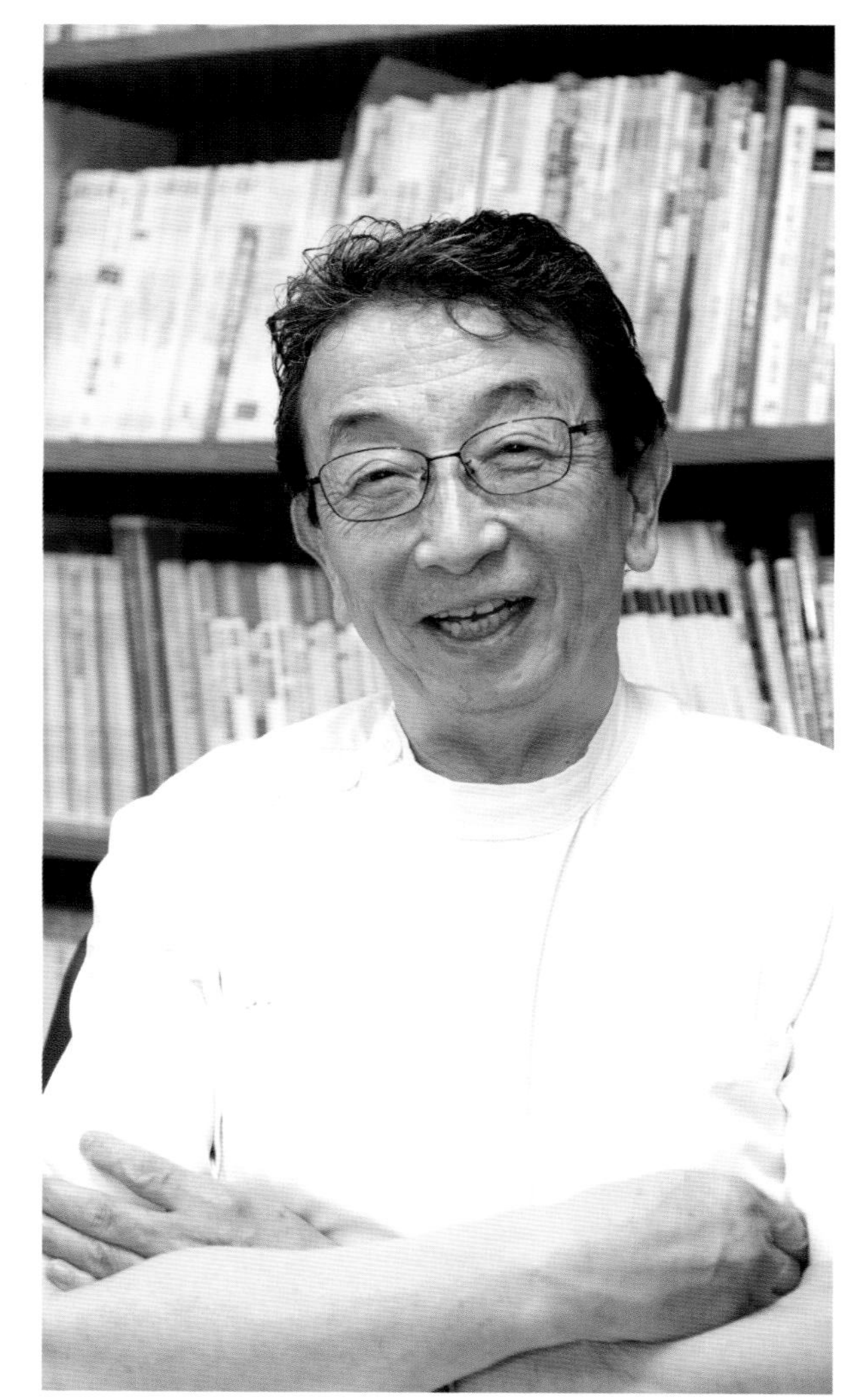

東京都・豊島区
小川クリニック 小川 隆吉 先生

東京は、豊島区で開院25年を迎え、産科、婦人科、不妊治療を長きに渡って診療を続けている小川クリニック院長小川隆吉医師に、35歳からの不妊治療についてお話を伺いました。

小川先生は、産科婦人科を中心に地域医療としてお産や不妊治療（一般不妊）を診ています。そのため、いまどきの女性や夫婦が臨む出産や妊活の一面をよくご存知なのです。

35歳というのは、とても意味のある年齢ですね。

■今回のテーマは「35歳からの不妊治療」ですが、先生が患者さんを診ていて、とくに大事に思うことは何でしょう。

初婚年齢がだんだんと高くなり、今は第一子を儲けるのに30歳を超えるような時代です。そのなかで、妊活をして出産していくことを考えると、35歳という年齢は、いろいろな意味でとても大事な面がありますね。

実際に、20代では仕事をはじめ、30歳を目前に結婚をされ、35歳までだったら何とかなるだろうと妊活に励んでいらっしゃる方は少なくないと思います。きっとまだまだどこかでゆとりを持たれていることでしょう。

では、35歳を過ぎるとどうでしょう？ この先にある40歳を考え、それまでには何とかしたいと、気持ちの面では少なからず焦りがでてくるでしょう。そして、40歳を過ぎれば、今度は時間との戦いになってきます。

医師としては、皆さんにより安全に安心して出産に臨んでいただきたいと思っていますから、妊活に関する情報にも注意が必要だと考えます。

女性の生殖能力には限界があり、年齢と大きく関係しています。例えば、理想的な妊娠適齢期を20代から30歳半ば（35歳）とします。その時期であれば比較的に妊娠も安心して臨めますが、それを超えると、リスクも増えてきます。

最近、不妊治療を受けられる患者さんの平均年齢が40歳近くと言われています。それを考えると、実は今の時代の妊活や出産には、大きなリスクがあることも理解しておいて欲しいのです。

現状は、どのような患者さんが不妊治療を？

■現状ではどのような患者さんが多く、ご夫婦のみなさんはどのような様子ですか？

当院での不妊治療は、一般不妊治療となります。つまり、一般的な検査から、タイミング療法、そして人工授精までを診ています。

日本は、世界でもっとも多く体外受精施設を持つ国です。そのためか、不妊治療＝体外受精と考える人も多いかもしれません。しかし、より自然な形を希望して、一般不妊治療を選んで来られるご夫婦は少なくありません。年齢的には、30歳前後から、35歳を超え、40歳を過ぎて来られる方といろいろで、妊活への取り組み方もそれぞれです。子どもが欲しいのに、セックスができないというセックスレス（原因もそれぞれ）の方。なるべく自然に任せて妊娠したいと、プロセスを大切にされている方。体外受精を受けたが結果が出ず、何かまだできること、チャンスはないものかと探している方。

そこで問診からはじめ、検査をして、再度不妊の原因を探ります。

患者さんへの対応

■検査結果や問診から、どのように治療をされるのですか？

問診や検査結果から、原因別に治療の適応を考えます。

そこでいくつかの流れができます。まずは原因が男性不妊で、造精機能障害などであれば、都内の男性不妊の専門施設を紹介します。

小川 隆吉 医師 プロフィール

日本医科大学卒、日本医科大学産婦人科講師、都立築地産院産婦人科医長として勤務、日本医科大学産婦人科講師も兼任
1995年～小川クリニック開設
資格／医学博士、元日本医科大学産婦人科講師、日本産婦人科学会専門医、母体保護法指定医
所属／日本産科麻酔学会、日本胎児心臓病学会、日本生殖学会、セックスカウンセラー・セラピスト協会員
著書／HAPPY妊娠・出産ガイドBOOK、不妊の最新治療、ここが知りたい不妊症

性生活が難しいようであれば、精神的な負担をかけずに、人工授精を提案します。

卵巣の問題や排卵障害であれば、薬剤を使用して治療周期を整え、タイミング療法や人工授精を実施しますが、体外受精が適応だと考えられる場合は、近隣のART施設を紹介します。

一般不妊治療で対応できる場合には、より丁寧な治療を心がけて対応し、できるだけ早く妊娠してもらえるよう診療を進めます。

体外受精実施施設で行っている一般不妊治療には負けない思いもありますから、私なりの丁寧な診療で、治療を進めます。

注意していることは？

■診療を丁寧に行うことは、医師としての基本で、その中でよい結果に結びつき、医療が成長するのは理想的なことかと思います。診療で先生が注意されていることとは何でしょう？

さまざまな条件から、お子さんを願い、治療をすることで無事に妊娠され、出産してその夫婦、ご家族がより幸せになられる姿をみることはとても嬉しいことです。

それこそ、産婦人科医の醍醐味だと考えていますが、先ほどもお話ししたように、リスクがあることは事実で、それを患者さんに理解していただくことも、とても大事なことです。

35歳を超える方には、さらに注意してそのリスク説明を行っています。

実際に、危険な妊娠・出産に結びつく不妊治療ではいけませんから、その辺は医療従事者、治療を受ける方、また社会全体で将来を見据えた啓発活動も必要になってくると考えます。

とくに顕微授精では、海外の論文で安全面での懸念も上げられています。高額医療費も患者さんの負担となるため、それらがクリアされるような基準ができれば、さらに安心は増すかと思います。

多胎妊娠は減りましたが今でも要注意です

■先生は、出産も不妊治療も診ていますから、分娩を扱う医師としても体外受精における多胎問題では、さぞや気をもむことかと思いますが、いかがですか？

不妊治療中に、お子さんができることを優先し、排卵誘発剤の使用や体外受精での胚移植時に複数胚移植を行ったことで、多胎が一気に増えて周産期医療が緊迫することがありました。

今は日本産科婦人科学会の会告で原則1個胚移植が浸透し、減ってきています。ただ、多胎妊娠は安全な出産を迎える上では、大きなリスクを伴います。

人工授精においても誘発剤の使用から多くの卵胞を育てて排卵に向わせれば、多胎妊娠の可能性が高まります。

そこで、モニタリングでの卵胞チェックは欠かせません。患者さんにとっては1周期1周期とても大切にされているかと思いますが、危険を避けるためにもその周期はキャンセルすることもあります。

胚移植についても、反復不成功例や年齢から2、3個胚を戻すこともあるようです。その場合でも多胎のリスクは、患者さんに十分説明することが必要です。

これは、治療を受ける患者さん側の意識とともに、やはり治療を行う医師が十分注意しないといけないことです。

元気なお子さんを抱くために

■注意への意識が弱まれば、結果として起きることは同じなのですね。やはり、不妊治療は、35歳からでも元気なお子さんを抱くためのものであって欲しいです。

そうですね、元気なお子さんを抱きしめることができる不妊治療であるためにも、もう一つ知っておいて欲しいのですが、自然に妊娠されている8割の方も同様に、年に数パーセントの確率で何らかの障害を持ったお子さんが誕生しています。

そして、年齢が高まれば障害の発症率も高くなりますから、その注意を知って妊活に臨むことも頭のどこかに入れておきましょう。

その中で、実際に私のクリニックでもあったのですが、47歳の方が元気に出産され、お子さんを抱かれている方もいます。

一方で、それだけ秘めた妊娠力が女性にはあるものと感動もしますが、それは一部のことです。

やはり、皆さんが妊娠適齢期について理解を深め、より安心で安全な妊娠出産環境を作っていくことが何よりも大事なこと。それが元気なお子さん抱くための社会全体の近道かと思います。

産婦人科・内科
医療法人社団 小川クリニック
OGAWA CLINIC

● 地域医療の要として、産科、婦人科、不妊治療、内科を診ているのが、私たち小川クリニックです。患者さん個人個人の思い描いている家族、家庭に向って、それぞれに合った不妊治療に答えるために、一般不妊治療を行っています。

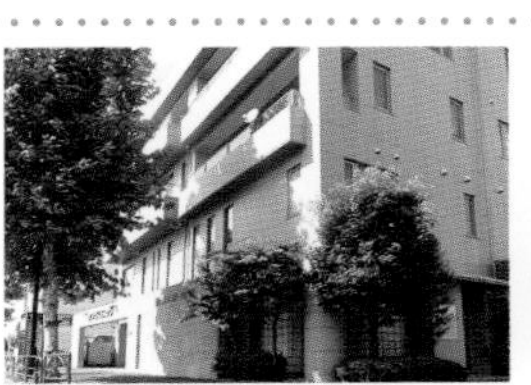

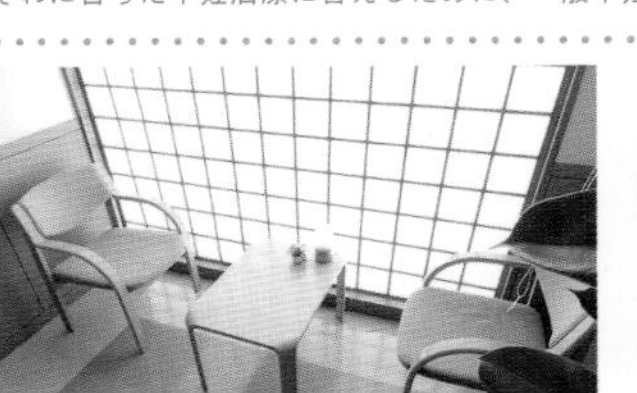

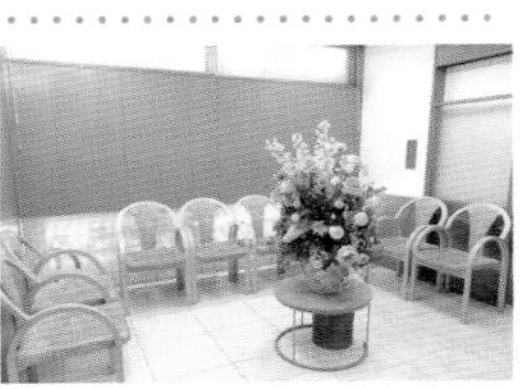

小川クリニック
電話番号. 03-3951-0356
診療科目／『産科』『婦人科／不妊治療』『ブライダルチェック』『子宮がん検診』
診療受付／（月火水木金土）AM／ 9:00 ～ 12:00
（月火木金） PM／15:00 ～ 19:00
休 診 日／ 日曜祝祭日　水・土午後
変更情報などは、HP での確認をお願いします。
https://www.ogawaclinic.or.jp/

所 在 地● 〒171-0052 東京都豊島区南長崎 6-7-11
アクセス● 西武池袋線「東長崎駅」より徒歩 7 分、JR「目白駅」より都バス「（白 61）練馬車庫行」江原町中野通下車、JR「中野駅」より関東バス「（中 12）江古田駅行」江原町中野通下車、大江戸線「落合南長崎駅」より徒歩 10 分 、「新江古田駅」より徒歩 12 分

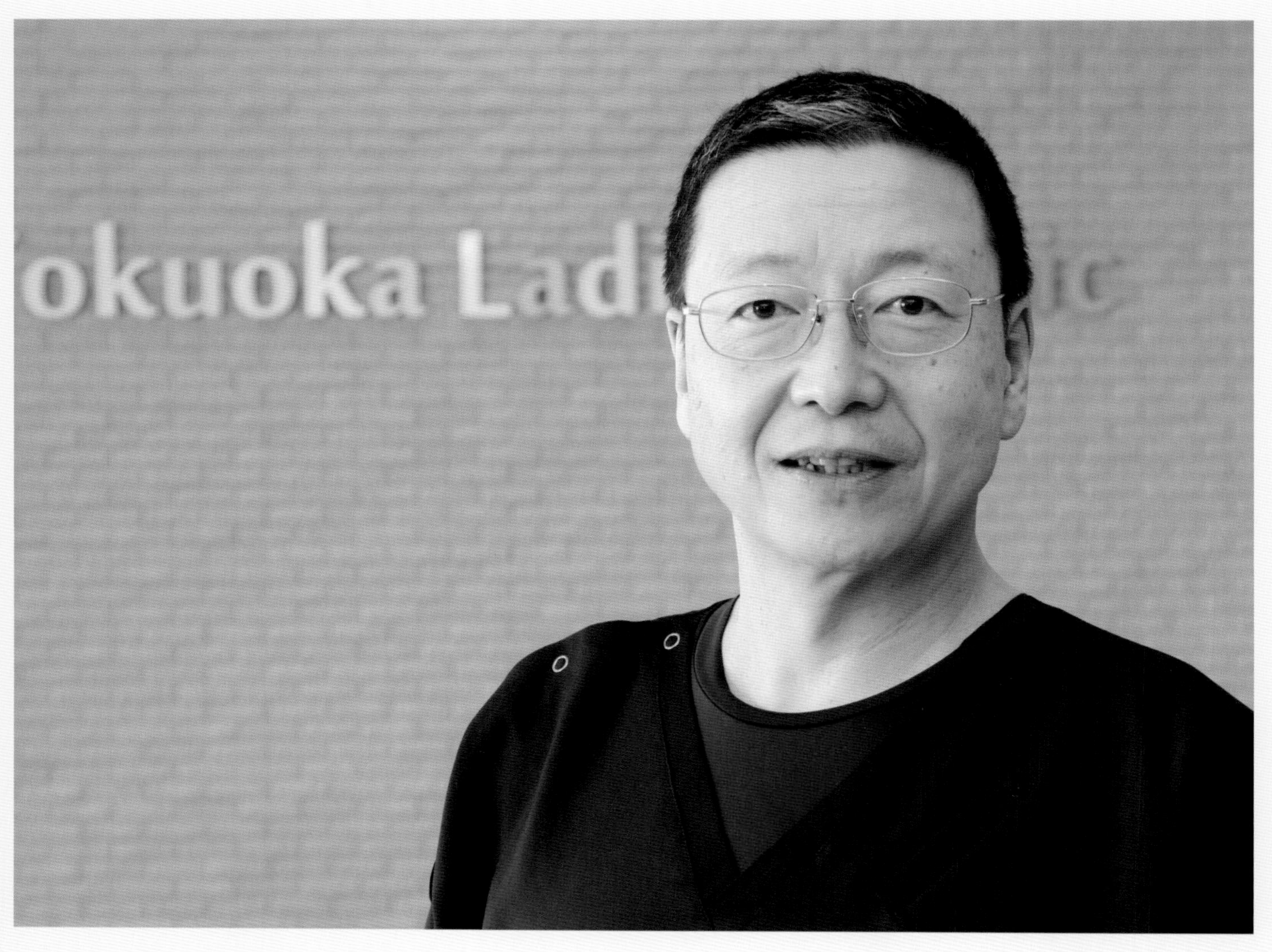

卵の質は 35 歳を過ぎると刻一刻と低下し、
妊娠が難しくなります。
1 年後、2 年後より 1 日でも早い受診を！

東京都目黒区

とくおかレディースクリニック

院長　徳岡 晋　先生

不妊治療をはじめると決めても、いろいろ不安に思うことがあります。

どんな検査があるのかな？
治療はどうかな？痛いかな？
お金は、どれくらいかかるのかな？

そんな不安な気持ちを汲むように、とくおかレディースクリニックでは1年以内の妊娠を目指して治療に当たっており、多くの患者さんが1年以内に妊娠し、卒院しているそうです。

この1年以内の妊娠を果たすうえでの重要なポイントは？

そこには、やはり年齢が深く関わっているようです。

35歳を過ぎると卵の質が徐々に低下します。1年後より今がベスト！

■今回のテーマは35歳からの不妊治療ですが、早めに不妊治療をするメリットを教えてください。

検査項目や治療方法には、年齢による違いは特にありません。

では、年齢によって何が変わるのかといえば、治療のスピードが変わることです。たとえば、35歳くらいであれば夫婦の希望を聞きながら治療を進めていきますが、40歳以上であれば希望を聞きながらも治療のステップアップスピードが早め早めになります。

その理由は、年齢が高くなるにつれて卵の質が低下してくるからです。卵の質が低下すると、染色体異常が増え、受精しない、着床しないことが起こりやすくなることから、妊娠しにくくなります。また、流産する可能性も高くなってしまいます。

しかし、一度低下してしまった卵の質は改善する方法がありません。こうした卵の質は35歳を過ぎると徐々に低下します。そして、1年、また1年と時間が経つごとに、卵の質は低下していきます。

つまり、1年後、2年後よりも今の状態がベストなのです。

ですから35歳と言わず、30歳を過ぎたら1歳でも若い間に治療を始めたほうが卵の状態は良いといえます。また10ヵ月という妊娠期間、その後に続く育児、そして2人目に臨むことを考えても、早めに治療をスタートするほうがメリットが高いといえるでしょう。

年齢問わず、タイミングや人工授精の繰返しで妊娠するわけではない

■35歳を過ぎたら少しでも早く治療を開始することが大切なのですね。では治療はどのように進んでいくのでしょうか。

女性の検査には、1～3周期かかるため、平行して2～3周期はタイミングで様子をみます。検査期間中に両側の卵管が閉塞しているなど体外受精でしか妊娠しないとわかったら、治療周期のスタートのために準備します。

一方、検査でこれといった原因が見つからなかった場合は、タイミングから人工授精にステップアップ。それでも妊娠しない場合は、体外受精へステップアップするのが平均的です。

当院では、初診から1年以内で妊娠を目指しますから、タイミングや人工授精を何回も繰り返すことはまずありません。人工授精なら4周期までに妊娠することがほとんど、5回以上、繰り返しても妊娠率は高くなりません。

この傾向は年齢に関係なく、若い方でも同じです。年齢的に余裕があるからといって、人工授精を何回も繰り返すのはお勧めしません。若くても人工授精を繰り返していれば、妊娠するというものではないのです。

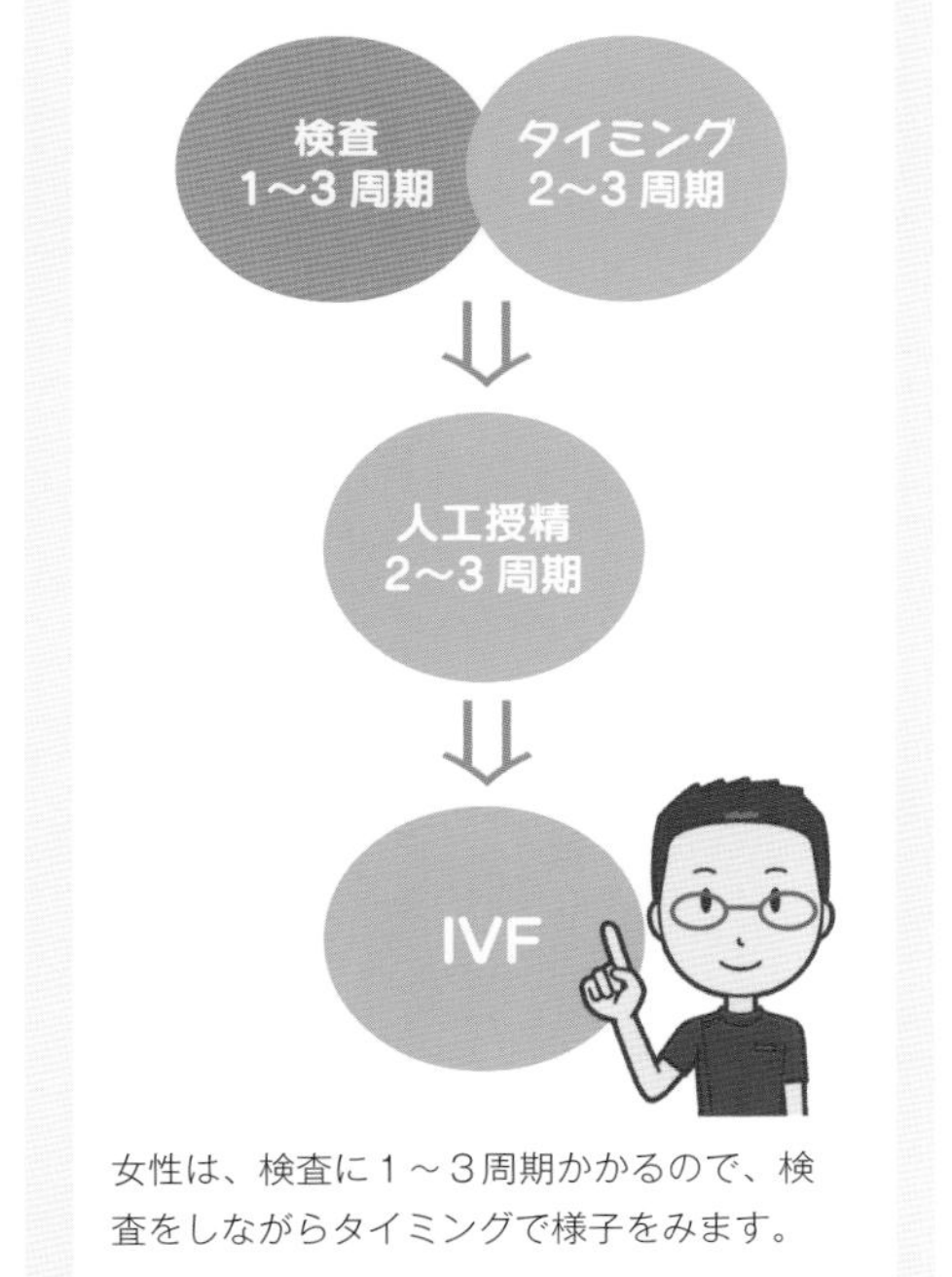

女性は、検査に1～3周期かかるので、検査をしながらタイミングで様子をみます。

治療開始は早いほうがいい。でも、受診の年齢はいろいろ

■現在、通院されている患者さんの年齢層を教えてください。

患者さんの年齢は、40歳に近づいてきました。

年齢に関係なく、結婚して間もないご夫婦がいたり、一方で、仕事が忙しくて妊娠・出産を考えられなかったといった理由で40歳過ぎに来院されるご夫婦もいます。

最近は早く病院に行ったほうがいいと、いろいろなところで情報発信されているので、結婚後、早く来院される方もいますが、年齢が高い方もいます。

30代前半なら薬を使わず卵が自然に育つのを待つ。ただし、AMHの検査は大事！

■30代前半で来院される方はどんな治療を希望されることが多いのでしょうか？

自然周期でナチュラルな妊娠を希望される方が多いですね。最初から薬を使って卵巣刺激をしてと

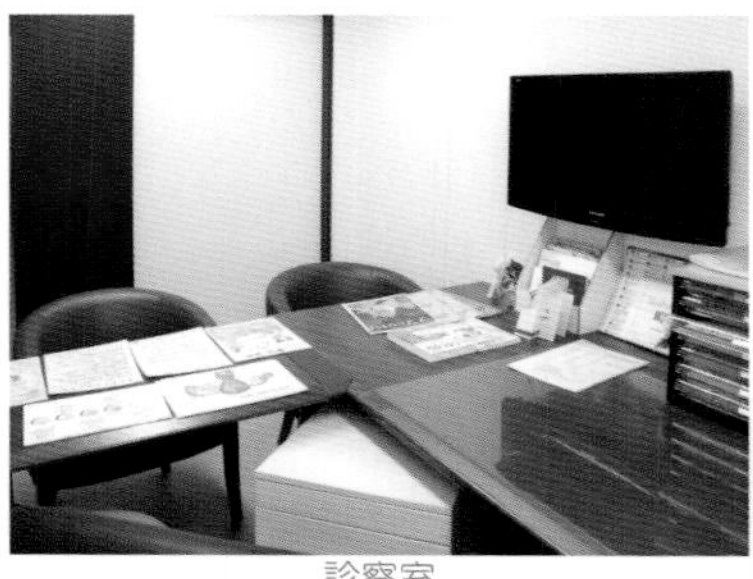

診察室

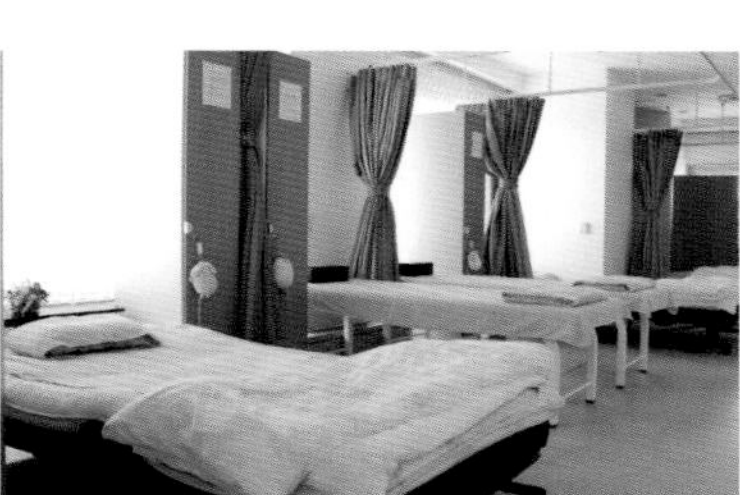

安静室

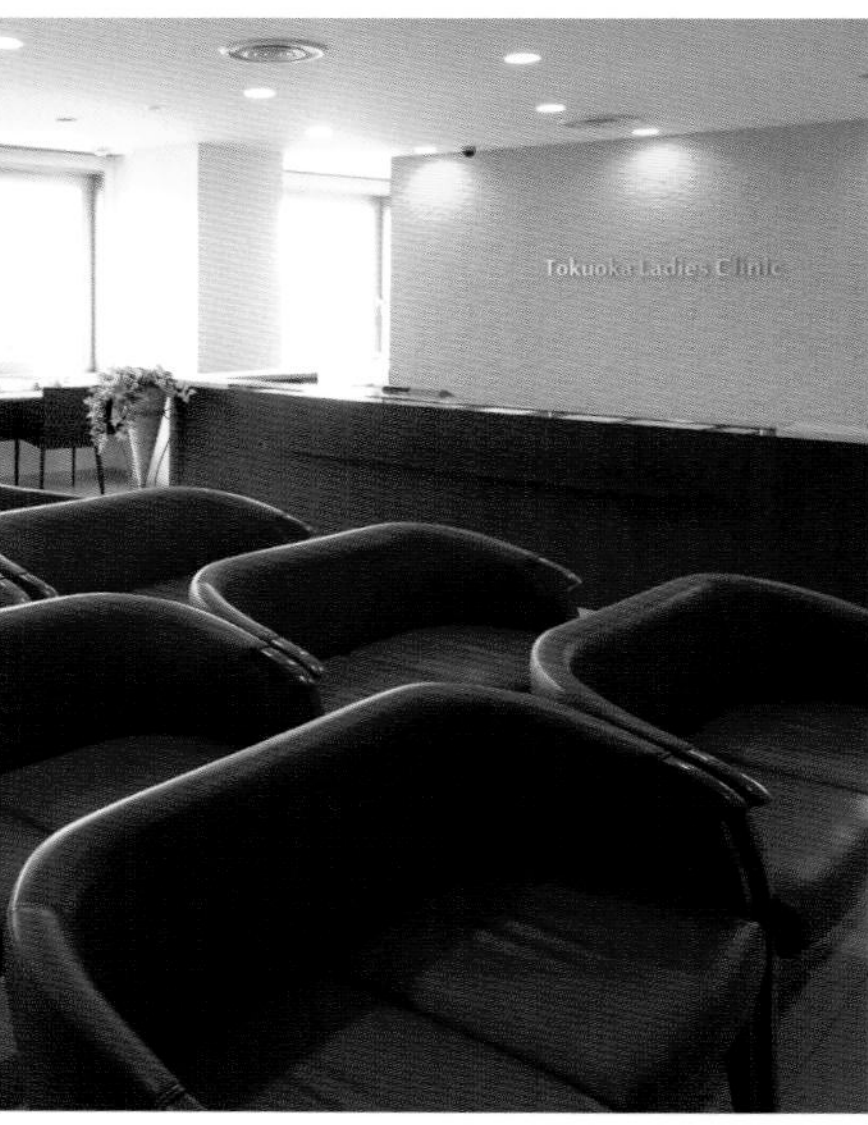

待合室

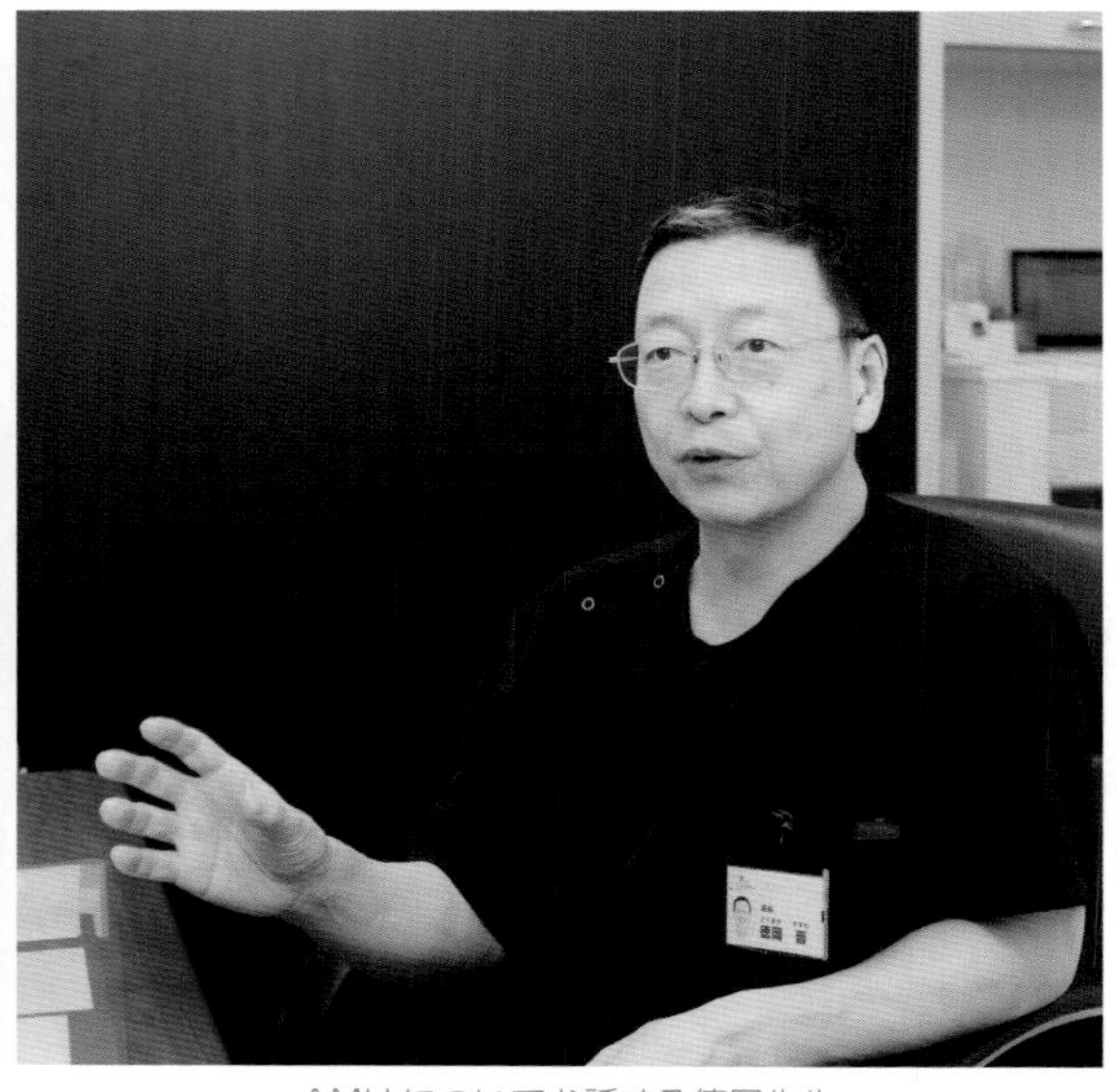

AMH についてお話する徳岡先生

いった治療を望んでいるわけではなく、「まずは自分のからだの状態を知りたい」といわれます。ですから基本的な検査をしていくのですが、そのときにAMHの検査もお勧めていいします。

AMHとは卵巣年齢をチェックする検査として有効で、卵巣にあとどれくらい卵が残っているのかを推測できます。一般的に40歳以上だとAMH値は低くなりますが、若くてもAMH値の低い方がいるので、年齢に関係なく検査をお勧めしています。

なかには30代前半で40歳相当のAMH値という方も見られますので、最初に検査をしておくことが大切です。何ヵ月か治療をしたあとに検査をしてAMH値が低いとわかったら「どうして早く検査しなかったんだろう」となりますからね。年齢に関係なく検査項目が同じなのは、こうした理由からです。適切な治療をするための検査なのです。

35歳を過ぎたら薬を使って卵を育てて、少しでも良い卵を確保することを目指す

■35歳と30代前半の治療で異なる点はありますか。

35歳以降の場合、最初からクロミフェンなどの経口の薬で卵巣を刺激して卵を育てる治療をお勧めします。

先に触れたように卵の質の低下が目立つようになるのが35歳以降からで、刻一刻と低下は進んでいきます。ですから少しでも早い段階で薬を使って卵を育てたり、少しでも早く良い状態の卵を育てることが大事なポイントです。

早めの治療スタートが治療コスト節約につながることも

■早く治療を始めれば妊娠も早いといえるのでしょうか?

はい、少しでも早い段階で来院して、検査をして、検査結果をもとに治療をしたら、それだけ早く妊娠する可能性は高くなるでしょう。実際、体外受精にステップアップする前の段階、タイミングや人工授精で妊娠される方も多くいます。普通に考えると若い人の場合だろうと思われるかもしれませんが、40歳以上でもタイミングや人工授精で妊娠する方がいるのです。

不妊治療、とくに体外受精となると費用がかかります。経済的な負担から治療をためらわれる方もいると思いますが、タイミングや人工授精ならコストは抑えられます。できるだけ早めに治療を始めるメリットとして、経済的な負担を抑えられるという側面もあるでしょう。

年齢別平均 AMH

年齢	AMH(ng/ml)	[N]
under27	6.14	113
28-29	5.48	136
30-31	5.56	231
32-33	4.88	259
34-35	3.95	398
36-37	3.08	404
38-39	2.42	375
40-41	1.64	301
42-43	1.44	196
44-45	0.78	70
46over	0.40	24

Dr.Susumu Tokuoka Profile

とくおかレディースクリニック

徳岡 晋 院長

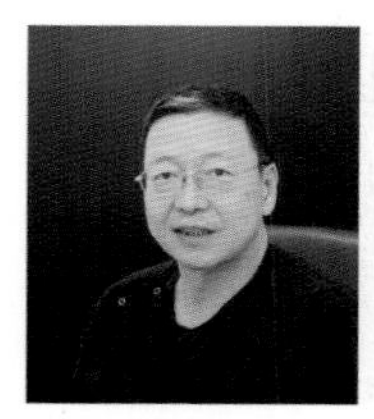

- 日本産科婦人科学会（専門医）
- 日本生殖医学会（生殖医療専門医）

防衛医科大学卒業後、同校産婦人科学講座へ入局し臨床研修。

『子宮内膜症における腹腔内免疫環境の検討』にて学位（医学博士）取得。自衛隊中央病院、防衛医科大学校附属病院ほか勤務。2005年とくおかレディースクリニック開設、院長となる。2010年より駅近くに移転、現在に至る。

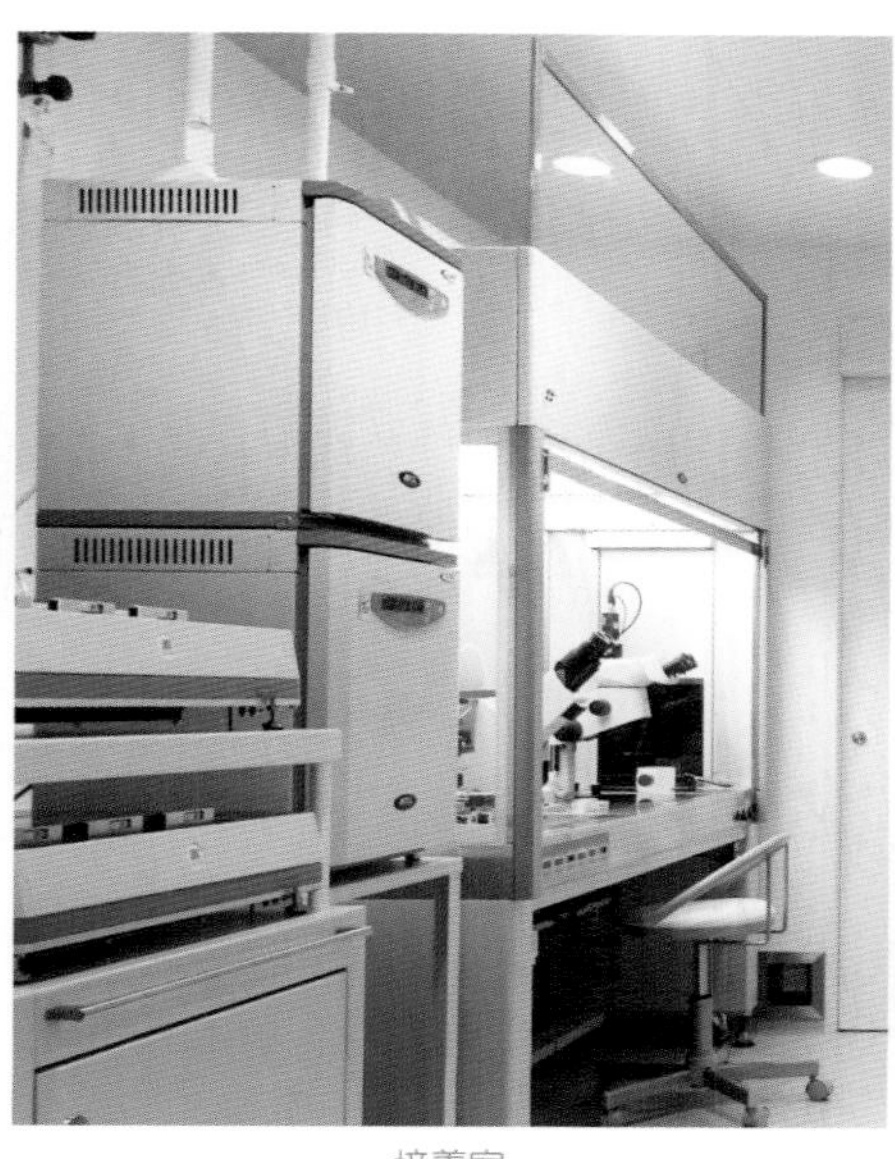

培養室

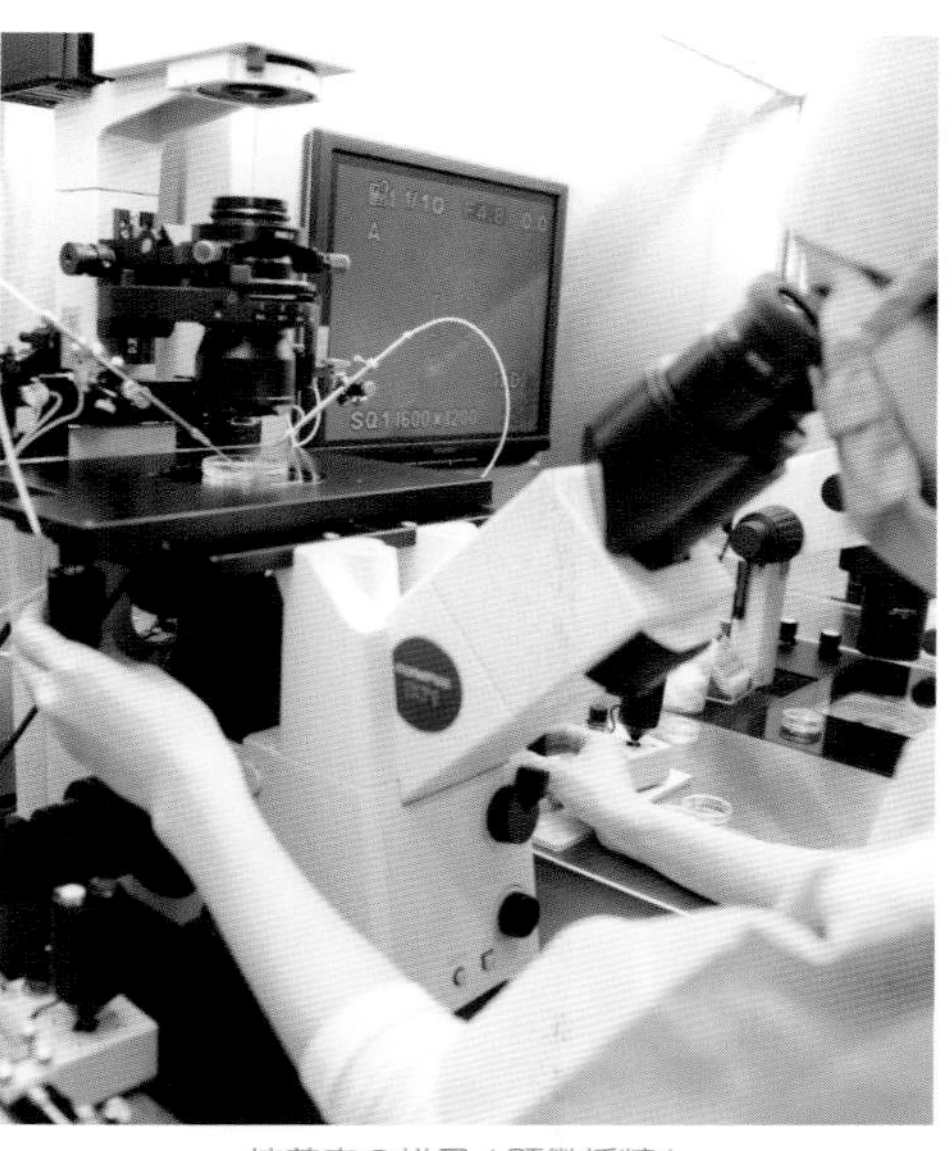

培養室の様子（顕微授精）

体外受精でも、妊娠率は100%ではない。年齢とともに妊娠率は低下する

■早く治療をスタートすれば身体的負担だけでなく経済的負担を抑えられるかもしれないということですね。

はい。ただ、タイミングや人工授精で妊娠される方はそれほど多くはありません。体外受精にステップアップすると妊娠率は高くなりますが、それでも100%妊娠できるわけではありません。

よく体外受精をすれば妊娠すると思っている方がいますが、それは間違いです。30代前半でも50%以下、30代後半では30%台です。これが40歳以上になるとわずか10%台に低下してしまいます。

とくにAMH値の低い方、40歳以上の方は妊娠しにくい傾向にあります。やはり、妊娠と年齢は深く関係しているといえますね。

治療が遅くなったから妊娠できなかったとならないように

■治療をためらわれている方もいると思うのですが…

いざ不妊治療を受けようと思ったら、治療法や安全性、費用のことなど、いろいろ不安に感じられるかもしれません。ただ、治療を受けるのが遅くなったばかりに妊娠できなかったという後悔だけはしてほしくありません。

もし、不妊治療について不安を感じているのなら、まずは無料の勉強会に参加していただくといいでしょう。不妊治療をご理解いただくうえで一番有効なのが勉強会です。当院では毎月、第2土曜日の午後と、第4水曜日の夜間に開催しています。

妊娠成立までの過程や治療方針、治療方法など、くわしく説明しているので、ぜひご夫婦で参加してみてください。

1日でも早い受診が早期妊娠への近道 まずは検査から始めて

■最後に患者様へのメッセージをお願いします。

1日でも早い妊娠を望まれるなら、1日でも早く来院して検査を受けることをお勧めします。

治療を受けるか否かはその後で考えればいいので、まずはAMHやご主人の精液検査などを受けてみてはいかがでしょうか。自分たちのからだの現状を知り、理解することから始めてみてください。

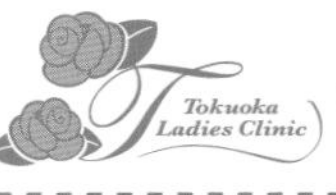

とくおかレディースクリニック

●『いきいきと健康で、より若々しく、一日も早く妊娠したい、そんな女性の願いを叶えるために』という診療理念そのままに、患者様の希望を叶えられるよう日々真剣勝負で診療にあたっています。

電話番号. 03-5701-1722

診療科目／生殖医療・不妊治療

受付時間／		月	火	水	木	金	土	日/祝日
午前	09:45～12:30	●	●	●	―	●	●	――
午後	14:45～18:30	●	●	●	―	●	▲	――

休診日／木・日・祝日、土曜の午後は特別予約のみ

変更情報等、HPでの確認をお願いします。

http://www.tokuoka-ladies.com/

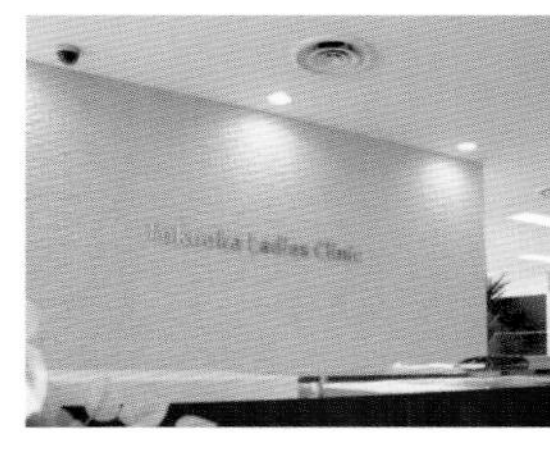

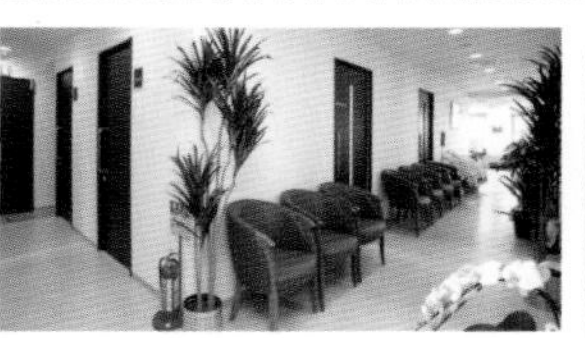

● 152-0031 東京都目黒区中根1-3-1
三井住友銀行都立大学駅前ビル6F

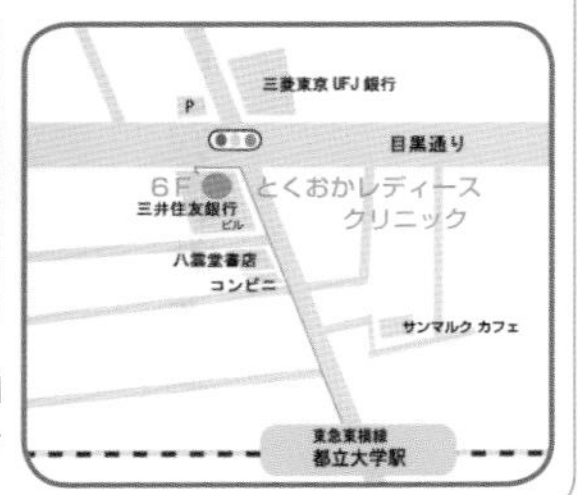

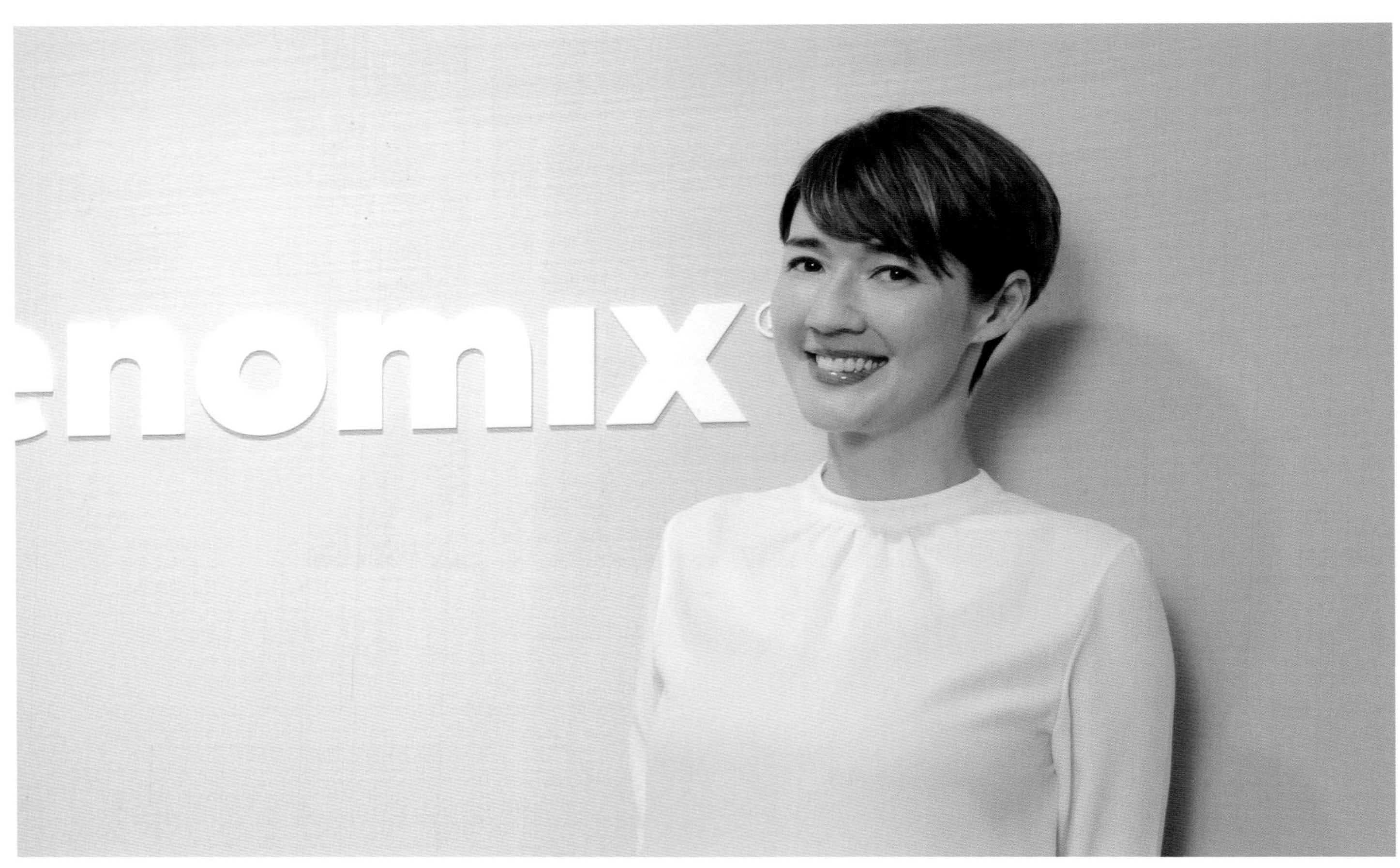

尾嵜優美（スプツニ子！）
アーティスト / 東京藝術大学デザイン科准教授 / 株式会社 Cradle CEO

英国王立芸術学院（RCA）デザイン・インタラクションズ専攻修士課程を修了。
RCA 在学中より、テクノロジーによって変化していく人間の在り方や社会を反映させた作品を制作。2013 年にマサチューセッツ工科大学（MIT）メディアラボ助教に就任。
現在は東京藝術大学デザイン科准教授。
2020 年、卵子凍結サービスを提供する株式会社 Cradle を設立。著書に「はみだす力」。

アーティスト／ Cradle CEO

スプツニ子！

自分らしく生きるために。

私たちが目指すこと。

妊娠、出産は、女性にとって大きな人生のテーマです。

産む？ 産まない？

何歳で産む？

仕事は？ あれ、結婚は？

人生の選択肢が増えれば増えるほど。女性が自分の人生を楽しめば楽しむほど。妊娠や出産が先送りされてしまい、赤ちゃんが欲しい！と思った時には、妊娠が難しい年齢になっていた…という女性も少なくありません。そして、女性が
産みたい！と思った時に、赤ちゃんを授かるために。不妊治療が必要になった時に、妊娠する確率をあげるために。そして、何より女性が輝くために。

アイジェノミクスのアンディさんとスペキュラティブデザインを手がけるアーティスト スプツニ子！さんが語り合いました。

そもそも、おふたりは、妊活や不妊治療をテーマに仕事にしよう。また、活動していこうと考えたのは、なぜでしょう？

A 不妊治療に関する遺伝子検査との出会いは、およそ10年前。生殖医学会で講演するために招待されていたAlan Handysaide 博士の着床前診断（PGD）についての発表を聞いたことが、不妊治療分野を仕事に選

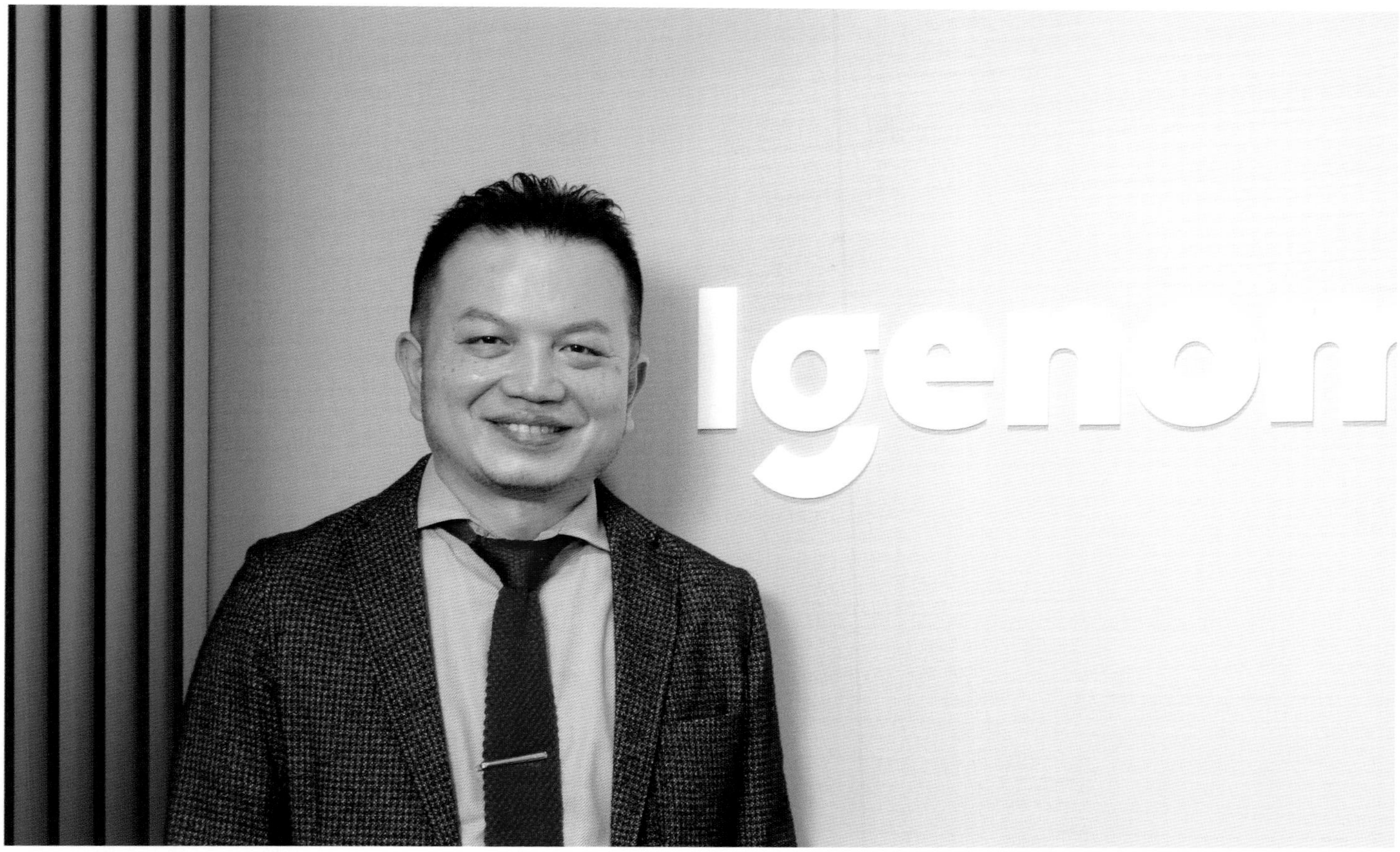

Andy Chang（張 博文）

Igenomix（アイジェノミクス） アジア太平洋地域統括責任者
1999 年 清華大学（台湾）卒業
2005 年 京都大学大学院にて博士号を取得
2011 年 マイクロアレイの最大手 Affymetrix Japan 社にて技術部長を経て、APAC 事業開発ディレクターに就任
2017 年 Temple University Japan において MBA 取得（首席）
2017 年 Igenomix Japan 日本法人代表 兼 APAC 事業開発 ディレクター
2019 年 Igenomix アジア太平洋地域統括責任者

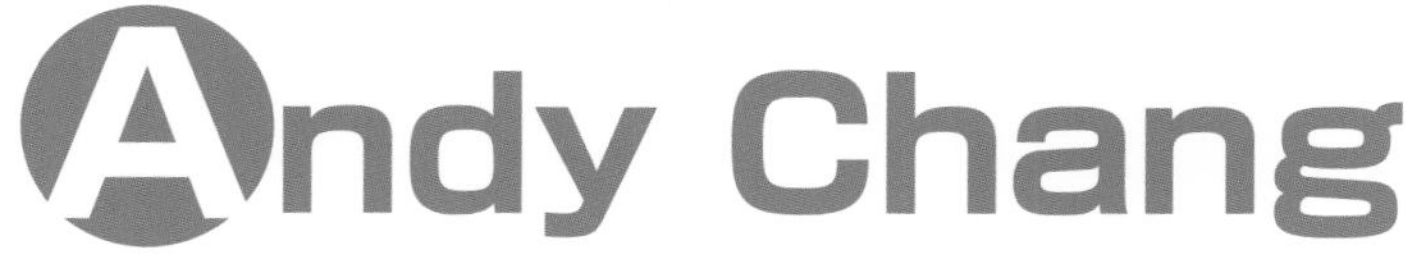

女性が女性として。そして、私たちができること。

んだきっかけでした。講演を聞いて、私は、これまで学んできた遺伝子、バイオのことを活かし、仕事を通して妊娠率の向上と不妊に悩む患者さんのためにできることをしたいと考えはじめるようになりました。

　日本では体外受精の治療周期が世界一多いといわれていますが、妊娠率は決して高くありません。それは、倫理問題から、着床前診断などの遺伝子・染色体検査ができなかったことも要因の1つではないかと思います。最近になって、ようやくPGT-A（胚の染色体数を調べる検査）の臨床研究が始まり、私たちアイジェノミクスでも、さまざまな医療機関から検査を依頼されています。

　スプツニ子!さんは、なぜ妊活をテーマにお仕事を?

ス 私の経歴をウィキペディアなどから知って、サイエンス?テクノロジー?アーティスト?卵子凍結?妊活?って謎に思っている人も多いと思いますが、私の中では、ちゃんとつながっているんです。

　私は、イギリス人の母と日本人の父の間に生まれ、両親とも数学の研究者という理系のファミリーでした。大学では、数学とコンピューターサイエンスを学び、テクノロジーLOVEな大学生活だったんですが、その中で不思議に思っていたことがありました。テクノロジーって、世界のさまざまなことを変えている。インターネットで地球の裏側の人と友達になったり、ロボットやAIに仕事を任せるようになったり、人が宇宙を旅するようになったり、いろいろなことがテクノロジーによって可能になっているのに「どうして私は、毎月、生理になってるんだろう?」「なぜ原始時代から妊娠と出産のタイムリミットって、ほとんど変わっていないんだろう」って思ったんです。

それは、女性が社会で活躍している今も変わっていない。けれど社会で女性が活躍すると、結婚や出産のタイミングは遅れてしまいますよね。女性が自分のチャンスや可能性を広げていける時代なのに、そのチャンスを活かせば活かすほど、子どもを持つタイミングが遅れていってしまうのが今なんです。

女性が活躍するのは悪いことじゃないのに、出産のタイムリミットが女性たちにずっと降りかかる。「こんなにテクノロジーが発達してるのに、なぜ?」と思いました。これまでのテクノロジーやサイエンスが男性中心で、女性のための課題解決に使われてこなかったことも、理由の1つだろうなって…。

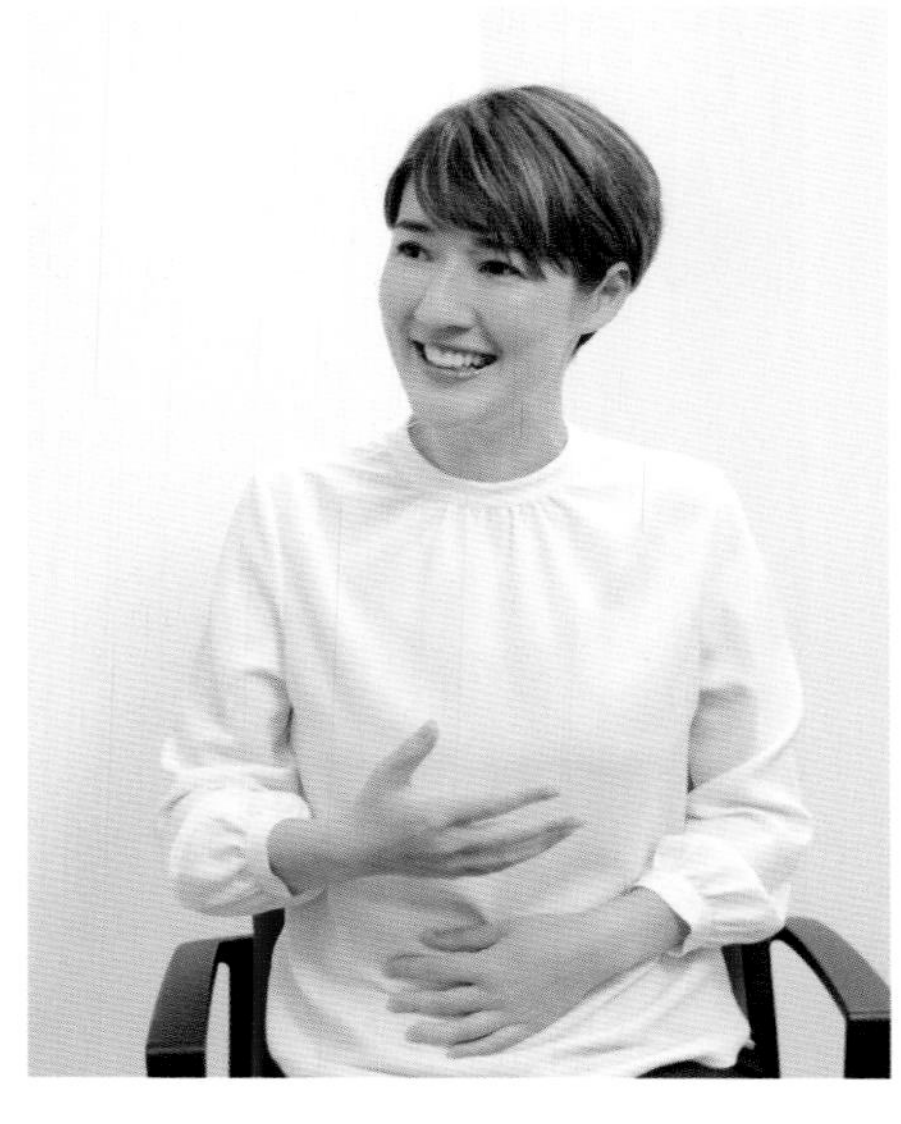

A 男性中心って、たとえば?

ス いい例は、低用量ピルとバイアグラです。日本の低用量ピルの承認は1999年、議論が始まってから承認までに約40年と長い時間がかかりました。国連加盟国では北朝鮮と日本だけが承認されていなかったんです。逆に海外で100例以上の死亡例があったにも関わらず6カ月というスピードで承認されたのがバイアグラです。しかも、ピルより前に!そんなに、おじさま達は使いたかったのか!と思いますよね。(笑)

ピルは、生理をコントロールする、生理痛を軽くするなど、避妊だけが目的ではなく、女性が生きていくための大事な選択肢の1つ、重要なサイエンスなんです。

A そうですね。確かに。

ス 女性はもっと自由に、生き生きと自分の生活を送っていいと思うんです。特にアジアの女性には、「女性はこうあるべき!」とか、「早く結婚しないと!」「早く子ども産まないと!」って、いろいろなハードルやプレッシャーがあるんですよね。

それには、男性の考え方を変えることも大切です。でないと、またピルの承認に40年もかかったことが繰り返されてしまうんじゃないかな。

以前、同僚の男性が「うちの連れが、今、妊娠8カ月でさぁ」って気楽に話している姿を見て、「他人事だなぁ」と思ったんです。女性が妊娠して、さまざまな制約を受ける生活なのに、「妊娠と出産は奥さん任せ」みたいに話していて。

以前、アーティストとして表現したものの中に「生理マシーン、タカシの場合」があって、男性も生理を体験できたらいいんじゃない?そうしたら、生理痛の辛さや、ピルなどの大切さがわかってくれるんじゃないのかなって思ったんです。

そうした女性の生き方や未来、ジェンダー・バイアスへの考えなどをアーティストとして表現してきたんですけど、その枠の外でやりたいと思い始めたんです。さまざまな人のお知恵を借りて、助けていただきながら、卵子凍結に関するサービス、会社が福利厚生として不妊治療を支援するためのプラットホームづくりやセミナーを行う会社を立ち上げ、2020年の秋からサービスを開始する予定です。

こうしたサービスや支援が充実することで女性のリーダーが増えていけばいいなと思っています。

私自身も、今、26個の卵子を凍結しています。卵子を凍結することで、バックアップができて、気持ちが軽く、前向きになりました。もちろん、卵子凍結しているから大丈夫!ではないことはわかっていますが、パートナーができて、子どもがほしいけど、なかなかできないと思った時には保険にもなります。

女性が輝く社会をつくりたい。カルチャーをつくりたい!そう、思っています。

A カルチャーを変えていく。カルチャーをつくりたいというのは、私も同じです。

私は、PGDの講演を聞いてから、妊娠率の向上と不妊に悩む患者さんのためにPGT-Aを!と考えていました。でも、アイジェノミクスに入ってから不妊治療に役に立つ遺伝子検査はPGT-Aだけではないことがわかりました。例えば移植の最適なタイミングを見つけるERA検査、子宮内の微生物環境を調べ

＊ジェンダー・バイアス:男女の役割に関する固定的な観念や性差別など。

るEMMA／ALICE検査、そして最近では、胚培養液に放出されたDNAの染色体を調べる非侵襲性のPGT-A検査（EMBRACE検査）などを弊社がオリジナルに開発してきました。このような研究開発のカルチャーを作ったので、他社も似たような検査を出すようになりました。現在、新しい検査を開発する度に世界規模の多施設臨床研究を行うのは弊社だけですが、似たようなサービスを提供する他社にもこのような有効性の検証を行ってもらうカルチャーを作りたいです。

それから、患者さん達とつながることも大切だと考えています。

ス 患者さんとつながるとは？

A 普通の検査会社は、医者とつながるだけです。でも、私たちは、患者さんの傍で、寄り添うことが大切だと考えて、妊活ラジオを通して弊社の検査のことだけでなく、不妊治療や妊娠を取り巻くことを話したり、雑誌で情報提供したり、患者さんから直接ご相談をいただいたりすることもあります。

ス どんなご相談があるんですか？

A 検査を受けた方がいいですか？とか、こういう検査結果が出たんですけど、どう考えたらいいですか？などです。治療を選択する時に、患者さん自身が正しい情報を持っていることは重要で、そのサポートができるようにと思っています。ご相談いただいた方から、妊娠しましたとか出産しましたというお手紙やメールが届くことがあるんですよ。中には、赤ちゃんの写真を一緒に送ってくださる方もいて、それがとても嬉しく、励みになっています。

またラボは患者さんの近くにあるべきと考えて、準備しています。患者さんにとって、検査に時間がかかるのもストレスになると思い、台湾、中国、韓国、ベトナムと、順次進めていく予定です。

ス 患者さんのために！って、とてもステキです。

女性は、自分が仕事をしているのに、結婚や出産で中断しなくちゃならなくて、それが自分にどんな影響を与えるのか、怖いと思ったり、生活が変わるということに、男性以上にドキドキが多いのかもしれないです。赤ちゃんがほしい！今、すぐ！と思っても、結婚も出産もすぐにできるわけじゃないし。

男性のサポートは、家事育児かな。

会社のサポートは、働きやすさ。

社会のサポートは、保育園にスムースに入れることだったり、行政の支援。

不妊治療のサポートは、治療を受けやすい環境にすること。

女性には、いろいろなサポートが必要だけど、足りていない。

女性が不安にならず、悩まないで子どもが持てるようになればいいなと思っています。

仕事か？出産か？どっちかしかないって思わないでいい社会をつくりたいです。

A それは、私もそう思います。

女性が、赤ちゃんを産みたい！って思えるような社会になればいいと思っています。

今日は、お話ができて、とても楽しかったです。ありがとうございました。

ス こちらこそ、ありがとうございました。今後とも、よろしくお願いたします。

パパ＆ママになりたい
ふたりのための
感染症講座

妊活期から出産まで
ふたりで感染症を予防しましょう！

感染症とは？

ウイルスや細菌などの病原体が体に侵入して、発熱や下痢、咳などの症状が出る病気のことを「感染症」といいます。

病原体には、細菌、ウイルス、真菌、寄生虫などがあり、大きさや構造によって分類されます。

病原体が体に侵入し感染症になっても、症状が現れる人もいれば、症状が現れない無症状の人もいます。

また、感染症を発症するかどうかは、病原体の感染力と体の抵抗力とのバランスで決まり、病原体が病気を引き起こす力（病原性）が、体の抵抗力よりも強ければ発症します。

病原性＜抵抗力
感染しない or 発症しない

病原性＞抵抗力
感染症の発症

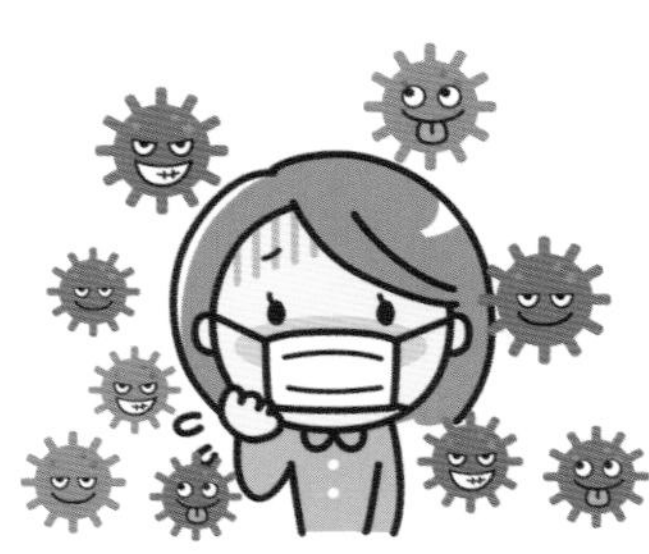

妊活期から妊娠・出産まで気をつけるべき感染症

ウイルス
- B型肝炎ウイルス（HBV）
- C型肝炎ウイルス（HCV）
- ヒト免疫不全ウイルス（HIV）
- 風しんウイルス
- ヒトT細胞白血病ウイルス（HTLV-1）
- インフルエンザ　など

細菌
- クラミジア
- 梅毒　など

寄生虫
- トキソプラズマ　など

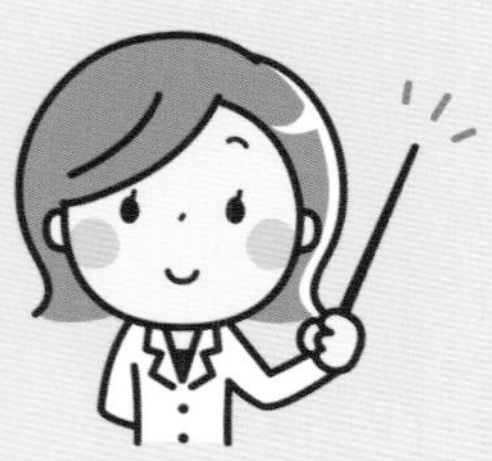

世界中に猛威を振るった新型コロナウイルス（COVID-19）は、人や動物の間で広く感染症を引き起こすコロナウイルスで、SARSやMERSなどもコロナウイルスの仲間です。
感染力は、まだ確定していないようですが、軽症者でも急激に悪化することがわかっています。感染を防ぐには、ソーシャルディスタンスを守り、手洗いをし、部屋の換気に気をつけましょう。

感染症に気をつけなければならない理由

パパ＆ママになりたい妊活中のふたりが、感染症に気をつけなければならない理由は2つあります。

① 感染症を発症した場合、感染症治療のために妊活をお休みしなくてはならない

② 妊娠した場合、赤ちゃんに悪影響が及ぶ恐れがある

この2点です。

妊娠中の女性は、免疫力が低下します。これは、半分は他人の遺伝子を持つ赤ちゃんを、出産に至るまで、異物や危険なものとして免疫細胞が攻撃せずに受け入れるための体の変化、仕組みです。しかし、この免疫力が低下することで感染症にかかりやすくなり、感染症の元となっている細菌やウイルスなどがお腹の赤ちゃんに悪影響を及ぼすこともあります。そのため、パパ＆ママになりたいと考えたその日から、感染症予防を心がけましょう。

どのように感染予防すればいいの？

ウイルスや細菌などの感染経路には、飛沫感染、接触感染、空気感染、経口感染、母子感染などがあります。

感染予防のためには、日頃から手指を石けんで洗うこと、むやみに目や鼻などを手でこすらないことなどが大切です。また、B型肝炎、風しんには予防接種が求められています。これまで予防接種を受けたことがない人は、予防接種をしましょう。また、予防接種を受けたかどうかわからない人は、自分の母子手帳を確認するか、医師に相談しましょう。すでに不妊治療をはじめられている人の中には、初診時の検査で行っている場合もあります。検査結果票を確認して、必要があれば予防接種を受けましょう。

妊活するなら風しんの抗体検査をしましょう！

風しんの抗体検査や予防接種を勧めるのには、もちろん理由があります。妊娠初期の女性が風しんにかかると、お腹の赤ちゃんが風しんウイルスに感染し、先天性風疹症候群の赤ちゃんが生まれることがあります。先天性風疹症候群とは、心臓（心臓病）、目（白内障）、耳（難聴）などにいろいろな組み合わせで障害をもつことがある病気です。

では、女性だけが風しんにかからないように予防接種すればいいのでは？と考えるかもしれませんが、感染経路はパートナーや一緒に生活している家族からうつることが多いため、パートナー、または家族も風しんの予防に心がけ、予防接種をうけておくことも大切です。

平成28年度の感染症流行予測調査（国立感染症研究所感染症疫学セン

初診時に受ける感染症検査＜不妊治療＞

- B型肝炎ウイルス（HBV）
- C型肝炎ウイルス（HCV）
- ヒト免疫不全ウイルス（HIV）
- 風疹ウイルス
- クラミジア
- 梅毒

※医療機関によって、検査の有無、内容には違いがあります。

風しんの予防接種が必要かも？！

1962（S37）年4月1日以前に生まれた人
●● 男女とも接種なし

1962（S37）年4月2日～1979（S54）年4月1日に生まれた人
● 男性　…　接種なし
● 女性　…　集団接種にて1回

1979（S54）年4月2日～1987年（S62）10月1日に生まれた人
●● 男女とも　…　個別接種にて1回

1987（S62）年10月2日～1990（H2）年4月1日に生まれた人
●● 男女とも　…　個別接種にて1回

1990（H2）年4月2日～2000（H12）年4月1日に生まれた人
●● 男女とも　…　1回

1990（H2）年4月2日～2000（H12）年4月1日に生まれた人
●● 男女とも　…　1回

※2000年4／2以降に生まれた人は、基本的に2回接種しています。

ター）によると、30代後半から50代の男性の5人に1人、そして、20代から30代前半の男性は10人に1人は風しんの免疫を持っていなかったと発表しています。

風しんの予防接種を、これまで一度も受けてこなかった年代や接種が1回のみの年代がありますが、1回の接種で95％以上の人が免疫を獲得するとされています。しかし、免疫の持続には個人差があるようですので、妊活をはじめる前に風しん抗体価の検査を受け、必要があれば予防接種を受けましょう。

予防接種後は、少なくとも2カ月間の避妊が必要です。

また、妊娠をしている女性や妊娠している可能性がある女性は、予防接種を受けることができません。

クラミジア感染症は
不妊の原因になります

クラミジアは、主に性行為で感染をします。クラミジアに感染すると、女性では子宮頸管から卵管、腹腔内にまで感染が及ぶこともあります。卵管閉塞や狭窄を起こす原因となり、排卵しても卵子と精子が出会えなかったり、受精した胚が子宮へと移動できなかったりします。男性では精巣上体などの管が閉塞して射精精液に精子が認められない閉塞性無精子症や、精子の運動率が低いなどの原因になり、性行為ができても、卵子と精子が出会うことができません。感染しても男女ともに自覚症状がほとんどなく、感染していることに気がつかずに性行為によって、人から人へと感染を拡大していくこともあります。そのため抗原検査が陽性になった場合には、パートナーも一緒に治療することが必要です。治療は、抗生物質を飲むことで比較的簡単に治すことができ、無症状の人が多いことから、不妊治療現場では、初診検査で見つかるというケースも多くあります。

クラミジア感染症の抗原検査は、男性は尿検査、女性は子宮頸管の粘液検査になります。夫婦で検査をした場合、抗原検査は2人とも同じ結果になることが多くなりますが、なかにはどちらか一方だけが陽性という結果が出ることもあるようです。

たとえば男性は、初尿を採取せず中間尿を検査に出すと、本来は陽性なのに陰性という結果が出る可能性があります。女性の場合には、子宮頸管よりも奥で感染を起こしていると子宮頸管粘液では陰性と出ることもあります。

抗体検査は、いずれも血液検査になります。これはクラミジアに感染したことがあるかどうかがわかる検査で、これが陽性であっても、今現在、感染を起こしているかどうかはわかりません。

抗原検査：現在、感染をしている

抗体検査：以前、感染したことがある

ふたりで検査結果に違いが出て、ケンカになったという話を聞くこともありますが、どちらかのクラミジア感染症がわかったら、ピンポン感染にならないよう、ふたりで抗生物質を服用して治療しましょう。

またクラミジア感染症のまま出産すると、分娩時の産道で母子感染を起こすことがあり、生まれた赤ちゃんに新生児肺炎や結膜炎を起こすこともあります。

このほかの梅毒やHIVなどは、不妊治療をする際にも注意が必要になってきます。妊娠経過中、分娩時、出産後も母子感染が心配されるため治療、また発症しないように医療サポートを受けることが必要です。

トキソプラズマ感染症は、
妊娠時の初感染に注意！

トキソプラズマは、寄生虫の一種で猫を終宿主としていますが、無性生殖である中間宿主は、ヒトや家畜などの恒温動物にもみられ、ヒトへの感染経路は、過熱が不十分な肉や猫のフン、土などからです。

注意が必要なのは、妊娠中に初めて感染した女性で、母体を通じて胎児に感染すると、赤ちゃんが先天性トキソプラズマ症を発症し、眼や脳に障害が生じたり、重症の場合は流産や死産に至ることもあります。妊娠前からトキソプラズマに感染している女性にとっては特に問題はなく、飼っている猫を手放す必要もありません。

ピンポン感染：お互いにうつしたりうつされたりを繰り返すこと

終宿主：有性生殖をする宿主

まずは、自分に抗体があるのか、またいつ感染したのかを知ることが大事で、飼い猫についても一度検査をしてみると安心です。抗体検査が陽性になった猫には、免疫があり感染させることはありませんが、自分に抗体がなく、妊娠初期に初めて猫を飼う場合は、注意が必要です。猫が感染源となるのは、トキソプラズマ感染後の1週間～3週間ほどの限られた期間です。その場合には、念のために1カ月ほどはパートナーに猫のフンの処理を任せましょう。

また、野良猫と接触しない、ガーデニングなどの土いじりは手袋を使い、終わったら手洗いをしっかり行うこと。そして、肉類は十分に加熱されているものを食べましょう。むやみに心配することはありませんが、妊娠初期には一度検査をすると安心です。

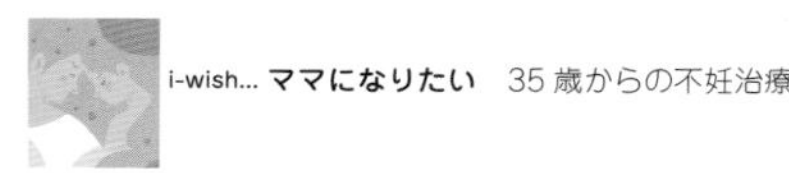

サイトメガロウイルスも妊娠時の初感染に注意

サイトメガロウイルスは、よくあるウイルスで、体の中に一生潜んでいます。世界中の多くの人が感染し、ほとんどが無症状ですが、体調が悪い時、また免疫が低下している時に発熱や体のだるさなどの症状が出ることもあるようです。

このサイトメガロウイルスに妊婦が初感染をすると胎盤を通してお腹の中の赤ちゃんへと感染することもあります。すでに、感染している妊婦は、抗体ができているので赤ちゃんに感染することは多くありませんが出産時に産道を介して感染することがあります。

また、感染している人は世の中に多くいますので、母乳感染、尿や唾液による感染、性行為や輸血により感染することもあります。

成人女性の70%はすでに、サイトメガロウイルスに感染したことがあり、免疫を持っていますが、30%は抗体を持っていないといわれています。今のところ国が認めた治療薬、感染を防ぐためのワクチンがないため、日頃から石けんでよく手を洗い、予防に努めましょう。

ウイルスから守るためのポイント

① 正しい知識を持ちましょう

妊娠中は、免疫力が普段よりも低下すること、そして自分の命だけでなく赤ちゃんの命も守るために、ウイルスから自分を守ることは必要なことですが、何もかも除菌！消毒！触らない！と神経質にならず、まずは正しい知識を得ましょう。

② 流水、石けんで手をよく洗いましょう

外から帰ってきたら、石けんで 15 ～ 20 秒間くらい手を洗い、流水でしっかり流しましょう。

また、掃除や土いじり、ペットのお世話などのあとも、同じように手を洗いましょう。手洗いのあとは、常時かけてあるタオルではなく、ティッシュペーパーなどで拭くといいでしょう。

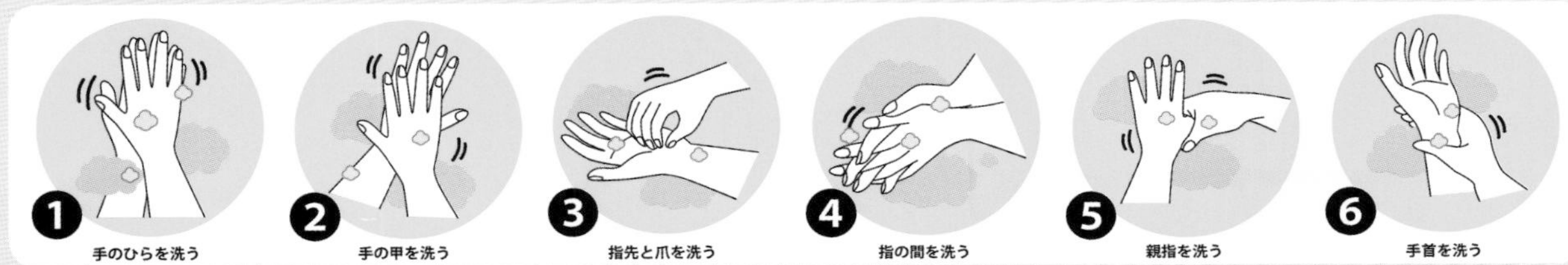

③ 肉は、しっかりと中心部まで加熱してあるものを食べましょう

生ハム、ローストビーフ、レアステーキなど、どれも美味しそうですが、妊活期から少しずつガマンの練習をしましょう。

買ってきた惣菜なども、一度、電子レンジなどで加熱してから食べると安心です。

④ 予防接種を受けましょう

風しん抗体価が低い場合には、予防接種を受けましょう。また、妊活期から季節性インフルエンザにならないように日頃から体調管理をし、ふたりで予防接種を受けましょう。

⑤ 野良猫、外猫には触らないようにしましょう

家の中で飼っている猫は、検査をしたり、フンの処理などに気をつければ大丈夫ですが、かわいくても野良猫や外猫には触らないようにしましょう。

⑥ なるべく人ごみを避けましょう

ウイルスや細菌は、どこに潜んでいるかはわかりません。また、感染経路がわからないこともあります。

外出する際には、マスクをする、また目や鼻などを手でこすらないように気をつけましょう。

このコーナーでは、全国のクリニックで行われている
不妊セミナー（勉強会や説明会）の情報を紹介しています。

Seminar information

あなたの
今後の治療に
お役立ち！

参加予約の方法も
分かります

夫婦で参加すれば理解はさらに深まります

勉強会、説明会、セミナーで得られることは いっぱいある

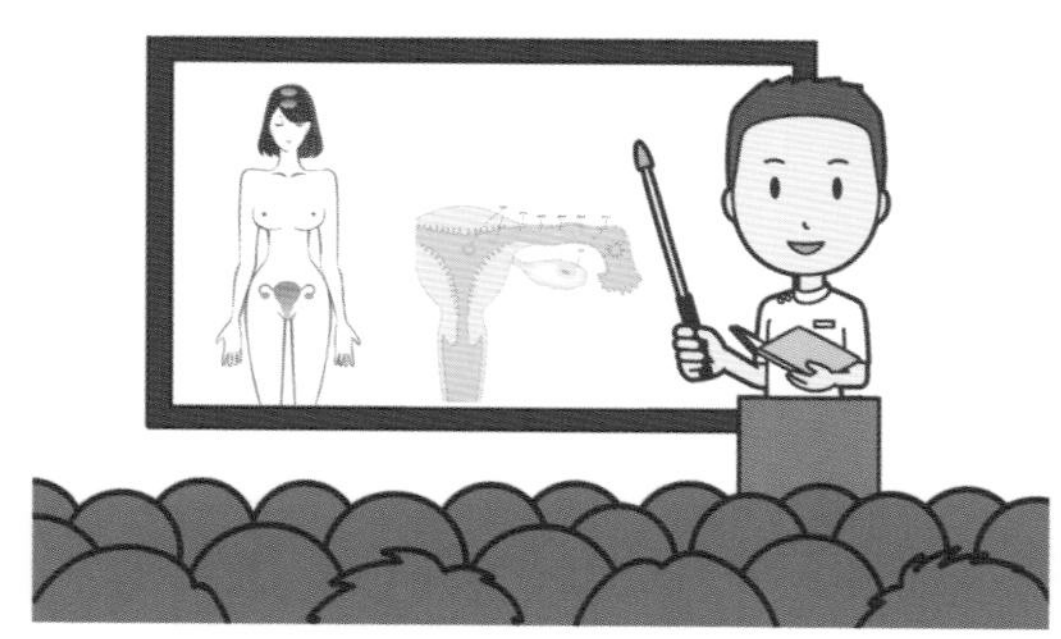

- 妊娠の基礎知識
- 不妊症と治療のこと
- 検査や適応治療のこと
- 治療スケジュール
- 生殖補助医療・体外受精や顕微授精の説明
- 費用や助成金　など

夫婦でタイミングを合わせてきたけれどなかなか妊娠しない！ 治療を続けてきたけれど、これからどうしたらいいのかな？ そんな時、みなさんはいろいろな情報を調べ始めることでしょう。手軽で簡単なインターネットから情報を得る方も多いと思いますが、おススメはクリニックの勉強会です。

最近では、多くのクリニックで勉強会などが開催され、医師から直接、正確で最新、最適な情報を得ることができます。病院選びをするときには、いくつかの勉強会に参加してみるのがおススメです。自分たち夫婦に合った医師選び、病院選びがきっとできるでしょう。ぜひ、ご夫婦一緒に参加してみてくださいね！

新型コロナウイルスの影響により、治療施設における勉強会などのスケジュールや開催方法に変更が生じることがあります。詳細は、各施設のホームページなどで、あらかじめご確認ください。

Saitama　Access 東武東上線・東京メトロ有楽町線・副都心線 和光市駅南口　徒歩 40 秒

https://www.tenderlovingcare.jp

恵愛生殖医療医院

埼玉県和光市本町 3-13 タウンコートエクセル 3F
TEL: 048-485-1185

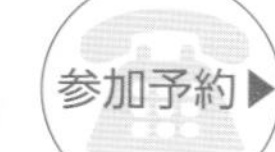

参加予約▶ TEL：048-485-1185

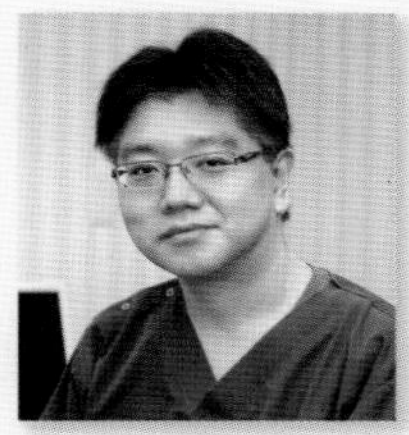

林　博 医師

■名称…………生殖医療セミナー
■日程…………原則土曜日15時半〜約1時間半程度
■開催場所……当院内
■予約…………必要
■参加費用……無料
■参加…………他院の患者様 OK
■個別相談……無し

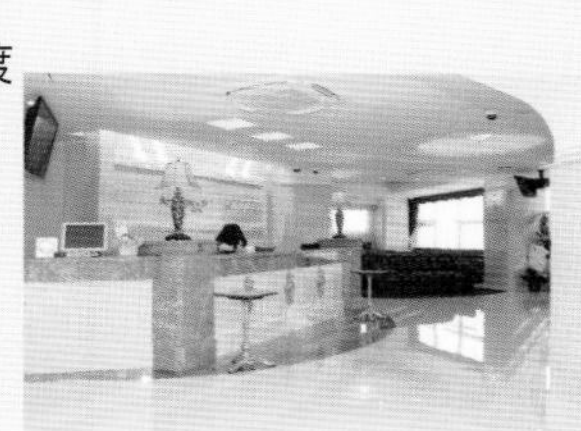

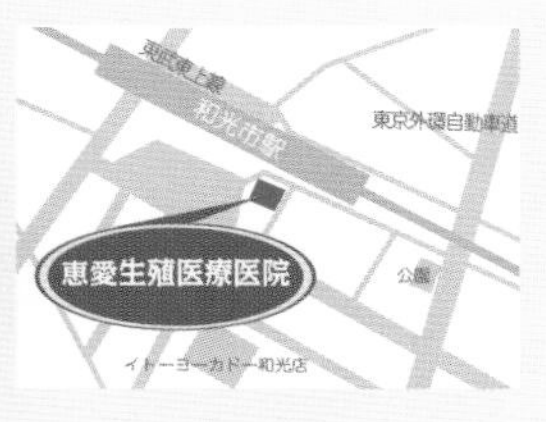

●世の中には不妊症や不育症に関しての情報があふれていますが、なかには誤った情報もあります。正しい知識をより深めてもらうための講義形式のセミナーです。また、新型コロナウイルス感染拡大状況によりセミナー形式が変更となる可能性があります。詳細は、ホームページをご覧ください。（他院で治療中の患者様は、事前の受付、予約が必要です）

Chiba　Access JR 総武線・武蔵野線・東京メトロ東西線 西船橋駅南口 徒歩 1 分

https://koyama-womens.com

西船橋こやまウィメンズクリニック

千葉県船橋市印内町６３８－１ ビューエクセレント 2F
TEL: 047-495-2050

参加予約▶ TEL：047-495-2050

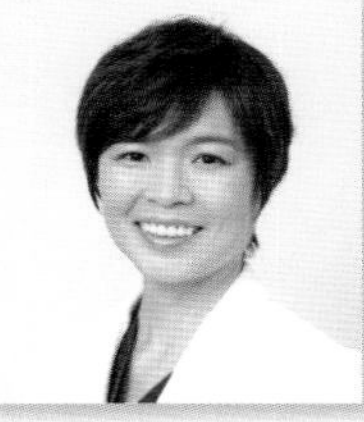

小山寿美江 医師

■名称…………体外受精治療説明会
■日程…………月 1〜２回
■開催場所……クリニック内
■予約…………必要
■参加費用……無料
■参加…………他院患者様 OK
■個別相談……有り

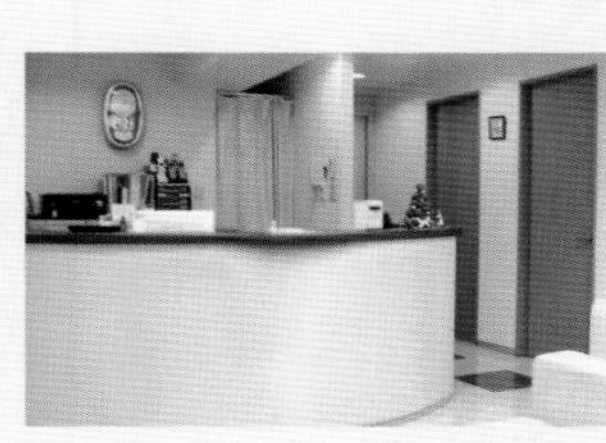

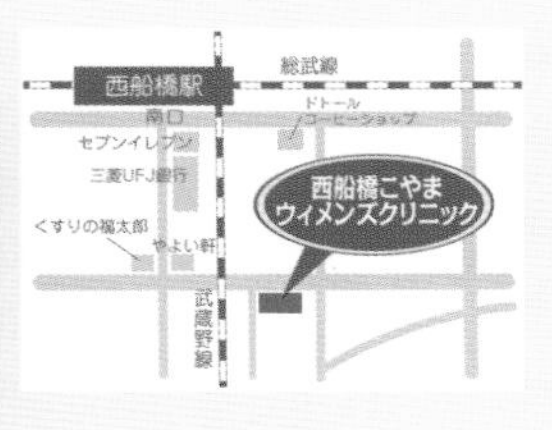

●西船橋こやまウィメンズクリニックはタイミング法や人工授精及び体外受精・顕微授精などの高度生殖補助医療を専門とする不妊治療クリニックです。不妊治療にお悩みの方はまずご来院ください。じっくりお話やご希望を伺い、最適な治療方法をご提案します。また看護師による無料の不妊カウンセリングや「体外受精治療説明会」を月 1〜2 回定期的に実施しております。

Tokyo　Access JR 神田駅より 徒歩３分

https://www.aidakibo.com

あいだ希望クリニック

東京都千代田区神田鍛冶町３-４ oak 神田鍛冶町ビル２F
TEL: 03-3254-1124

参加予約▶ ホームページの申込みフォームより

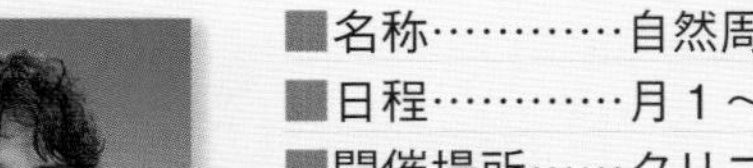

会田拓也 医師

■名称…………自然周期体外受精セミナー
■日程…………月１〜２回
■開催場所……クリニック内
■予約…………必要
■参加費用……無料
■参加…………他院の患者様 OK
■個別相談……有り

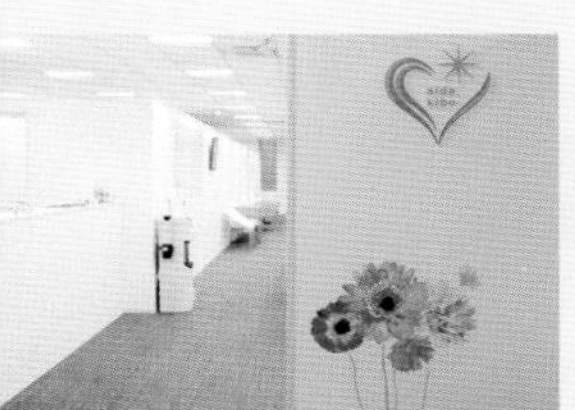

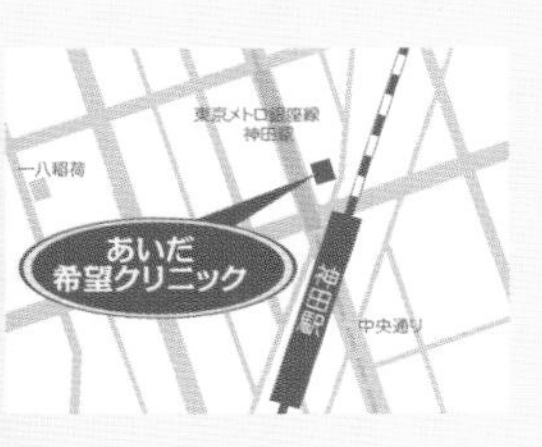

●体外受精治療を考えているご夫婦にむけ、自然周期体外受精セミナーを開催しています。体外受精に対する疑問、不安をセミナーを通して解決してみませんか？ お一人での参加も可能です。通院する施設での開催ですので、治療についてはもちろんのこと、通院時間やクリニックの雰囲気を感じていただけます。

Tokyo Access 東京メトロ銀座線、東西線、都営浅草線日本橋駅（B6 出口）直結

https://www.naturalart.or.jp/session/

Natural ART Clinic 日本橋

東京都中央区日本橋 2-7-1 東京日本橋タワー 8F
TEL: 03-6262-5757

▶ ホームページの申込みフォームより

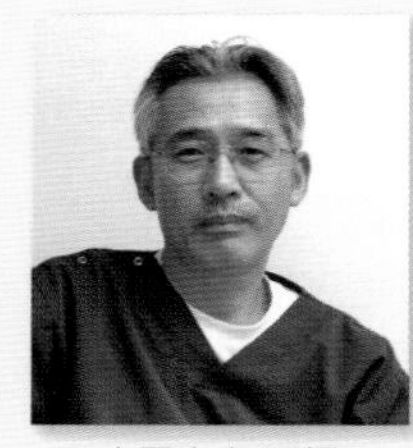
寺元章吉 医師

■名称…………体外受精説明会
■日程…………月 4 回ほど
■開催場所……Natural ART Clinic 日本橋他
■予約…………必要
■参加費用……無料
■参加…………他院の患者様 OK
■個別相談……有り

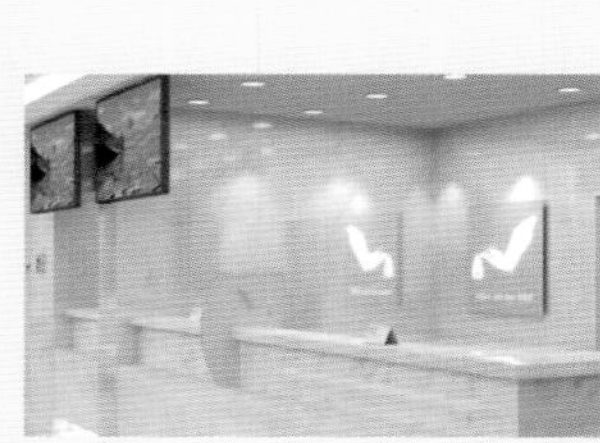

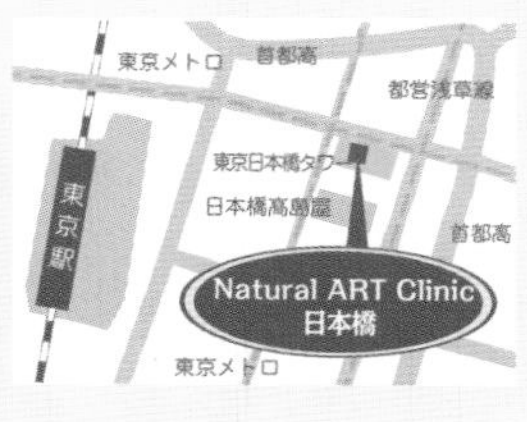

●定期的（月 4 回ほど）に不妊治療/体外受精説明会を行っております。医師による当院の体外受精方法・方針を専門的な知識を織り込みご説明いたします。

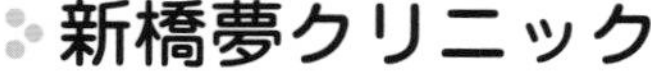
Access JR 新橋駅日比谷口 徒歩 2 分、地下鉄銀座線・都営浅草線新橋駅 8 番出口 徒歩 1 分、地下鉄都営三田線内幸町駅 A 1 出口 徒歩 1 分

https://www.yumeclinic.net/session/

新橋夢クリニック

東京都港区新橋 2-5-1 EXCEL 新橋
TEL: 03-3593-2121

▶ ホームページの申込みフォームより

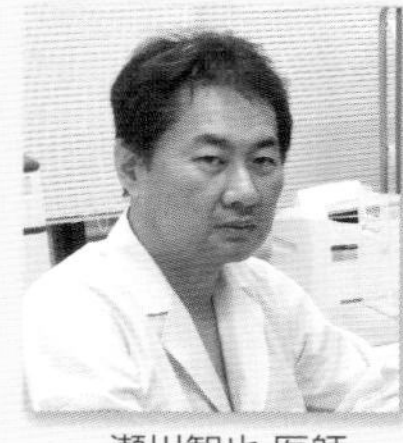
瀬川智也 医師

■名称…………体外受精説明会・妊活検査相談会
■日程…………月 2 回程
■開催場所……新橋夢クリニック他
■予約…………必要
■参加費用……無料
■参加…………他院患者様 OK
■個別相談……有り

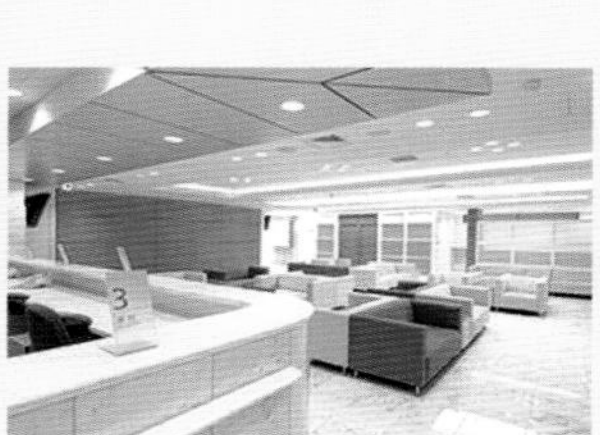

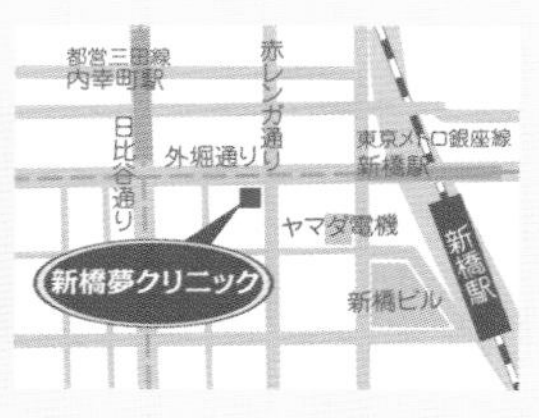

●定期的（月 2 回ほど）に不妊治療/体外受精説明会、妊活検査相談会を行っております。医師はじめ培養士・看護師・検査技師・受付による当院の体外受精方法・方針を専門的な知識を織り込みご説明いたします。

Tokyo Access JR 山手線、総武線、都営大江戸線 代々木駅 徒歩 5 分 JR 千駄ヶ谷駅 徒歩 5 分 東京メトロ副都心線北参道駅 徒歩 5 分

https://www.haramedical.or.jp/support/briefing

はらメディカルクリニック

東京都渋谷区千駄ヶ谷 5-8-10
TEL: 03-3356-4211

▶ ホームページの申込みフォームより

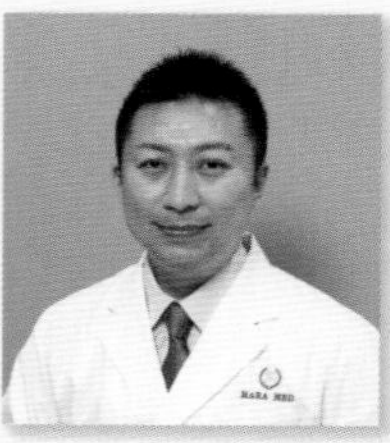
宮﨑　薫 医師

■名称…………体外受精説明会
■日程…………1ヶ月に 1 回
■開催場所……SYD ホール又は動画配信
■予約…………必要
■参加費用……無料
■参加…………他院患者様 OK
■個別相談……有り

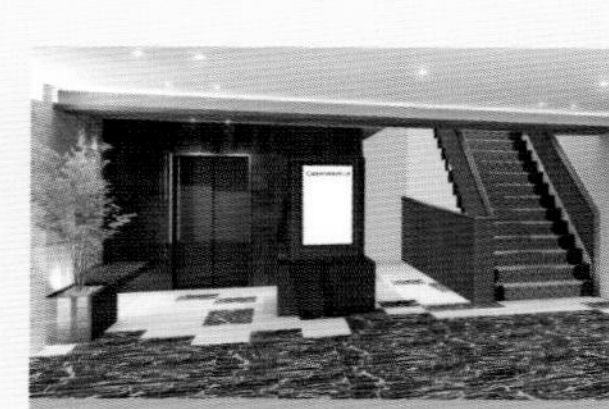

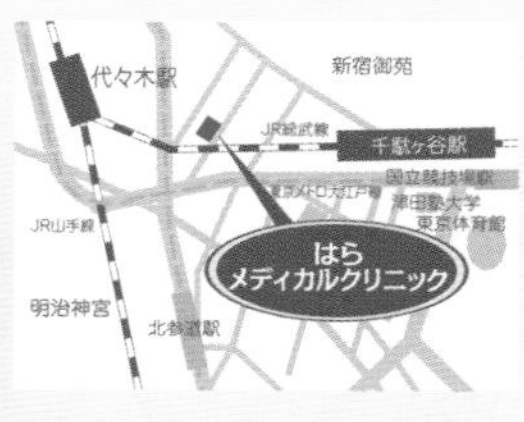

●【説明会・勉強会】はらメディカルクリニックでは、①体外受精説明会/1カ月に 1 回 ②42歳からの妊活教室/年 2 回 ③不妊治療の終活を一緒に考える会/年 2 回 ④おしゃべりサロン（患者交流会）/年 2 回 を開催しています。
それぞれの開催日程やお申込は HP をご覧ください。

Tokyo Access 東急東横線、大井町線「自由が丘駅」徒歩 30 秒

https://www.mine-lc.jp/

峯レディースクリニック

東京都目黒区自由が丘 2-10-4 ミルシェ自由が丘 4F
TEL: 03-5731-8161

お問合せ▶ TEL ：03-5731-8161

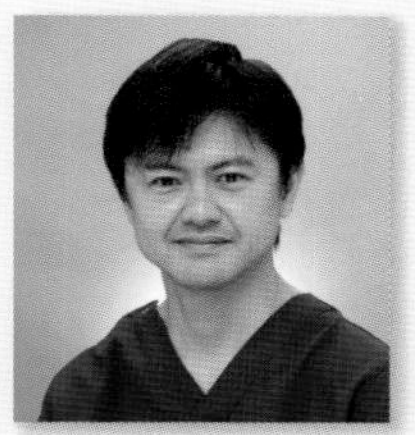
峯 克也 医師

■名称…………体外受精動画説明(web)
■日程…………web 閲覧のため随時
■予約…………不要
■参加費用……無料
■参加…………当院通院中の方
■個別相談……オンラインによる体外受精の個別相談説明も行っております。(有料)

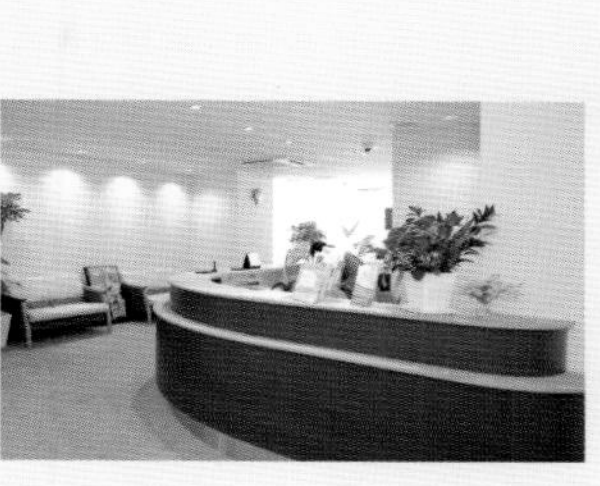

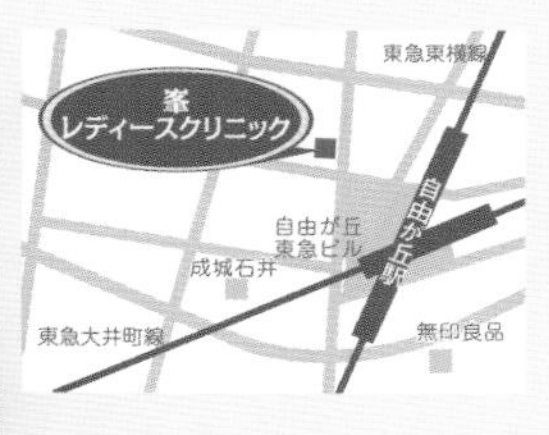

●当院での体外受精の治療方法やスケジュールを分かりやすく動画で説明します。
体外受精をお考えのご夫婦。体外受精について知りたいご夫婦。ぜひ、ご夫婦でご覧ください。
※プライバシーの保護と新型コロナウイルス感染対策のため、動画での説明会を実施しています。ご希望の方は診察時に医師にお申し出ください。資料をお渡しします。

Tokyo Access 東急田園都市線三軒茶屋駅 徒歩３分、東急世田谷線三軒茶屋駅 徒歩４分

https://www.sangenjaya-wcl.com

三軒茶屋ウィメンズクリニック

東京都世田谷区太子堂１-12-34-２F
TEL: 03-5779-7155

TEL ：03-5779-7155

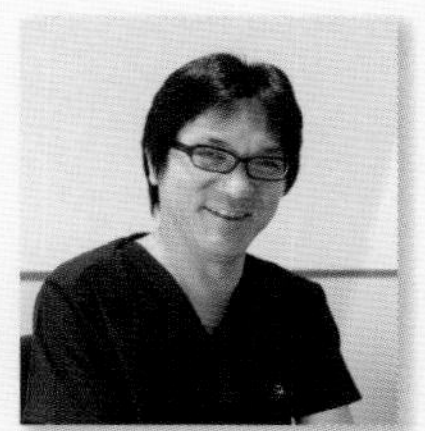
保坂 猛 医師

■名称…………体外受精勉強会
■日程…………毎月開催
■開催場所……クリニック内
■予約…………必要
■参加費用……無料
■参加…………他院患者様 OK
■個別相談……有り

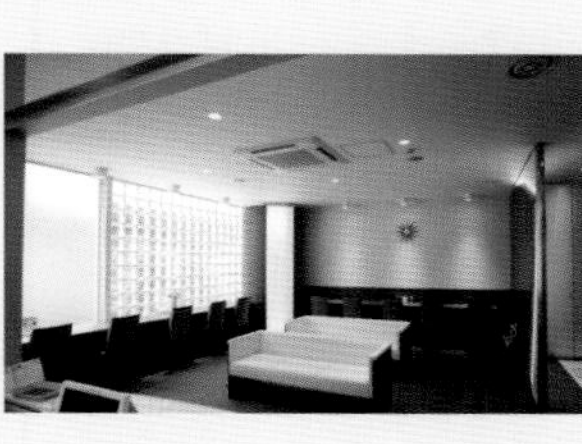

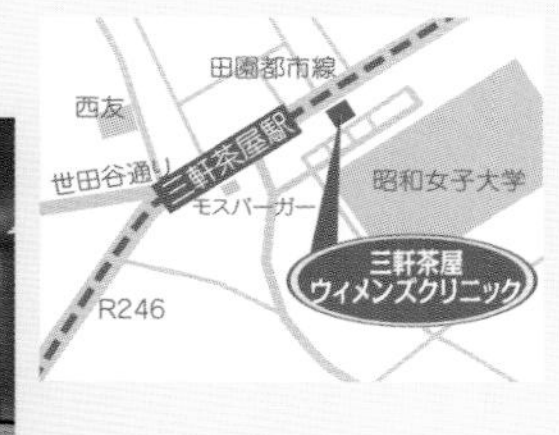

●体外受精説明会をはじめ、胚培養士や不妊症認定看護師による相談会なども実施しております。
また、妊活セミナーも随時実施しておりますので、詳しくはホームページをご覧ください。

Tokyo Access 新宿駅 地上出口７よりすぐ

https://www.sugiyama.or.jp/shinjuku

杉山産婦人科 新宿

東京都新宿区西新宿 1-19-6 山手新宿ビル
TEl: 03-5381-3000

ホームページより仮 ID を
取得後、申込みフォームより

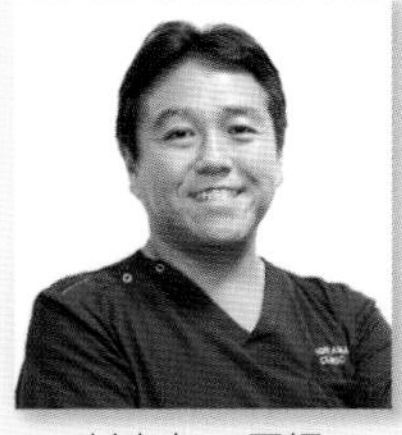
杉山力一 医師

■名称…………体外受精講習会
■日程…………毎月３回 (土曜又は日曜日)
■開催場所……杉山産婦人科 新宿セミナーホール
■予約…………必要
■参加費用……無料
■参加…………他院患者様 OK
■個別相談……無し

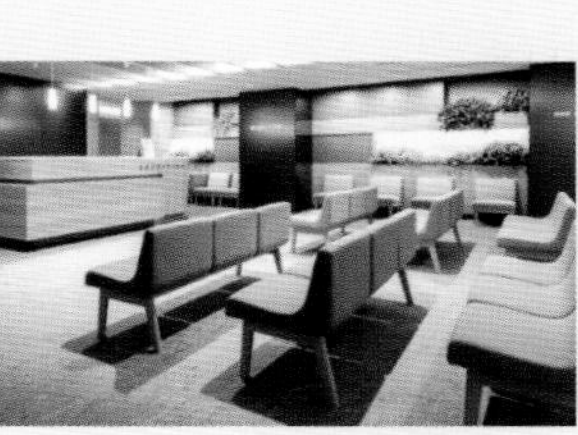

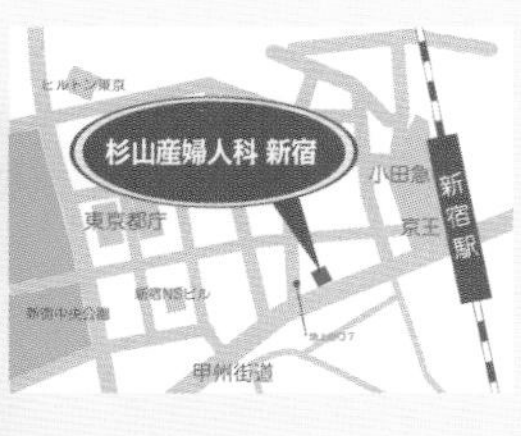

●体外受精講習会では、当院の特徴と腹腔鏡についてわかりやすくお話しいたします。それは年齢的に考えても時間のある原因不明不妊症の場合、体外受精を行う前に積極的に腹腔鏡をおすすめしているからです。この機会に、あらためて妊娠の仕組みを理解していただき、今後の治療に役立てていただきたいと思います。

Tokyo　Access 東京メトロ丸ノ内線　西新宿駅２番出口 徒歩３分、都営大江戸線　都庁前駅Ｃ８番出口より徒歩３分、JR 新宿駅西口 徒歩 10 分

https://www.shinjukuart.com/sac_session/

Shinjuku ART Clinic

東京都新宿区西新宿 6-8-1　住友不動産新宿オークタワー 3F
TEl: 03-5324-5577

参加予約▶ ホームページの申込みページより

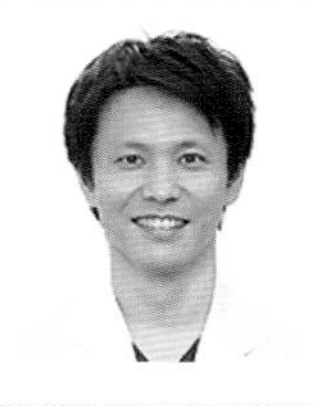
阿部 崇 医師

■名称…………不妊治療 WEB 説明会
■日程…………随時
■予約…………必要(ID･パスが必要です)
■参加費用……無料
■参加…………他院患者様 OK
■個別相談……有り

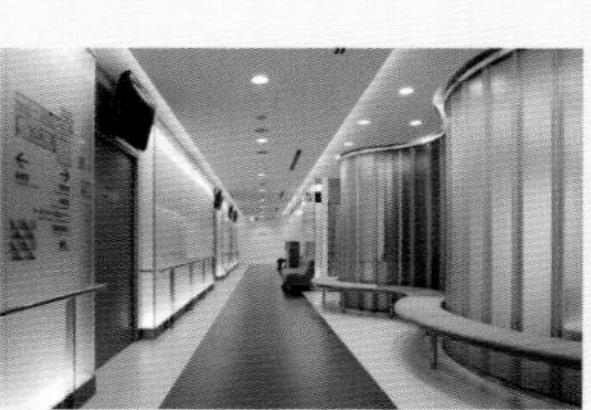

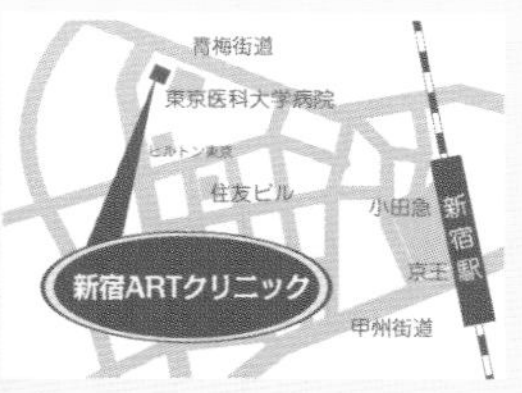

●現在不妊症でお悩みの方、不妊治療をしている方で、これから体外受精を受けようと考えている方々のために説明会をWEB にて開催しています。当院の体外受精を中心とした治療方法・方針をわかりやすくご説明します。ご視聴には、ID・パスワードが必要となります。まずはご希望の旨をメールでお送りください。

Tokyo　Access 京王線・京王井の頭線 明大前駅 徒歩５分

https://www.meidaimae-art-clinic.jp

明大前アートクリニック

東京都杉並区和泉 2－7-1　甘酒屋ビル 2F
TEL: 03-3325-1155

参加予約▶ TEL ：03-3325-1155

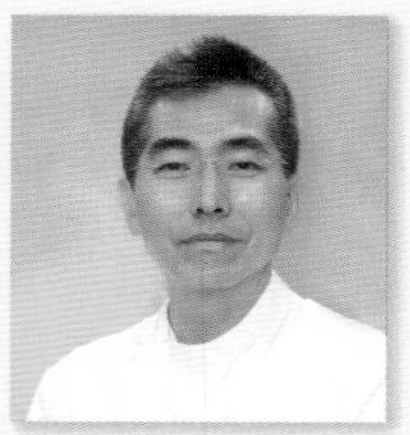
北村誠司 医師

■名称…………体外受精説明会
■日程…………毎月２回
■開催場所……クリニック内
■予約…………必要
■参加費用……無料
■参加…………他院の患者様 OK
■個別相談……有り

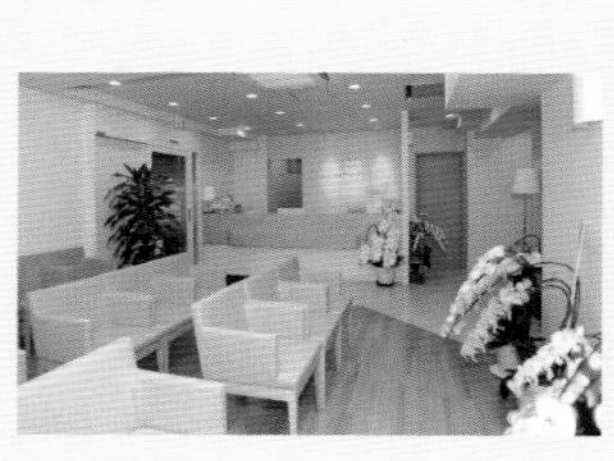

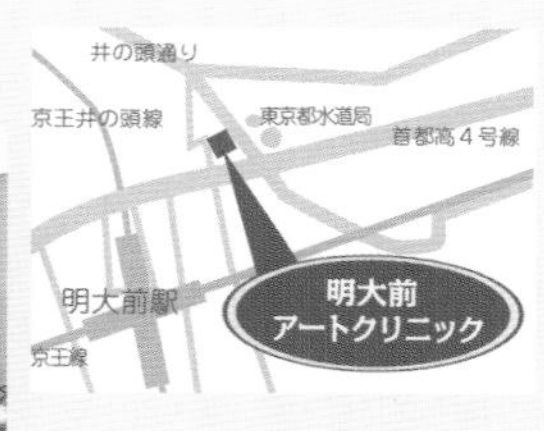

●この説明会は体外受精に対してご理解をいただき、不安や疑問を解消していく目的で行っております。
また、当院で実際行われている体外受精をスライドと動画を用いて詳しく説明しております。

Tokyo　Access JR 山手線・東京メトロ丸ノ内線・有楽町線・副都心線・東武東上線・西武池袋線　池袋駅 東口北 徒歩１分

https://www.matsumoto-ladies.com

松本レディース リプロダクションオフィス

東京都豊島区東池袋 1-41-7 池袋東口ビル 7F
TEL:03-6907-2555

参加予約▶ TEL ：03-6907-2555

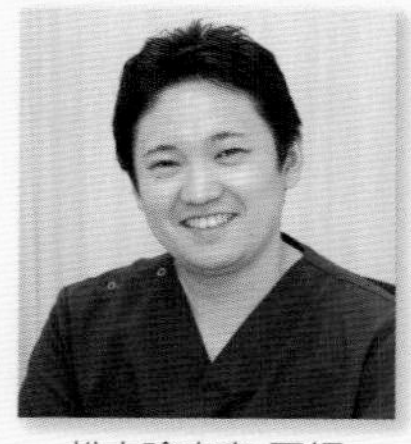
松本玲央奈 医師

■名称…………IVF 教室(体外受精教室)
■日程…………不定期
■開催場所……院内他貸し会議室
■予約…………必要
■参加費用……無料
■参加…………他院患者様 OK
■個別相談……有り

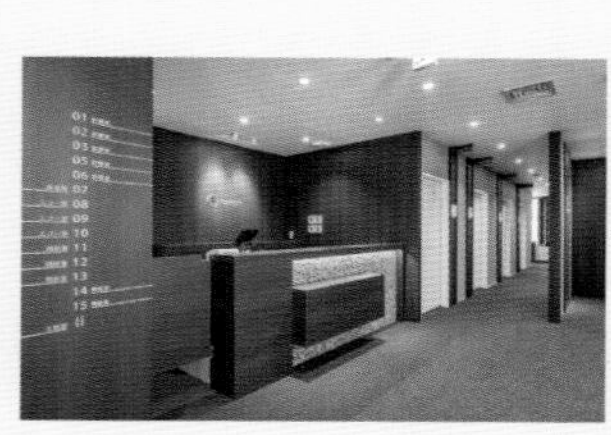

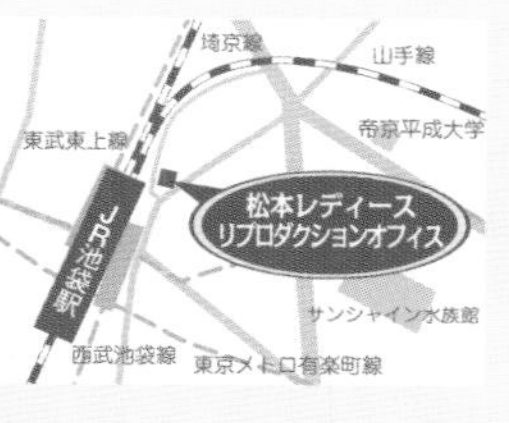

●妊活には興味があるけど、不妊クリニックに受診するべきなのかどうか不安な方、まずは知識を得たい方など、気軽にご連絡ください。最新鋭の機器、日本トップレベルのドクターがそろっています。
日程･場所に関すること、また、オンライン教室など、当院のホームページをご確認ください。

Kanagawa　Access みなとみらい線みなとみらい駅 4番出口すぐ

https://www.mm-yumeclinic.com/infertility/session/

みなとみらい夢クリニック

神奈川県横浜市西区みなとみらい3-6-3 MMパークビル2F・3F(受付)
TEL: 045-228-3131

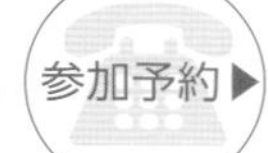
参加予約▶ ホームページの申込みフォームより

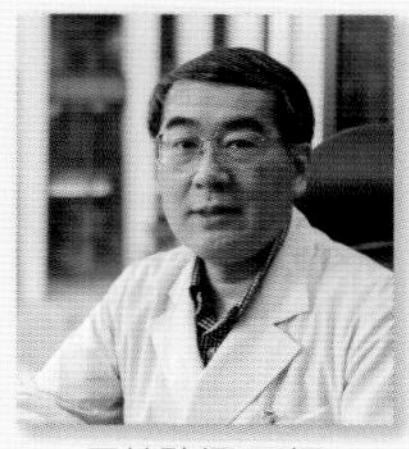
貝嶋弘恒 医師

■名称…………患者様説明会
■日程…………毎月1回開催
■開催場所……MM パークビル
■予約…………必要
■参加費用……無料
■参加…………他院患者様 OK
■個別相談……有り

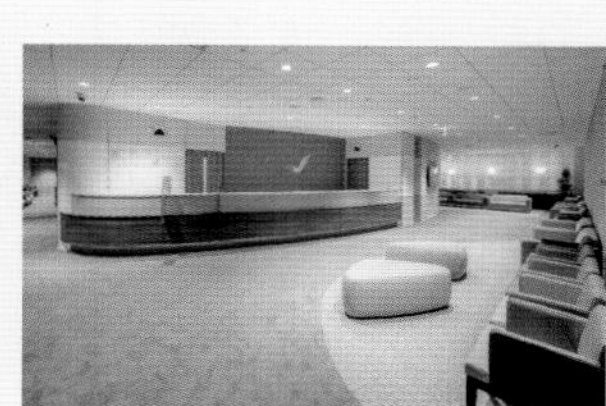

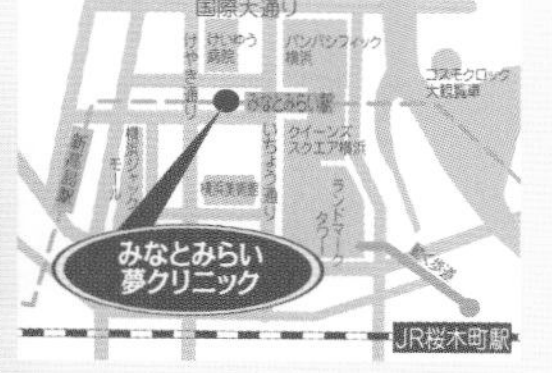

●一般の方（現在不妊症でお悩みの方、不妊治療中の方）向け説明会を開催しております。当院の体外受精を中心とした治療方法・方針をスライドやアニメーションを使ってわかりやすく説明し、終了後は個別に質問にもお答えしております。
詳細はホームページでご確認下さい。

Kanagawa　Access JR 東海道線・横浜線東神奈川駅 徒歩５分、東急東横線東白楽駅 徒歩７分、京急本線京急東神奈川駅 徒歩８分

http://www.klc.jp

神奈川レディースクリニック

神奈川県横浜市神奈川区西神奈川1-11-5 ARTVISTA 横浜ビル
TEL: 045-290-8666

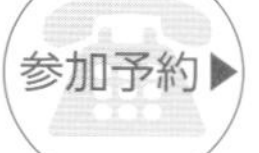
参加予約▶ TEL：045-290-8666

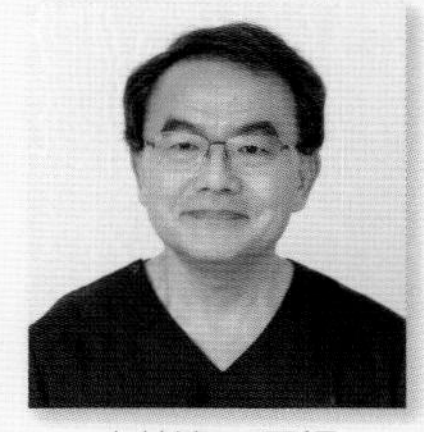
小林淳一 医師

■名称…………不妊・不育学級
■日程…………毎月第1日曜14:00～15:00
■開催場所……当院 6F 待合室
■予約…………必要
■参加費用……無料
■参加…………他院患者様 OK
■個別相談……有り

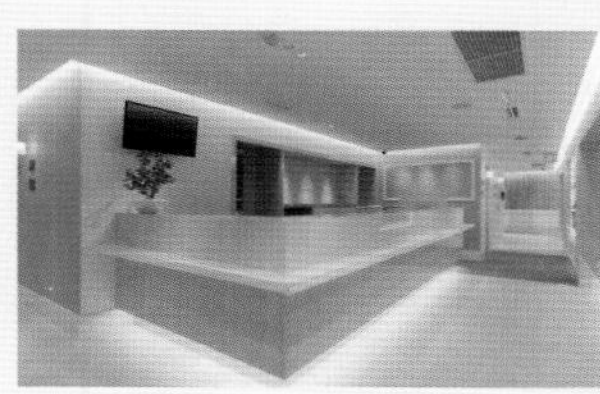

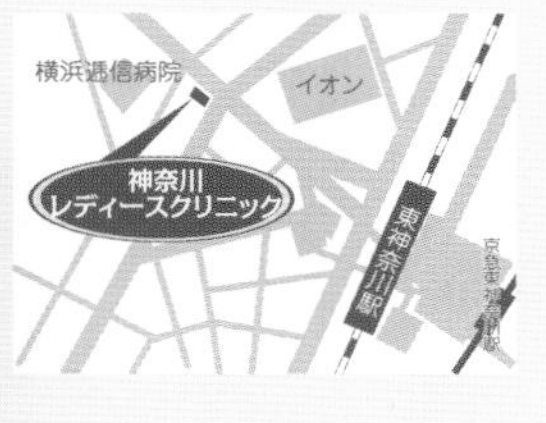

●「不妊／不育症とは」「検査／治療の進め方」「当クリニックの治療」について直接院長が説明します。不妊治療をこれから始めたいと考えている方、治療を始めてまだ間もない方などお気軽にご参加ください。体外受精のお話もあります。

Kanagawa　Access JR 関内駅北口 徒歩５分、横浜市営地下鉄関内駅９番出口 徒歩２分、みなとみらい線馬車道駅 徒歩２分

https://www.bashamichi-lc.com

馬車道レディスクリニック

神奈川県横浜市中区相生町 4-65-3 馬車道メディカルスクエア 5F
TEL: 045-228-1680

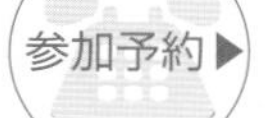
参加予約▶ TEL：045-228-1680

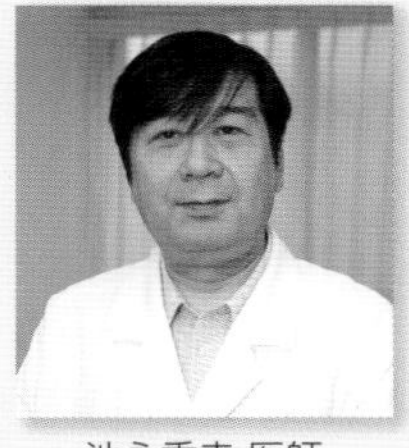
池永秀幸 医師

■名称…………不妊学級
■日程…………毎月第４土曜日
■開催場所……当院４F 待合室
■予約…………必要
■参加費用……無料
■参加…………他院患者様 OK
■個別相談……有り

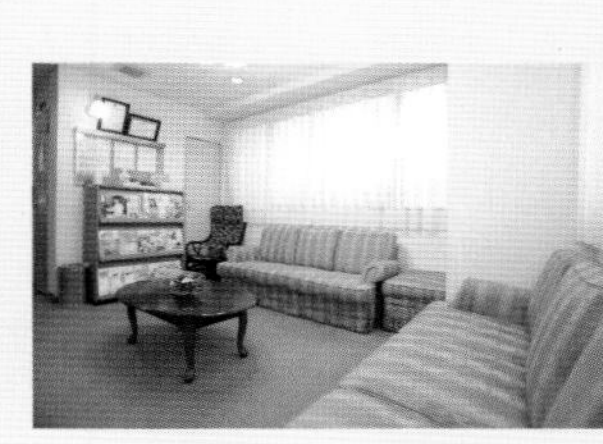

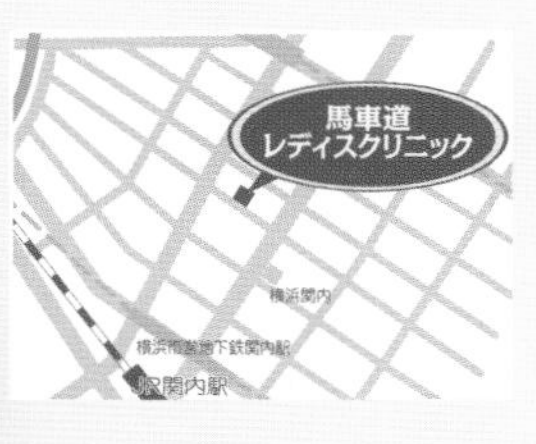

●当院では初診時に面接をし、個々の意向をお伺いした上で治療を進めています。ART 希望の方にはご夫婦で「不妊学級」に参加していただき、院長から直接、実際当院で行っている ART の流れや方法・院長の考えなどを聞いていただいています。
詳しい話やご相談希望がある方は、院長の「個別相談」または看護師・培養士・カウンセラーによる「面接」の時間を設けています。

Kanagawa　Access JR 根岸線・横浜市営地下鉄ブルーライン 桜木町駅 北口より徒歩３分

https://medicalpark-yokohama.com

メディカルパーク横浜

神奈川県横浜市中区桜木町 1-1-8 日石横浜ビル 4F
TEL: 045-232-4741

▶ ホームページより仮IDを取得後、申込みフォームより

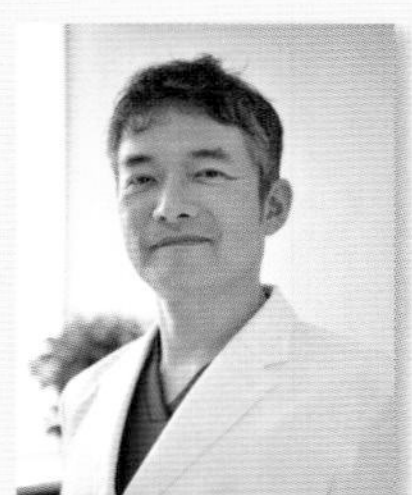

■名称…………体外受精説明会
■日程…………月１回
■開催場所……コロナウィルスの影響の為、現在 YouTube にて配信中
■予約…………YouTube の視聴は予約不要
■参加費用……無料
■参加…………他院の患者様 OK
■個別相談……有り

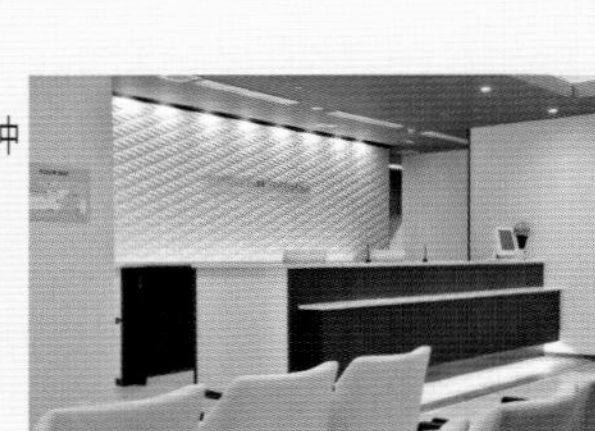

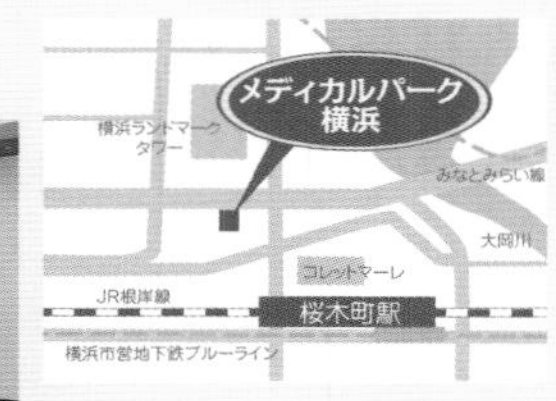

●当院では体外受精・胚移植法についての理解を深めていただくことを目的として不妊治療についての説明会を YouTube にて配信しております。説明会では、治療の実際、成功率、副作用、スケジュールや費用、助成金などについてスライドを使って具体的にわかりやすく説明しております。「メディカルパーク横浜」で検索。

Osaka　Access 地下鉄堺筋線・京阪本線「北浜駅」タワー直結/南改札口４番出口

https://www.lc-kitahama.jp

レディースクリニック北浜

大阪府大阪市中央区高麗橋１-７-３ ザ・北浜プラザ３Ｆ
TEL: 06-6202-8739

▶ TEL：06-6202-8739

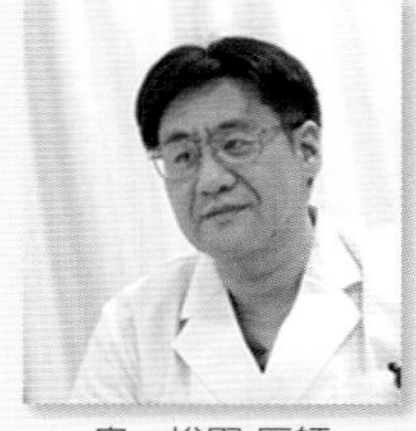
奥　裕嗣 医師

■名称…………体外受精(IVF)無料セミナー
■日程…………毎月第2土曜16：30～18：00
■開催場所……クリニック内
■予約…………必要
■参加費用……無料
■参加…………他院患者様 OK
■個別相談……有り

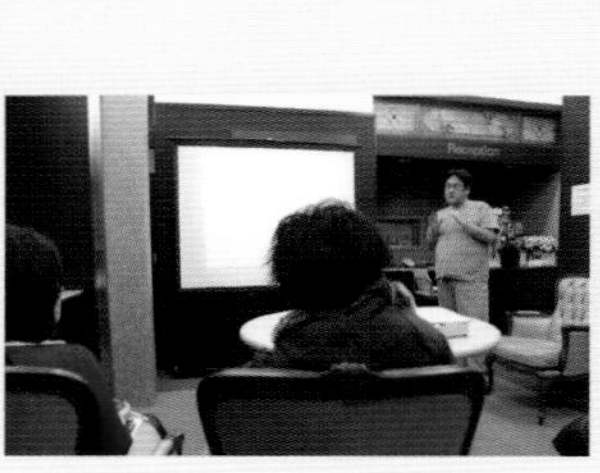

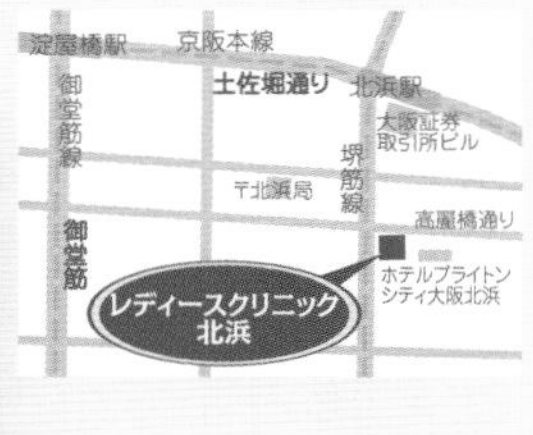

●毎月第２土曜日に体外受精教室を開き、医師はじめ胚培養士、看護師による当院の治療説明を行っています。会場は院内で、参加は予約制です。他院に通院中の方で体外受精へのステップアップを考えられている患者さんの参加も歓迎しています。ぜひ、テーラーメイドでフレンドリーな体外受精の説明をお聞きになって、基本的なことを知っていってください。

Osaka　Access 大阪メトロ 四つ橋線玉出駅　徒歩０分、 南海本線岸里玉出駅 徒歩10分

https://www.oakclinic-group.com

オーク住吉産婦人科

大阪府大阪市西成区玉出西２-７-９
TEL: 0120-009-345

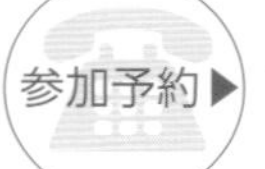

▶ TEL：0120-009-345

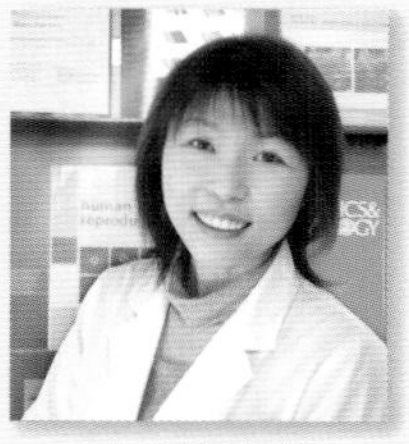
田口早桐 医師

■名称…………体外受精セミナー
■日程…………HP をご覧ください
■開催場所……HP をご覧ください
■予約…………必要
■参加費用……無料
■参加…………他院患者様 OK
■個別相談……有り

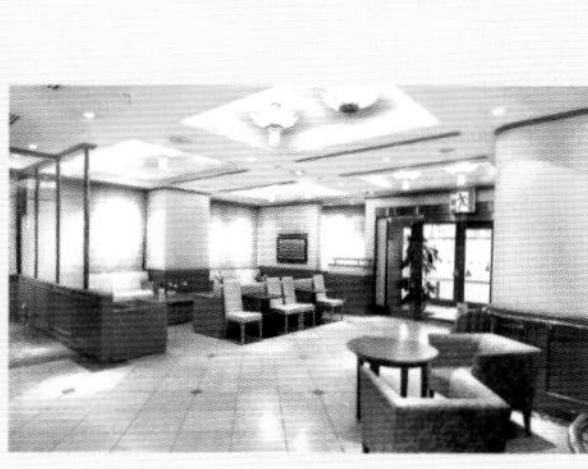

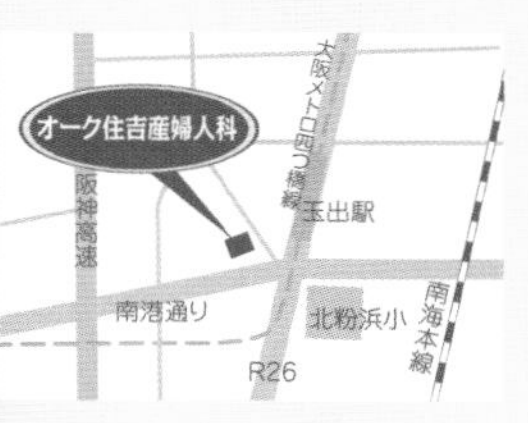

●自らも治療経験のある田口早桐先生のお話や、船曳美也子先生による不妊症の説明、エンブリオロジストによる培養室の特殊技術の解説、体外受精をされたご夫婦の体験談など、盛りだくさんの内容です。新型コロナウイルス感染拡大予防のため、９月より動画での説明会を実施します。詳しくはホームページをご確認ください。

Hyogo　Access 地下鉄海岸線旧居留地・大丸前駅 徒歩1分、JR 神戸線・阪神本線 元町駅 徒歩3分、JR 神戸線三宮駅 徒歩8分

https://www.yumeclinic.or.jp

神戸元町夢クリニック

兵庫県神戸市中央区明石町４４ 神戸御幸ビル３F
TEL:078-325-2121

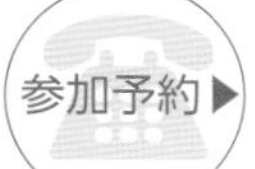

参加予約▶ TEL ：078-325-2121

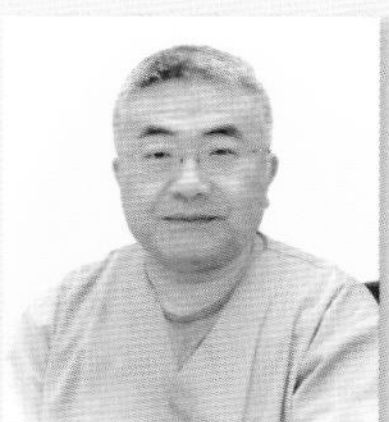

河内谷 敏 医師

■名称…………体外受精説明会
■日程…………不定期 毎月１回
■開催場所……スペースアルファ三宮
■予約…………必要
■参加費用……無料
■参加…………他院患者様 OK
■個別相談……有り

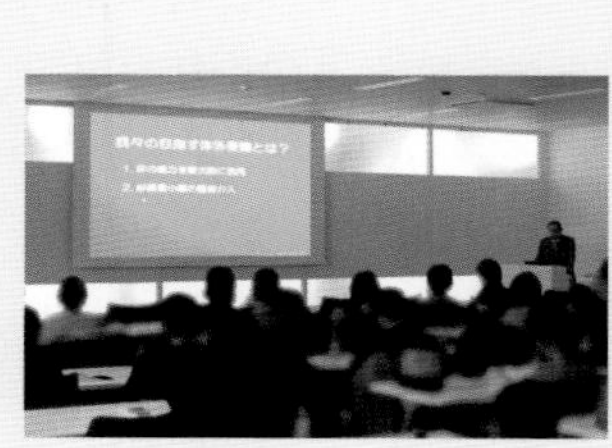

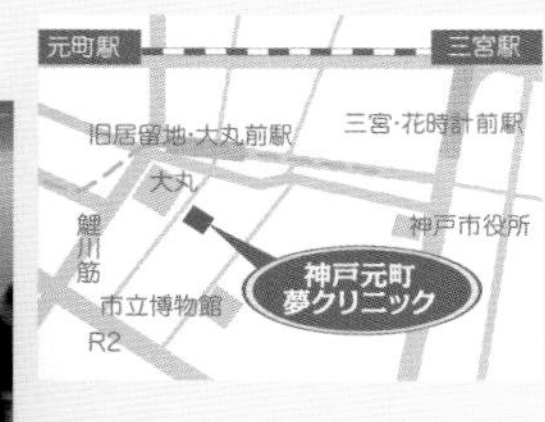

●定期的（月１回ほど）に不妊治療説明会を行っております。医師はじめ培養士、受付事務による当院の治療方法・方針、料金体系をご説明いたします。

Hyogo　Access JR・山陽電車姫路駅 徒歩６分

https://www.koba-ladies.jp

Koba レディースクリニック

兵庫県姫路市北条口 2-18 宮本ビル１F
TEL: 079-223-4924

参加予約▶ TEL ：079-223-4924

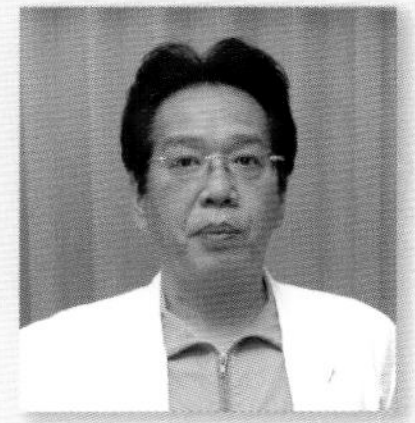

小林眞一郎 医師

■名称…………体外受精セミナー
■日程…………原則第３土曜 14：00～15：40
■開催場所……宮本ビル７F
■予約…………必要
■参加費用……無料
■参加…………他院患者様 OK
■個別相談……有り

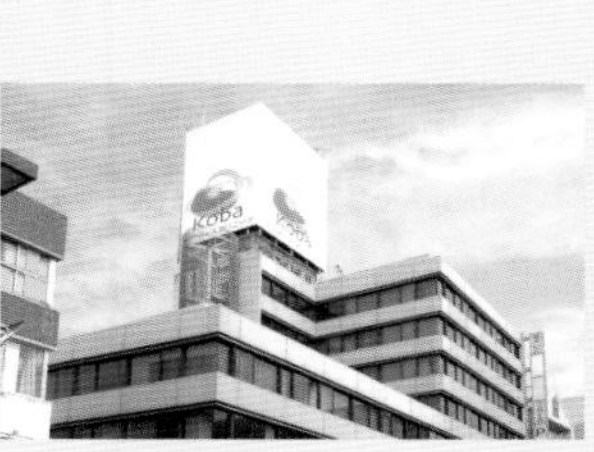

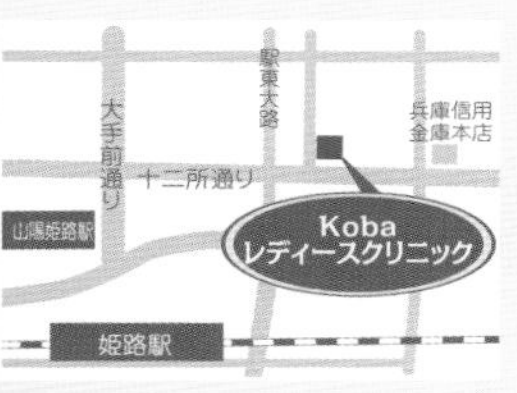

●体外受精（顕微授精）の認識度を UP すること。そして正しい情報を伝えること。一般の患者さんへ　ご主人は、はっきり言って体外受精というものを正しく把握されていませんので、歴史的な流れ、システム、料金、自治体のサポート、合併症などすべてお話しています。

Kagoshima　Access 鹿児島 IC より 車で７分、鹿児島中央駅より鹿児島交通又は鹿児島市営バス「天神南」バス停下車 徒歩５分

https://tokunaga-lc.jp

徳永産婦人科

鹿児島県鹿児島市田上 2-27-17
TEL: 099-202-0007

参加予約▶ TEL ：099-202-0007

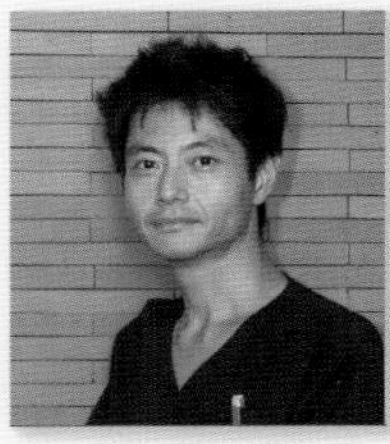

徳永 誠 医師

■名称…………体外受精説明会
■日程…………個別で行っております
■開催場所……クリニック内
■予約…………必要
■参加費用……2,000 円
■参加…………他院患者様 OK
■個別相談……有り

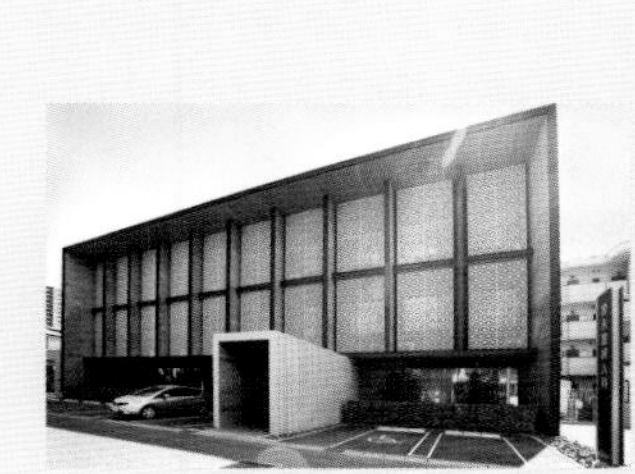

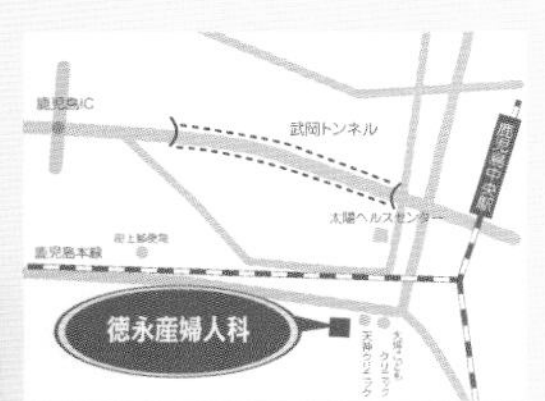

●医師、看護師、胚培養士により、当院の治療方法などについて詳しく説明をさせて頂きます。
また、最後に皆様からの質問もお受けしています。

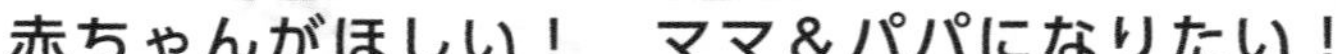
赤ちゃんがほしい！　ママ＆パパになりたい！

見つけよう！
私たちにあったクリニック

なかなか妊娠しないなぁ。どうしてだろう？

心配になってクリニックへ相談へ行こうと思っても、「たくさんあるクリニックから、どう選べばいいの？」と悩むこともあるかもしれませんね。

ここでは、クリニックからのメッセージと合わせて基本的な情報を紹介しています。

お住いの近く、職場の近く、ちょっと遠いけど気になるクリニックが見つかったら、ぜひ、問い合わせてみてください。（P.93 の全国の不妊治療病院＆クリニックも、ぜひご活用ください）

今回紹介のクリニック

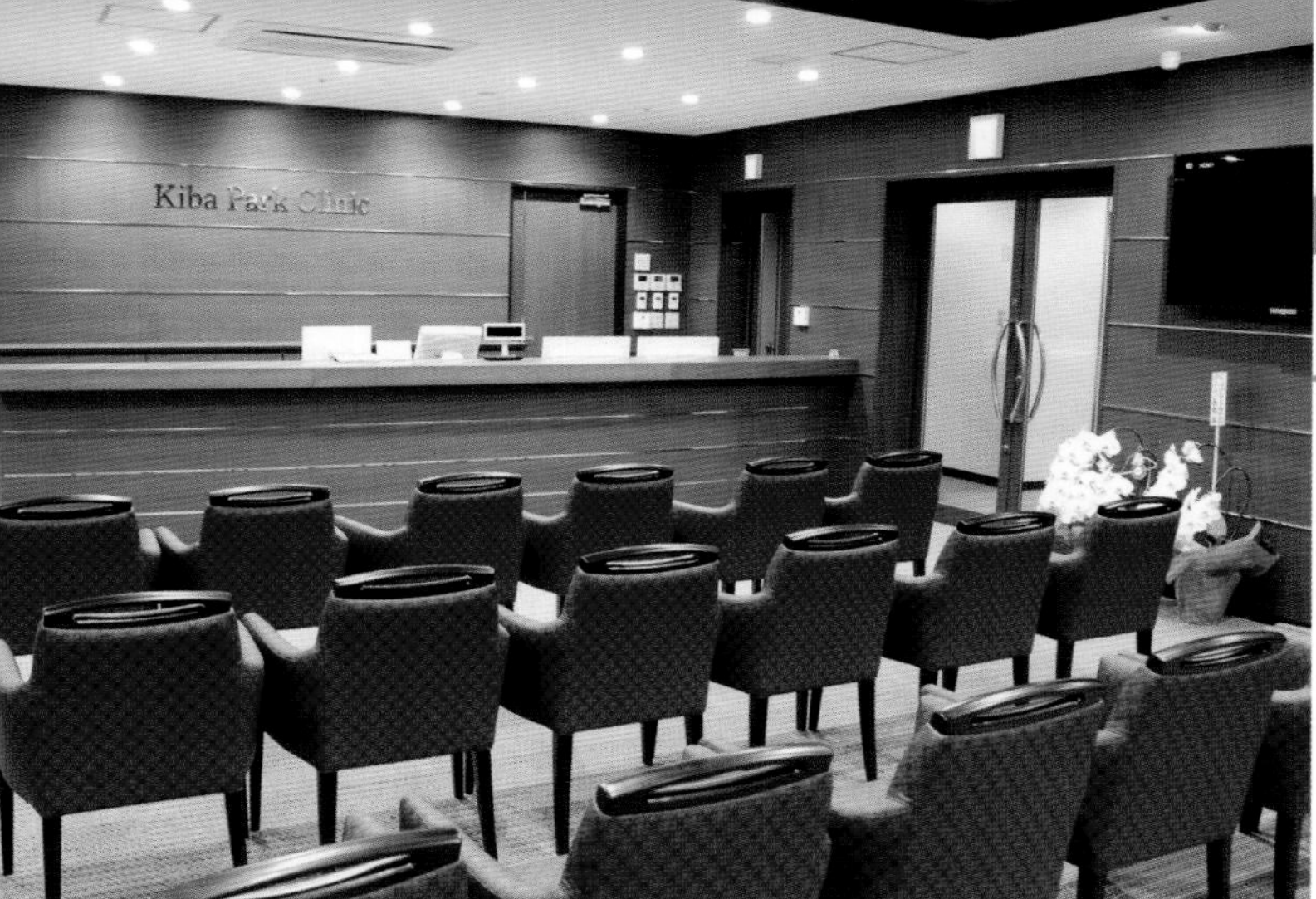

一般不妊症・体外受精・顕微授精・不育症　東京都・江東区

木場公園クリニック・分院

TEL. 03-5245-4122　URL. http://www.kiba-park.jp

世界トップレベルの医療を提供させていただきます

不妊症の治療は長時間を要することもあり、今後の治療方針や将来のことに不安を抱いている方も多く、心のケアを大事にしていかなければなりません。

当クリニックでは、心理カウンセラー、臨床遺伝専門医が患者様の心の悩みをバックアップさせていただきます。

一般の不妊症治療で妊娠されない方には、生殖補助技術を用いた体外受精・顕微授精を実施いたします。

ご夫婦の立場に立った生殖専門医による大学病院レベルの高品位な技術と、欧米スタイルの心の通った女性・男性不妊症の診察・検査・治療を行わせていただきます。

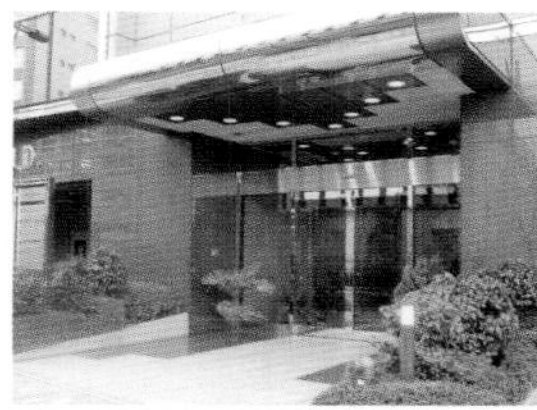

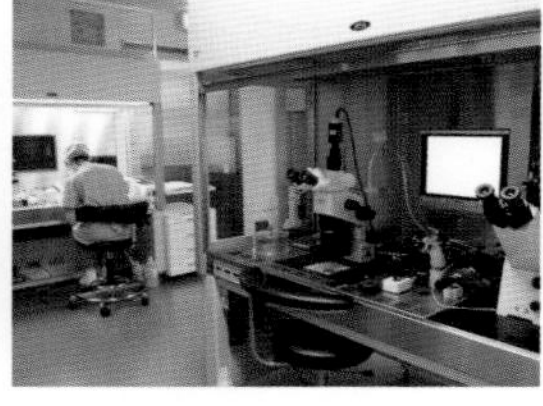

「不妊症はカップルの病気」

木場公園クリニック・分院は、カップルで受診しやすいクリニックを目指して、設計・運営しています。エントランスの雰囲気はごくシンプルで、男性だけでも入りやすいです。カップルで診察を待つ人が多いので、待合室に男性がいてもなんの違和感もありません。また、多目的ホールではセミナーなどを行っています。

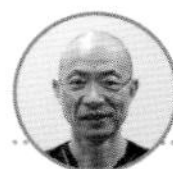

Profile. 吉田 淳 理事長

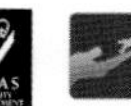

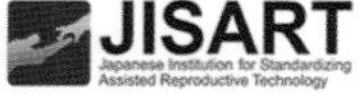

昭和61年愛媛大学医学部卒業。同年5月より東京警察病院産婦人科に勤務。平成3年より池下チャイルドレディースクリニックに勤務。平成4年日本産婦人科学会専門医を取得。その後、女性不妊症・男性不妊症の診療・治療・研究を行う。平成9年日本不妊学会賞受賞。平成11年1月木場公園クリニックを開業。「不妊症はカップルの問題」と提唱し、日本で数少ない女性不妊症・男性不妊症の両方を診察・治療できるリプロダクション専門医である。

○ 診療時間 (8:30〜12:00、13:30〜16:30)

	月	火	水	木	金	土	日
午前	○	○	○	○	○	○*	−
午後	○	●	○	●	○	○*	−

● 6Fのみ火曜日と木曜日の午後13:30〜18:00
※土曜日 午前9:00〜14:00、午後14:30〜16:00
祝日の午前は8:30〜13:00

東京都江東区木場 2-17-13 亀井ビル2F・3F・5〜7F
○東京メトロ東西線木場駅 3番出口より徒歩2分

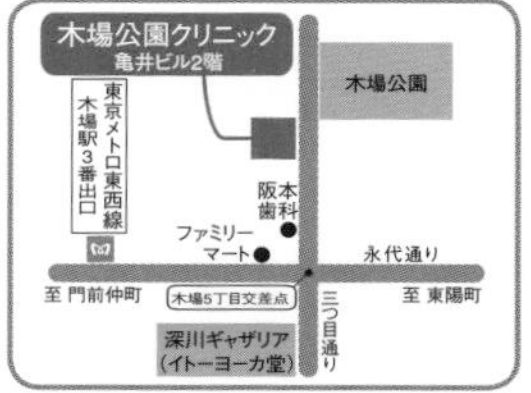

●人工授精 ●体外受精 ●顕微授精 ●凍結保存 ●男性不妊 ●漢方 ●カウンセリング ●運動指導 ●女医 ●鍼灸 ●レーザー

体外受精・顕微授精・不妊症　東京都・中央区

オーク銀座レディースクリニック

TEL. 0120-009-345　URL. https://www.oakclinic-group.com/

お子様を迎えるという目標に向かって、高度生殖補助医療による治療を提供しています。

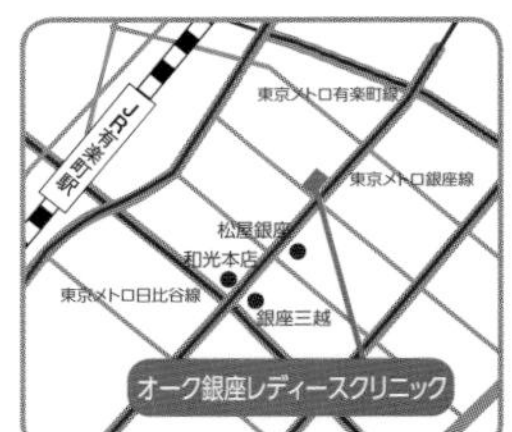

患者様のお話をうかがい、お一人おひとりに合わせた治療プランをご提案します。男性不妊にも対応しており、ご夫婦で受診していただくことも可能です。また、週に3日は大阪の本院（オーク住吉産婦人科）から経験豊富な専門医が来院し、診療にあたっています。

体外受精周期の注射には365日対応しており、病院ではなく、患者様本位のスケジュールで治療を進めていただけます。

学会認定の胚培養士が在籍する国際水準の培養ラボラトリーを備え、院内の基準をクリアした胚培養士が、患者様に採卵した卵子や受精後の胚の状態をご説明しています。

患者様が一日も早く赤ちゃんを迎えられるよう、経験と技術に裏打ちされた治療でサポートして参ります。

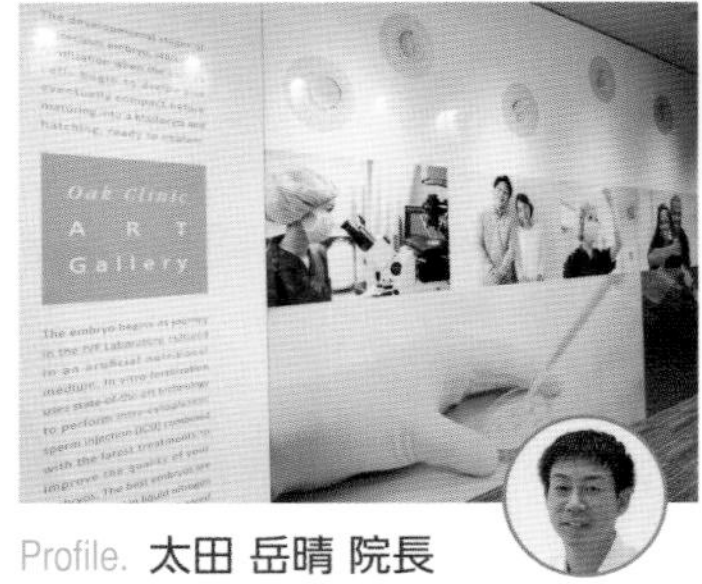

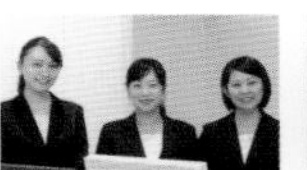

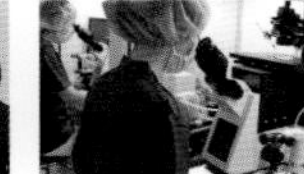

Profile. 太田 岳晴 院長

福岡大学医学部卒業。
福岡大学病院、飯塚病院、福岡徳洲会病院を経て、オーク銀座レディースクリニック院長。

○ 診療時間

	月	火	水	木	金	土	日
午前	○	○	○	○	○	○	△
午後	○	○	○	○	○	○*	−
夜間	○	○	○	○	○	−	−

午前 9:00〜13:00、午後 14:00〜16:30
※土曜午後 14:00〜16:00、夜間 17:00〜19:00
△日・祝日は 9:00〜15:00

東京都中央区銀座 2-6-12　Okura House 7F
○ JR 山手線・京浜東北線有楽町駅 徒歩5分、東京メトロ銀座駅 徒歩3分、東京メトロ有楽町線 銀座1丁目駅 徒歩2分

●人工授精 ●体外受精 ●顕微授精 ●凍結保存 ●男性不妊
●漢方 ●カウンセリング ●女医

不妊症・婦人科一般・更年期障害・その他　千葉県・柏市

中野レディースクリニック

TEL. 04-7162-0345　URL. http://www.nakano-lc.com

エビデンスに基づいた、イージーオーダーの不妊治療

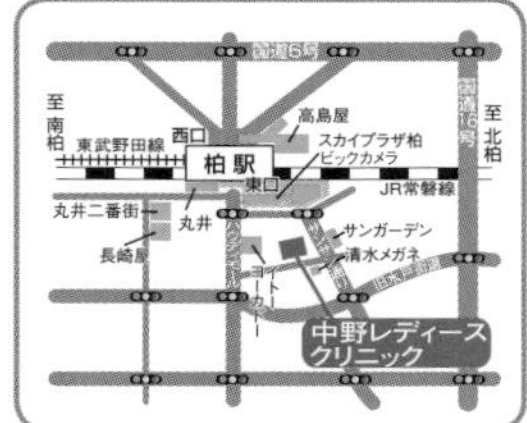

患者様お一人おひとりの治療効果が高いレベルで実現できるよう、エビデンス（症状に対して効果があることがわかっている治療法）に基づいた治療を行っています。そして、最終的に一人でも多くの方が妊娠できるよう、それぞれの方に合った細やかな対応ができるようイージーオーダーの不妊治療をご提供しております。

不妊治療は、加齢とともに条件が悪くなりますから、みなさま、早めに私たちクリニックをお訪ねください。

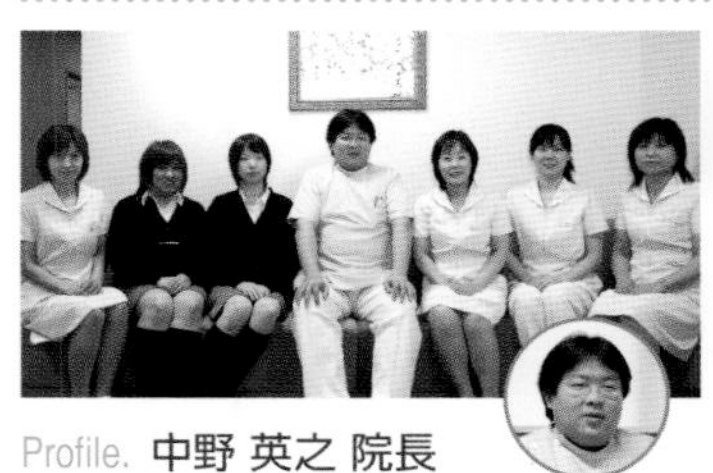

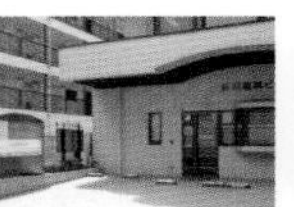

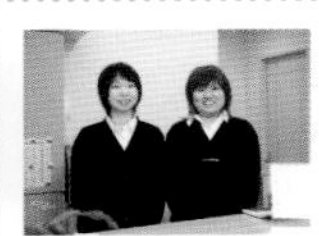

Profile. 中野 英之 院長

平成4年 東邦大学医学部卒業、平成8年 東邦大学大学院修了。この間、東邦大学での初めての顕微授精に成功。平成9年 東京警察病院産婦人科に出向。吊り上げ式腹腔鏡の手技を習得、実践する。平成13年 宗産婦人科病院副院長。平成17年 中野レディースクリニックを開設。医学博士。
日本生殖医学会認定生殖医療専門医。

○ 診療時間 (9:00〜12:30、15:00〜19:00)

	月	火	水	木	金	土	日
午前	○	○	○	○	○	○	−
午後	○	○	○	○	○	−	−
夜間	○	−	○	−	○	−	−

午後 15:00〜17:00、夜間 17:00〜19:00
※土曜午後、日・祝日は休診。
※初診の方は、診療終了1時間前までにご来院下さい。

千葉県柏市柏 2-10-11-1F
○ JR 常磐線柏駅東口より徒歩3分

●人工授精 ●体外受精 ●顕微授精 ●凍結保存
●男性不妊 ●カウンセリング

不妊不育 IVF センター・婦人科一般　神奈川県・横浜市

神奈川レディースクリニック

TEL. 045-290-8666　URL. http://www.klc.jp

患者様お一人おひとりのお気持ちを大切に納得のいく治療を進めていきます

不妊・不育の治療をされている患者様の身近な存在として、気軽に活用できるクリニックでありたいというのが当クリニックのモットーです。不妊治療は、患者様の体調やお気持ちにいかに寄り添うかが大切となります。治療へのストレスや不安を少しでもとり除いて治療に臨んでいただくための多くの相談窓口を設けており、疑問や悩みをお気軽に相談できるようになっています。

不妊・不育症の原因は様々あり、複雑です。患者様のお気持ちを大切に医師・培養士・看護師がチームとして治療を進めてまいります。

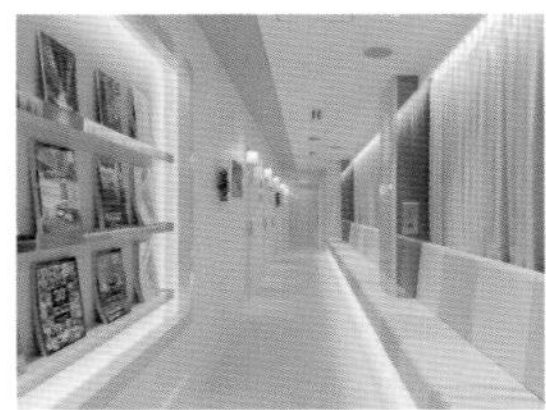

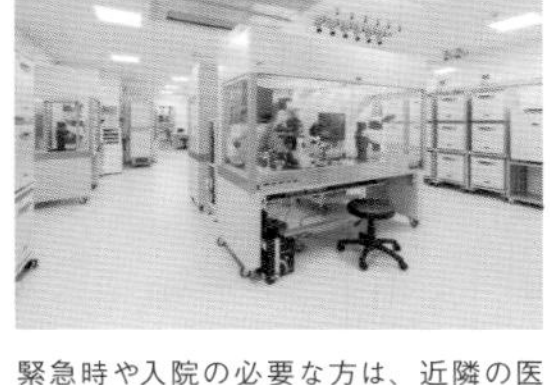

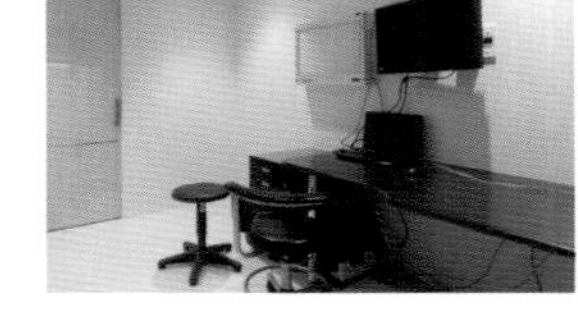

緊急時や入院の必要な方は、近隣の医療機関と提携し、24 時間対応にて診療を行っております。また、携帯電話から診察の順番がわかる、受付順番表示システムを導入しております。

Profile. 小林 淳一 院長

昭和 56 年慶應義塾大学医学部卒業。慶應義塾大学病院にて習慣流産で学位取得。昭和 62 年済生会神奈川県病院にて、IVF・不育症を専門に外来を行う。平成 9 年新横浜母と子の病院にて、不妊不育 IVF センターを設立。平成 15 年 6 月神奈川レディースクリニックを設立し、同センターを移動する。医学博士。日本産科婦人科学会専門医。母体保護法指定医。日本生殖医学会、日本受精着床 学会、日本卵子学会会員。

○ 診療時間 (8:30～12:30、14:00～19:00)

	月	火	水	木	金	土	日
午前	○	○	○	●	○	△	△
午後	○	○	○※	●	○	―	―

△土・日(第2・第4)・祝日の午前は8:30～12:00、午後休診
※水曜午後は14:00～19:30
●木曜、第1・第3・第5日曜の午前は予約制

神奈川県横浜市神奈川区西神奈川1-11-5 ARTVISTA 横浜ビル

○ JR東神奈川駅より徒歩5分、京急東神奈川駅より徒歩8分、東急東白楽駅より徒歩7分

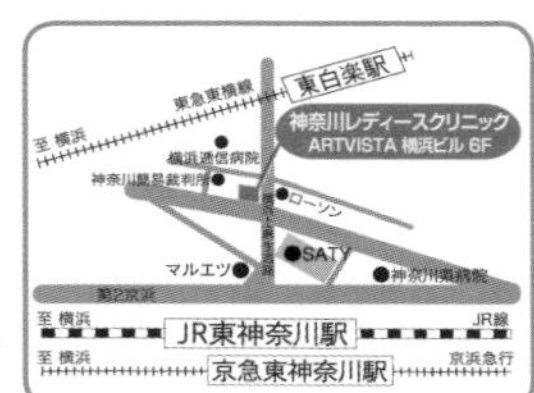

●人工授精 ●体外受精 ●顕微授精 ●凍結保存 ●男性不妊 ●漢方 ●カウンセリング ●食事指導

不妊症・産科・婦人科・小児科・内科　神奈川県・横浜市

菊名西口医院

TEL. 045-401-6444　URL. https://www.kikuna-nishiguchi-iin.jp

約6割の方が自然妊娠！プラス思考で妊娠に向けてがんばってみませんか？

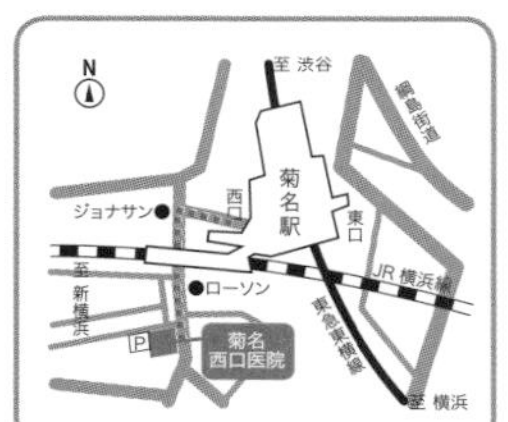

できる限り、自然に近い妊娠につながる不妊治療を心がけ、妊娠後のアフターフォローまで責任を持って診ることが、私たち菊名西口医院のモットーです。

そのため、外来の妊婦さんも約半数は不妊治療を経た妊娠成功者ですし、小児科の約3割はそのご夫婦のお子さんです。

「妊婦がいる外来は通院したくない」、「子どもがいる外来は通院したくない」というお気持ちは十分に受け止めています。だからこそ、そのご夫婦のように「妊娠できるんだ！」と、プラス思考で妊娠に向けてがんばってみませんか。

無理のない範囲で、根気強く。

基礎体温をつける気持ちになれないほど落ち込んだら、何カ月でも待ちます。通院をしばらく休んでも良いのですよ。…『待つことも治療』ですから。

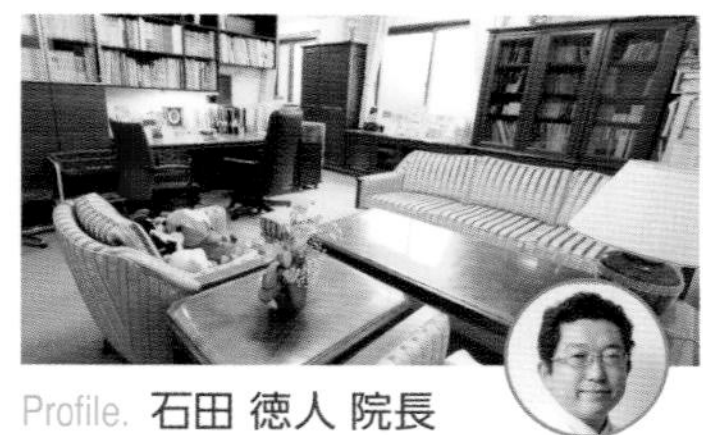

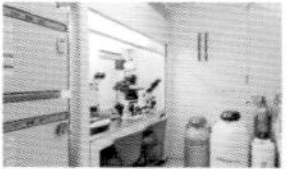

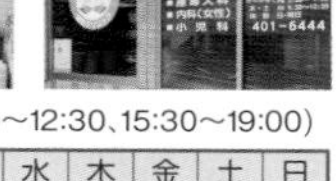

○ 診療時間 (9:30～12:30、15:30～19:00)

	月	火	水	木	金	土	日
午前	○	○	○	○	○	○	―
午後	○	○	○	―	○	―	―

※木・土曜午後、日曜・祝日は休診。
※土曜午後、日曜・祝日は体外受精や顕微授精などの特殊治療を行う患者さんのみを完全予約制にて行っています。
※乳房外来、小児予防接種は予約制。

神奈川県横浜市港北区篠原北 1-3-33

○ JR横浜線・東急東横線 菊名駅西口より徒歩1分 医院下に駐車場4台有り。(車でお越しの方は、その旨お伝え下さい。)

Profile. 石田 徳人 院長

平成2年 金沢医科大学卒業。同年聖マリアンナ医科大学産婦人科入局。平成8年 聖マリアンナ医科大学大学院修了。平成8年 カナダ McGill 大学生殖医学研究室客員講師。平成9年 聖マリアンナ医科大学産婦人科医長。平成13年 菊名西口医院開設。
日本産科婦人科学会専門医。日本生殖医学会会員。日本受精着床学会会員、高度生殖技術研究所会員。男女生み分け研究会会員。母体保護法指定医。医学博士。

●人工授精 ●体外受精 ●顕微授精 ●凍結保存 ●男性不妊 ●漢方 ●カウンセリング ●食事指導 ●運動指導

不妊症・婦人科一般・産科・更年期障害・その他　東京都・豊島区

小川クリニック

TEL. 03-3951-0356　URL. https://www.ogawaclinic.or.jp

希望に沿った治療の提案で、無理のない妊娠計画が実現

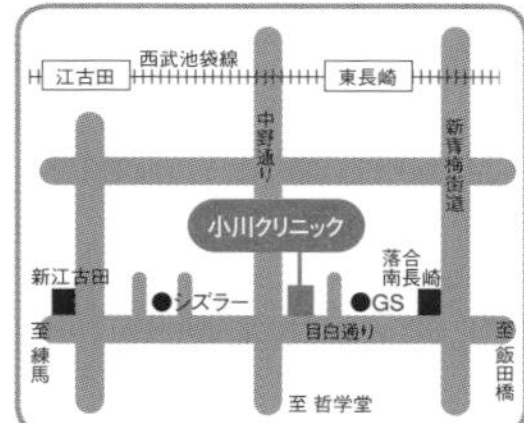

不妊治療の基本は、なるべく自然状態に近い形で妊娠を計ることです。やみくもに最新治療の力を借りることは、避けなければなりません。

まず、タイミング法より始め、漢方療法、排卵誘発剤、人工授精などその人の状態により徐々にステップアップしていきます。

当院では開院以来、高度生殖医療（体外受精、顕微授精など）の治療に到達する前に多くの方々が妊娠されています。

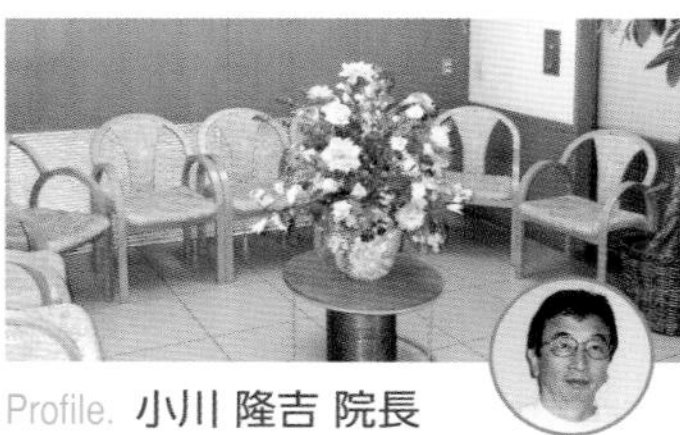

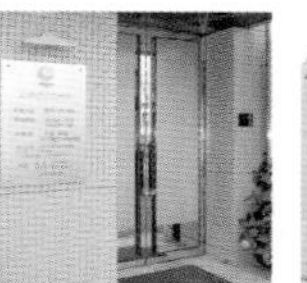

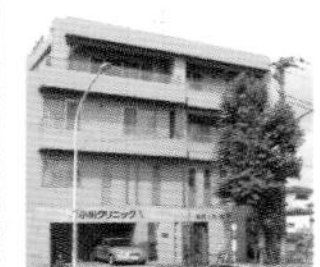

○ 診療時間 (9:00～12:00、15:00～18:00)

	月	火	水	木	金	土	日
午前	○	○	○	○	○	○	―
午後	○	○	―	○	○	―	―

※水・土曜の午後、日・祝日は休診。緊急の際は、上記に限らず電話連絡の上対応いたします。

東京都豊島区南長崎 6-7-11

○ 西武池袋線東長崎駅、地下鉄大江戸線落合南長崎駅より徒歩8分

Profile. 小川 隆吉 院長

1949年生まれ。医学博士。元日本医科大学産婦人科講師。1975年 日本医科大学卒業後、医局を経て1995年4月まで都立築地産院産婦人科医長として勤務。セックスカウンセラー・セラピスト協会員。日本生殖医学会会員。1995年6月不妊症を中心とした女性のための総合クリニック、小川クリニックを開院。著書に「不妊の最新治療」「ここが知りたい不妊治療」「更年期を上手に乗り切る本」「30才からの安産」などがある。

●人工授精 ●男性不妊 ●漢方 ●カウンセリング

不妊症専門　京都府・京都市

田村秀子婦人科医院

TEL. 075-213-0523　URL. https://www.tamura-hideko.com/

心の持ち方や考え方、生活習慣などを聞き、その人だけのオーダーメイドな治療の提案

『これから病院に行くんだ』という気持ちでなく、もっとリラックスした気持ちで、たとえばレストランに食事に行く時やウィンドウショッピングの楽しさ、ホテルでお茶をする時の心地良さで来ていただけるような病院を目指しています。

また、不妊症は子どもが欲しくても自分ではどうしようもなく、かつ未体験のストレスとの戦いでもありますから、できればここに来たら、お姫さまのように自分主体でゆとりや自信を持てる雰囲気を作るよう心がけています。

我々は皆様が肩の力を抜いて通院して下さってこそ、治療の最大の効果を発揮できるものと思っております。ですから、そんな雰囲気作りに、これからも力を注いでいきたいと思っています。

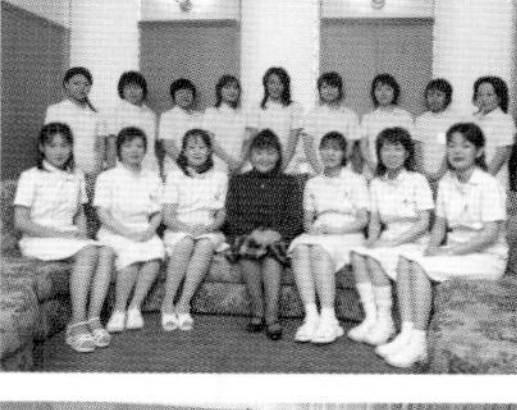

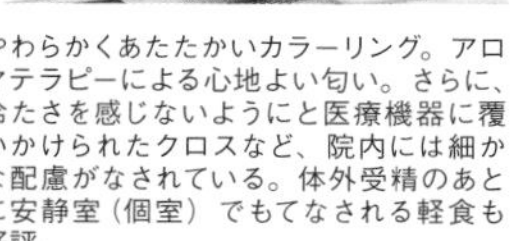

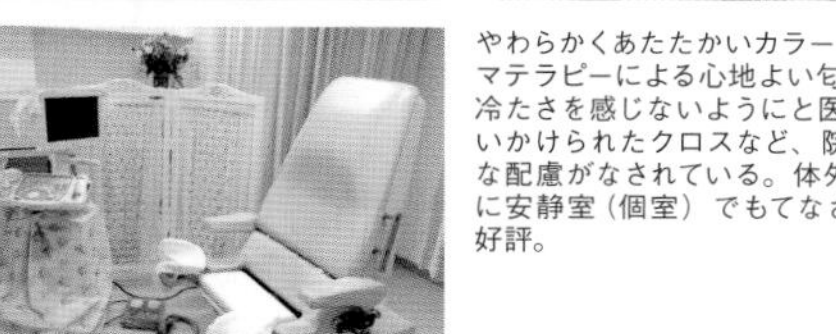

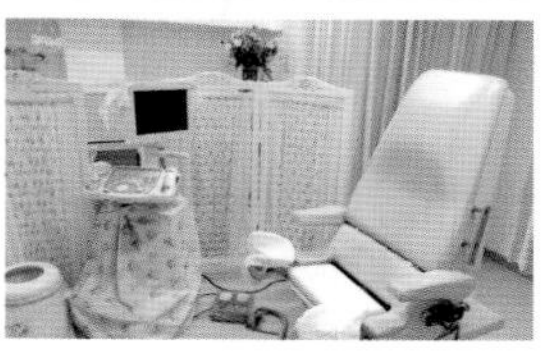

やわらかくあたたかいカラーリング。アロマテラピーによる心地よい匂い。さらに、冷たさを感じないようにと医療機器に覆いかけられたクロスなど、院内には細かな配慮がなされている。体外受精のあとに安静室（個室）でもてなされる軽食も好評。

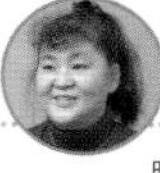

Profile. 田村 秀子 院長

昭和 58 年、京都府立医科大学卒業。平成元年同大学院修了。同年京都第一赤十字病院勤務。平成 3 年、自ら治療し、妊娠 13 週での破水を乗り越えてできた双子の出産を機に義父の経営する田村産婦人科医院に勤務して不妊部門を開設。平成 7 年より京都分院として田村秀子婦人科医院を開設。平成 15 年 8 月、現地に発展移転。現在、自院、田村産婦人科医院、京都第二赤十字病院の 3 施設で不妊外来を担当。専門は生殖内分泌学。医学博士。

○ 診療時間 (9:30〜12:00、13:00〜19:00)

	月	火	水	木	金	土	日
午前	○	○	○	○	○	○	—
午後	○	○	○	○	○	○	—
夜間	○	○	○	○	○	—	—

午後 13:00〜15:00、夜間 17:00〜19:00
※日・祝祭日休診
京都府京都市中京区御池高倉東入ル御所八幡町 229
○市営地下鉄烏丸線 御池駅 1 番出口 徒歩 3 分

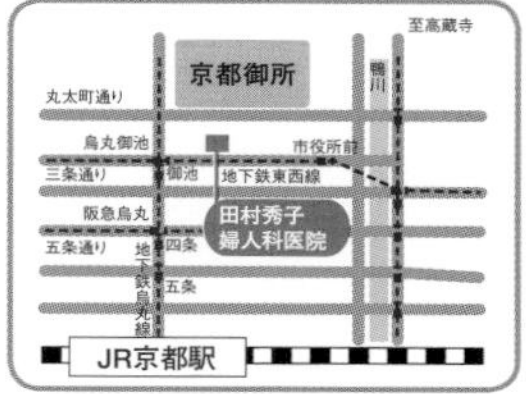

●人工授精 ●体外受精 ●顕微授精 ●凍結保存 ●男性不妊 ●漢方 ●カウンセリング ●女医

不妊症・リプロダクションセンター・体外受精ラボラトリー・サージセンター　大阪府・大阪市

オーク住吉産婦人科

TEL. 0120-009-345　URL. https://www.oakclinic-group.com/

高度生殖補助医療の専門クリニック。年中無休の体制で最先端の治療を提供します。

24時間365日体制の高度生殖補助医療実施施設です。働きながら不妊治療を受けていただきやすい体制を整えています。

生殖医療に長年携わっている専門医が、患者様お一人お一人のお話をうかがった上で治療プランをご提案いたします。男性不妊にも対応し、ご夫婦での受診も可能です。

国際水準の培養ラボラトリーには、学会認定の胚培養士が多数在籍し、日々技術の習得や研究にあたっています。

患者様が納得して治療を受けて頂けるようドクター、スタッフが一丸となって治療に取り組んでいます。

南海本線・岸里玉出駅
大阪メトロ・四つ橋線玉出駅
オーク住吉産婦人科
南港通
国道26号線
北粉浜小学校

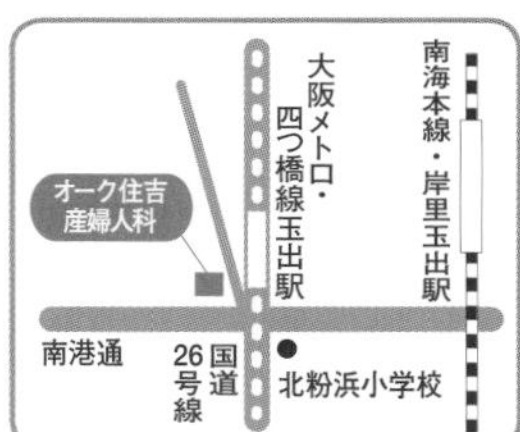

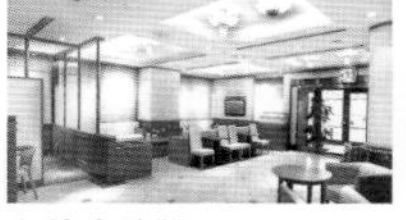

Profile. 多田 佳宏 院長

京都府立医科大学卒業。同大学産婦人科研修医、国立舞鶴病院、京都府立医科大学産婦人科修練医、京都市立病院、松下記念病院などを経て当院へ。女性の不妊治療の診察とともに、男性不妊も担当。医学博士。産婦人科専門医、生殖医療専門医。

○ 診療時間

	月	火	水	木	金	土	日
午前・午後	○	○	○	○	○	●	△
夜間	○	○	○	○	○	—	—

午前・午後 9:00〜16:30、夜間 17:00〜19:00
● 土は9:00〜16:00、△ 日・祝日は9:30〜15:00
卵巣刺激のための注射、採卵、胚移植は日・祝日も行います。

大阪府大阪市西成区玉出西 2-7-9
○大阪メトロ 四つ橋線玉出駅 5 番出口徒歩 0 分
南海本線岸里玉出駅徒歩 10 分

●人工授精 ●体外受精 ●顕微授精 ●凍結保存 ●男性不妊 ●漢方 ●カウンセリング ●女医

不妊症・産婦人科　長野県・佐久市

佐久平エンゼルクリニック

TEL. 0267-67-5816　URL. https://www.sakudaira-angel-clinic.jp/

元気な赤ちゃんを産み育てていくためのベースとなる体作りを重視した不妊治療を行っています

元気な赤ちゃんを産むためには母体が健康でなくてはなりません。一般に健康とは "病気でない状態" を指しますが、不妊治療を進める上での健康とは、"母体に胎児を育てるために十分な栄養が満たされている状態" と、考えています。胎児の発育には、母体から十分な栄養供給が必要です。

不妊治療を、これから赤ちゃんを産み育てるための準備期間と考え、妊娠しやすい体作りや不足する栄養素の補充を行い、単に妊娠するだけでなく、元気な赤ちゃんを産むことを最大の目標としています。

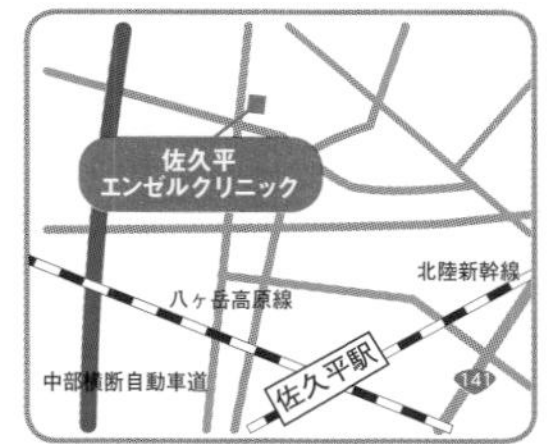

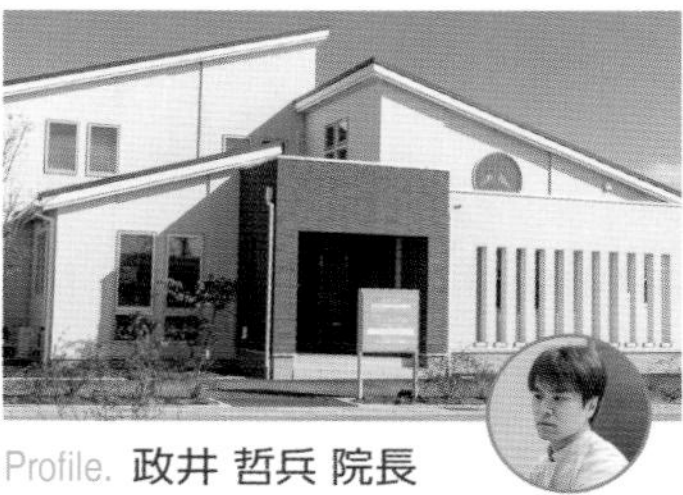

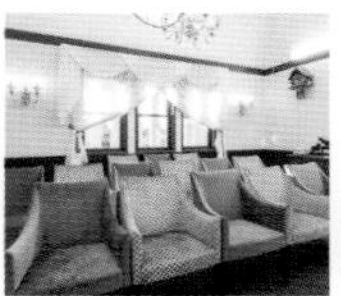

Profile. 政井 哲兵 院長

鹿児島大学医学部卒業、東京都立府中病院（現東京都立多摩医療センター）研修医。2005 年 東京都立府中病院産婦人科、2007 年 日本赤十字社医療センター産婦人科、2012 年 高崎 ART クリニック、2014 年 佐久平エンゼルクリニック開設。
産婦人科専門医、生殖医療専門医。

○ 診療時間 (8:30〜12:00、14:00〜17:00)

	月	火	水	木	金	土	日
午前	○	○	○	○	○	○	—
午後	○	○	—	●	○	—	—

※水曜、土曜の午後、日・祝日は休診。
● 木曜午後は体外受精説明会のため不定休。

長野県佐久市長土呂1210-1
○ 佐久北IC・佐久ICより車で約5分
JR佐久平駅より徒歩約10分

●人工授精 ●体外受精 ●顕微授精 ●凍結保存 ●男性不妊 ●漢方 ●カウンセリング

不妊症・産婦人科・新生児内科・麻酔科　　愛媛県・松山市

つばきウイメンズクリニック

TEL. 089-905-1122　URL. https://www.tsubaki-wc.com/

生殖医療、無痛分娩、ヘルスケアを中心に地域に根差した「かかりつけ産婦人科」

不妊症の原因を十分に調べたうえで、効果的な治療を積極的に行う「テーラーメイドな生殖医療」を信念としています。産婦人科医による女性不妊だけでなく、男性不妊を専門とする泌尿器科医による診療も重要です。当院は男性不妊に特化した専門外来を開設し、男女双方からのアプローチも可能にしています。男性不妊の分野で先駆的な治療や研究を実践し、国内外でも著名な獨協医科大学埼玉医療センターの岡田弘主任教授が診療・手術を担当しています。高度生殖医療の核とも言える培養部門は、高水準の培養技術を日夜追求しています。

妊娠後も当院での管理が可能で、無痛分娩も提供し、感動的な理想分娩を追求しています。また女性医学の見地から、女性の生涯にわたるヘルスケアをサポートしています。

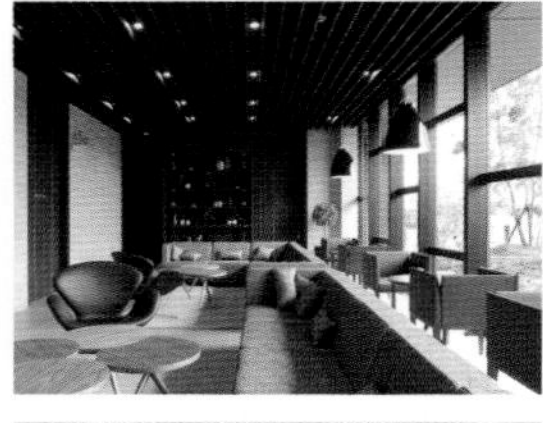

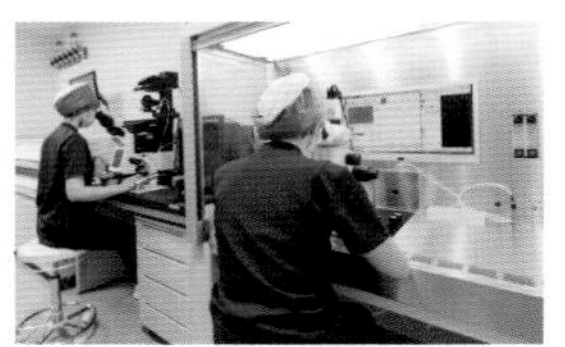

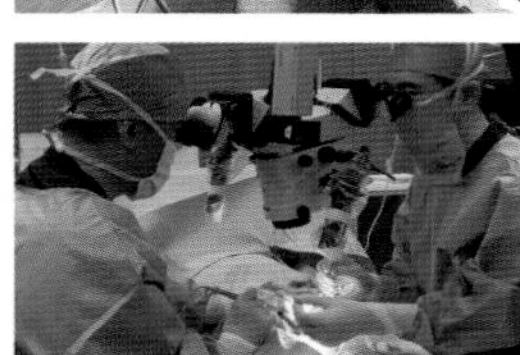

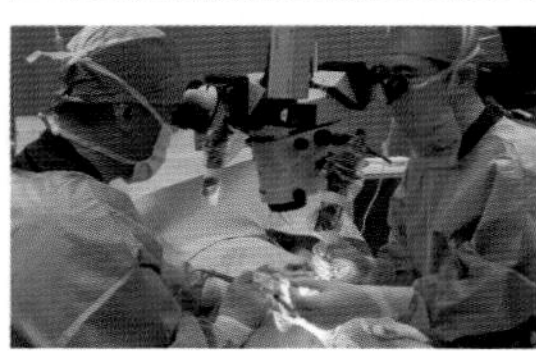

Profile. 鍋田 基生 院長

久留米大学医学部卒業。愛媛大学医学部附属病院講師、外来医長を経て現職。大学病院での診療、研究により生殖医療の発展、向上に寄与する。理論的かつ迅速、適切な治療により速やかな妊娠を目指す。医学博士。愛媛大学非常勤講師。兵庫医科大学非常勤講師。産婦人科専門医・指導医。生殖医療専門医。管理胚培養士。女性ヘルスケア専門医・指導医。漢方専門医。日本卵子学会代議員。日本レーザーリプロダクション学会評議員。生殖バイオロジー東京シンポジウム世話人。JISART 理事。日本生殖医学会学術奨励賞、中四国産科婦人科学会学術奨励賞、愛媛医学会賞受賞。

○ 診療時間 (9:00～12:00、15:00～18:00)

	月	火	水	木	金	土	日
午前	○	○	○	○	○	○	—
午後	○	○	—	○	○	△	—

※水曜の午後、日･祝日は休診。△土曜午後は15:00～17:00
※男性不妊外来：月1回完全予約制
[土曜]15:00～17:00 [日曜]9:00～11:00

愛媛県松山市北土居 5-11-7

○ 伊予鉄道バス「椿前」バス停より徒歩約4分、「椿神社前」バス停より徒歩約9分

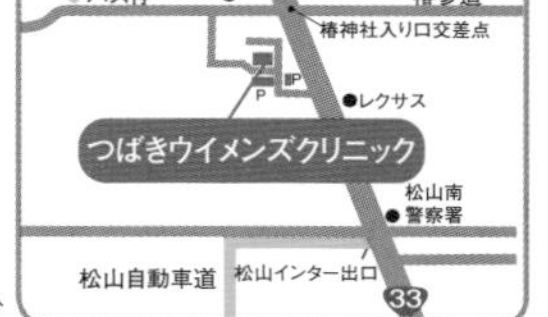

●人工授精 ●体外受精 ●顕微授精 ●凍結保存 ●漢方 ●男性不妊 ●カウンセリング

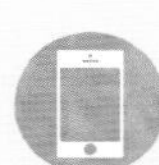

インターネットでも、不妊治療の幅広い情報を提供しています。

不妊治療情報センター・FUNIN.INFO

https://www.funin.info

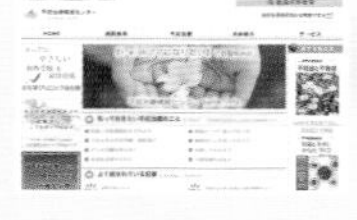

全国の不妊治療施設を紹介する不妊治療情報センター・funin.infoです。コンテンツは、不妊治療に絡んだ病院情報がメインです。

全国体外受精実施施設完全ガイド

https://www.quality-art.jp

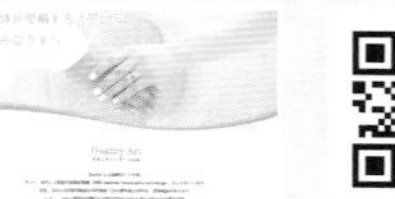

体外受精の質を追求するクリニックの情報を多項目から公開するとともに、全国の体外受精実施施設を紹介しています。

ブログ：ママになりたいすべての人へ

http://ameblo.jp/mamanari-love/

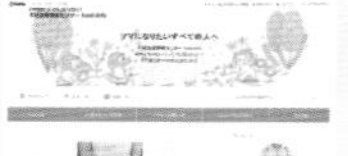

ママになりたい！パパになりたい！
そう願うすべての人のためにスタッフが日々綴っています。

不妊症・体外受精・顕微授精　　大阪府・大阪市

オーク梅田レディースクリニック

TEL. 0120-009-345　URL. https://www.oakclinic-group.com/

患者様の妊娠に向けた診療に、不妊治療の専門院として全力で取り組んでいます。

多数のオリジナル・メソッドを含む検査と治療をメニューに用意しています。

高度生殖補助医療は、本院のオーク住吉産婦人科と連携して提供しています。体外受精は患者様のお話をうかがい、お一人お一人に合わせたプランをご提案しています。採卵や胚移植、特殊な検査や処置は、本院での実施となりますが、何度も通院が必要となる卵胞チェックや注射は梅田で行いながらの治療が可能です。

患者様とともに、妊娠という目標に向かって治療を進めて参ります。

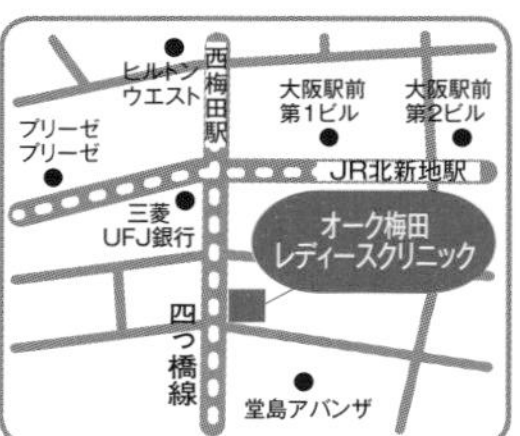

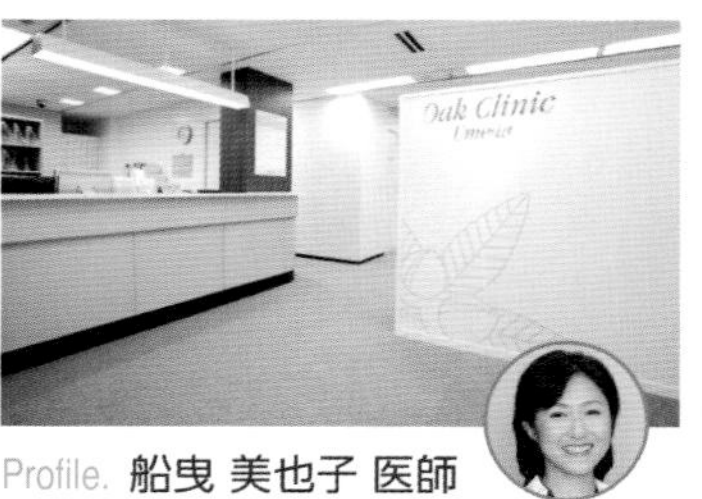

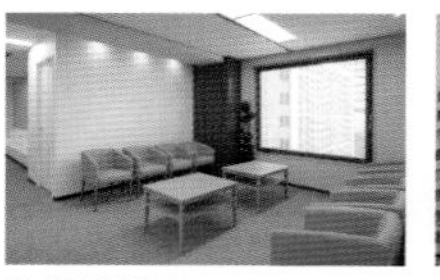

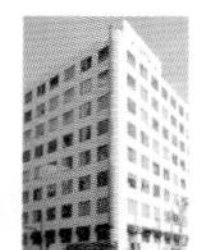

Profile. 船曳 美也子 医師

神戸大学文学部心理学科、兵庫医科大学卒業
兵庫医科大学、西宮中央市民病院、パルモア病院を経て当院へ。エジンバラ大学で未熟卵の培養法などを学んだ技術と自らの不妊体験を生かし、当院・オーク住吉産婦人科で活躍する医師。産婦人科専門医、生殖医療専門医。

○ 診療時間

	月	火	水	木	金	土	日
午前	○	○	○	○	○	○	—
午後	—	○	○	—	○	—	—
夜間	○	○	○	○	○	—	—

午前 10:00～13:00、午後 14:30～16:30
夜間 17:00～19:00

大阪府大阪市北区曽根崎新地1-3-16 京富ビル 9F

○ 大阪メトロ 四つ橋線西梅田駅、JR 東西線北新地駅　C60 出口すぐ。JR 大阪駅より徒歩7分

●人工授精 ●体外受精 ●顕微授精 ●凍結保存 ●男性不妊
●漢方 ●カウンセリング ●女医

不妊治療バイブル 2020
ママになりたい

定価 1,500 円（外税）

ISBN：978-4903598703

不妊治療バイブル
2020
ママになりたい
赤ちゃんがほしいご夫婦のための
不妊治療から妊娠、出産まで
保存版
不妊治療情報センター・funin.info

赤ちゃんがほしい！でも、なかなか授からない…、どうして？


その期間が長ければ長いほど、不安や心配が増えていくでしょう。

赤ちゃんがほしい。夫婦でタイミングもあわせてがんばってる！

でも妊娠しない。 どうして？

妊娠しないのは、「なにか」「どこかに」理由があるはずです。

まずは、しっかりと妊娠、出産を知ること、そして、なぜ赤ちゃんが授からないのか、どうしたら赤ちゃんが授かるのかなどの基本的なことを知ることが、赤ちゃんを授かることの近道になることと思います。

そのための情報を 12 章にまとめました。


妊娠しやすいからだづくりでは、ママなりでお馴染みのイラストレーター植木さんが登場！自身の妊活体験を交えた妊活ベジライフを彩りよく！

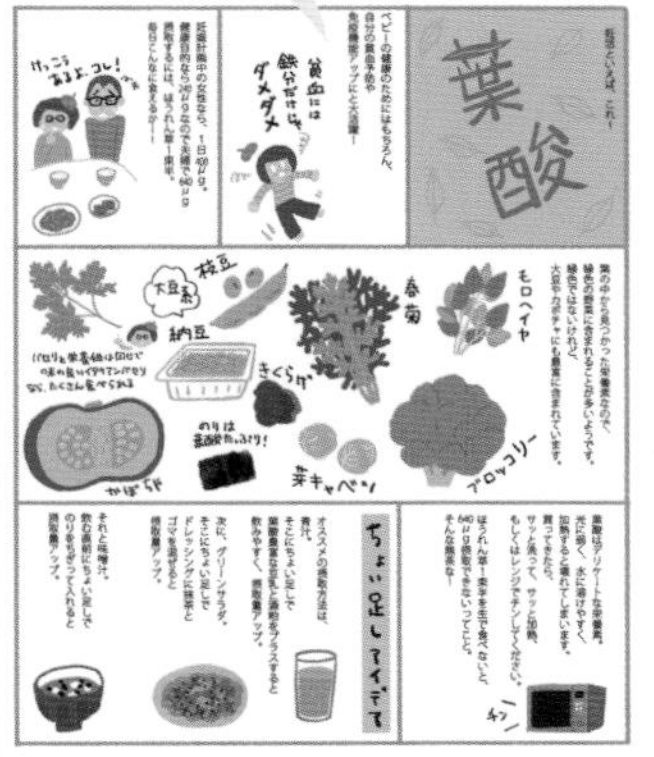

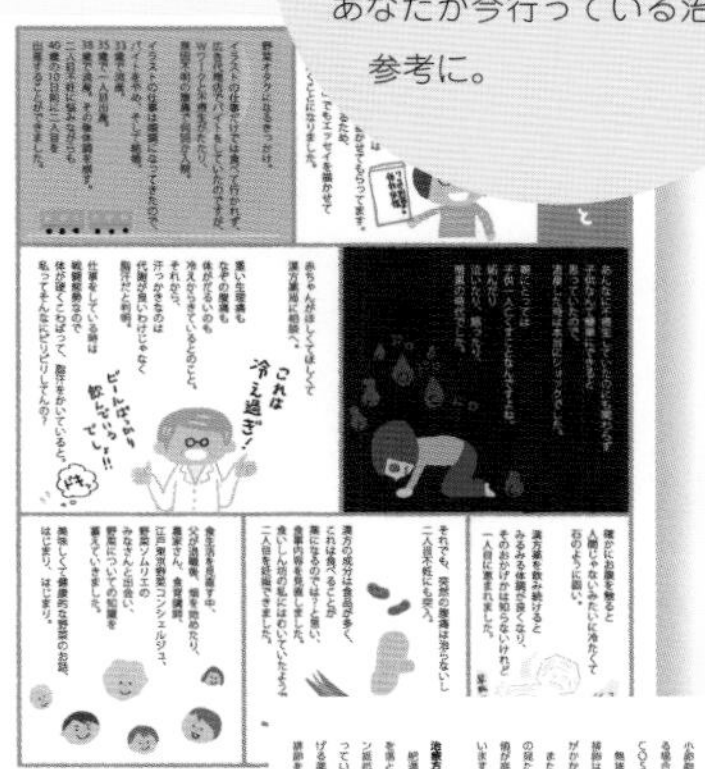

最初は、「妊娠しないのはなぜ？」のチェックから！治療段階によってチェックの内容がかわります。
あなたが今行っている治療の参考に。

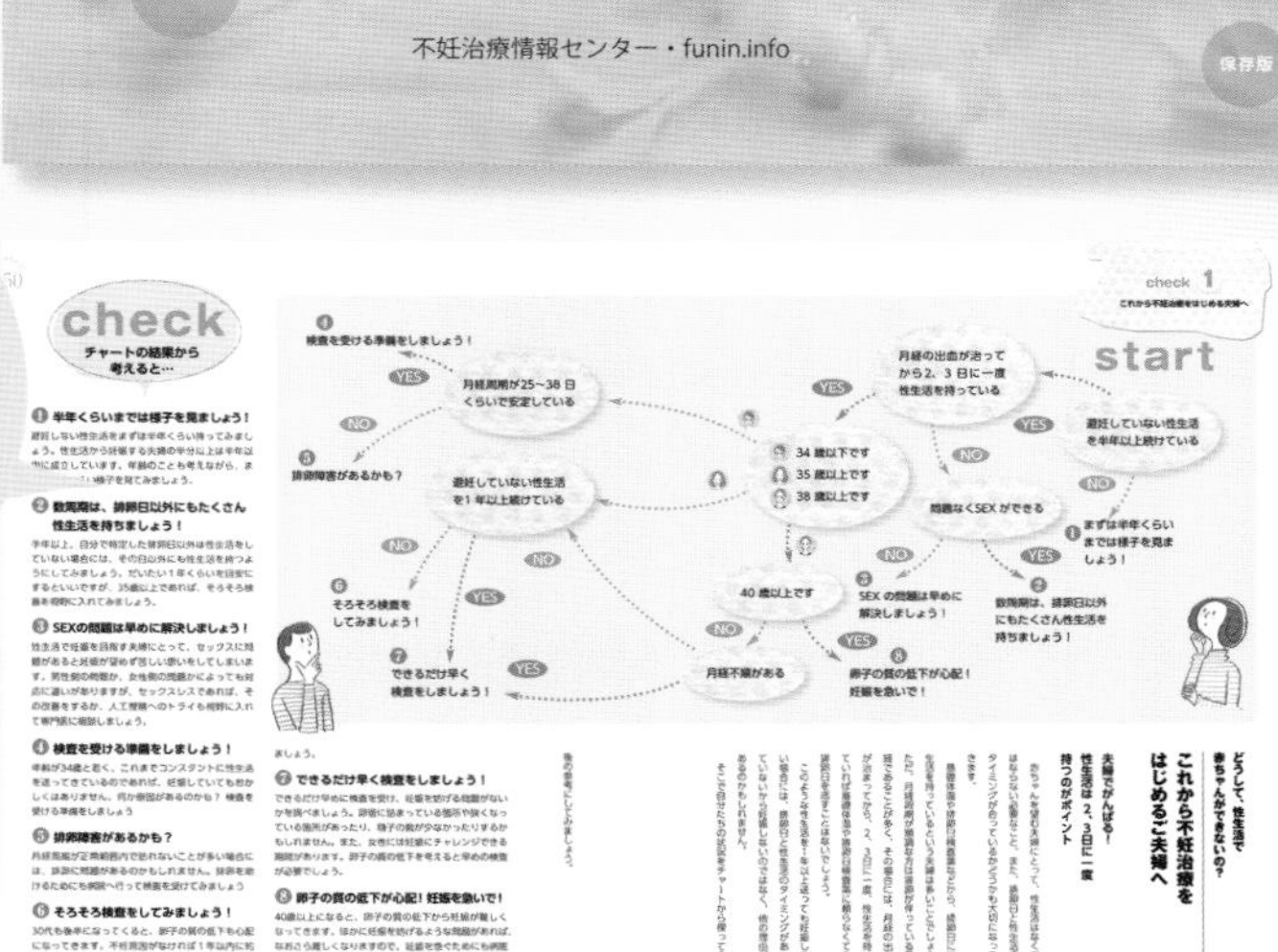

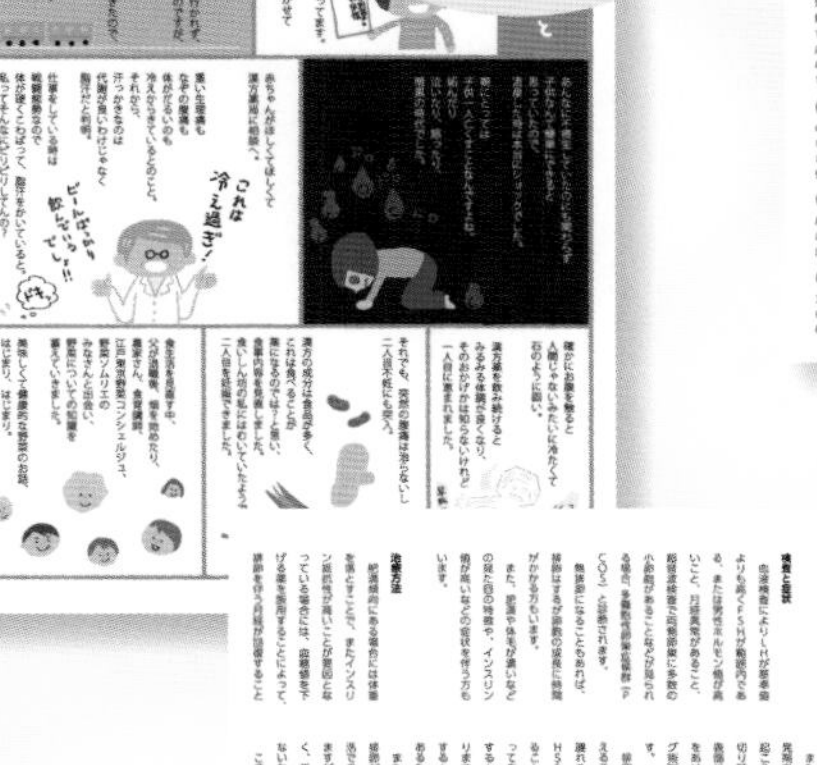

不妊の原因になること、その治療法などをお伝えしています。
例えば排卵障害と言っても、さまざまな原因と治療法があります。

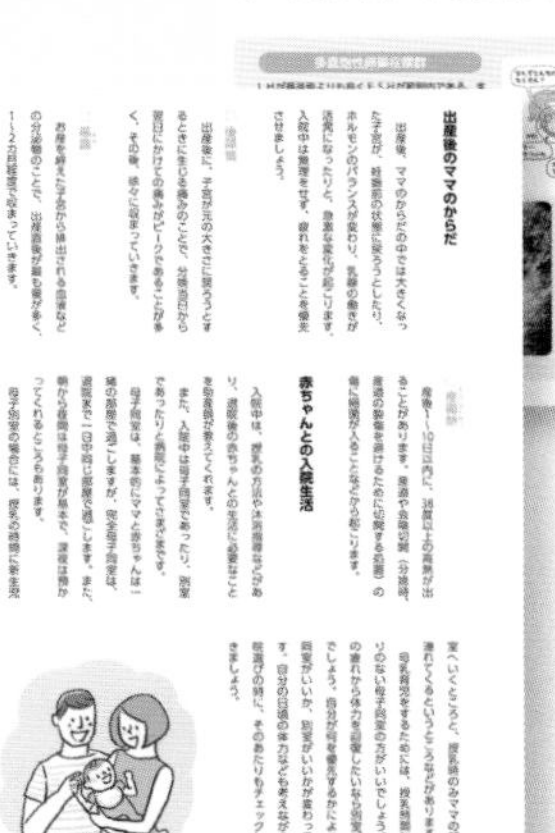

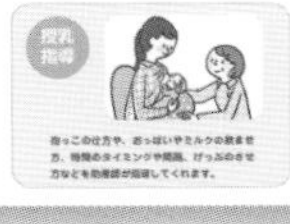

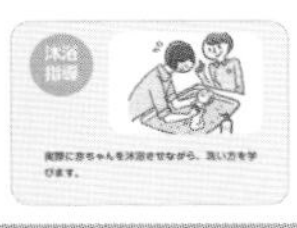

不妊治療は、妊娠がゴールではないのです。

赤ちゃんが生まれたら？

何が必要？ お世話の仕方は？

育児のスケジュールって？！

そんなお話もあります。


全国の書店、または Amazon などのインターネットからお買い求めください。

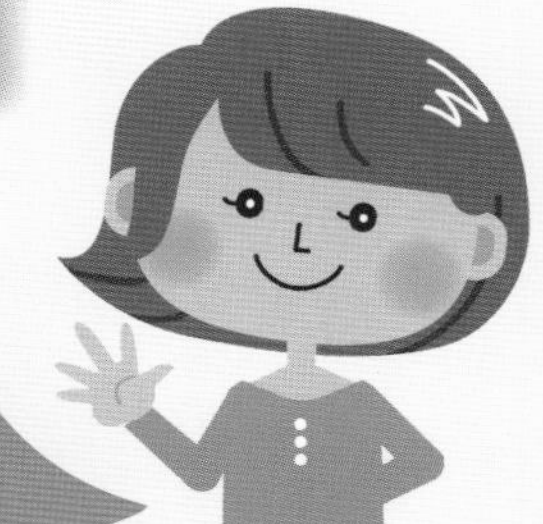

Let's try!

おうちでレッスン「ママなり教室」Vol.3

Tシャツがマスクに早変わり!? おうちで簡単リメイクマスク♪

新型コロナウイルスの感染防止対策だけでなく、風邪の予防や花粉対策としてマスクは今や生活の必需品です。最近では、手作りの布マスクを使っている人を見かけることも多くなりました。スタイリッシュでハイセンスなデザインやパッと目を引くカラフルなマスク。ファッション小物感覚でコーディネートを楽しむ人も増えつつあります。

今回の「ママなり教室」は、自宅にあるものだけで、裁縫初心者でも簡単に作れる「リメイクマスク教室」です。自分で作ってみたいけれど、「不器用だから…」「型紙の作り方がわからない…」と諦めてしまっている人もぜひトライしてみてくださいね。マスクは縫う箇所が少ないため、ミシンがなくても裁縫経験がなくても、比較的簡単に作ることができます。描き写すだけで使える実寸大の型紙も用意しました!

気に入っていたけれど着なくなったワンピースやスカート、好きな柄のハンカチなどを使って自分好みのオリジナルマスクを作りましょう。裏地とゴムにTシャツを使用しているので通気性がよく夏も快適、ストレッチが効いていて耳が痛くなりにくいのもポイントです。

自宅で過ごす時間が長くなったこの機会に、2人でマスク作りにチャレンジしてみてはいかがでしょう。せっかくなのでお揃いのマスクを作ってみるのもよいですね。ペアルックはちょっと気恥ずかしいというシャイなカップルも、ペアマスクならさりげないお揃い感を演出するリンクコーデが楽しめます。

手順

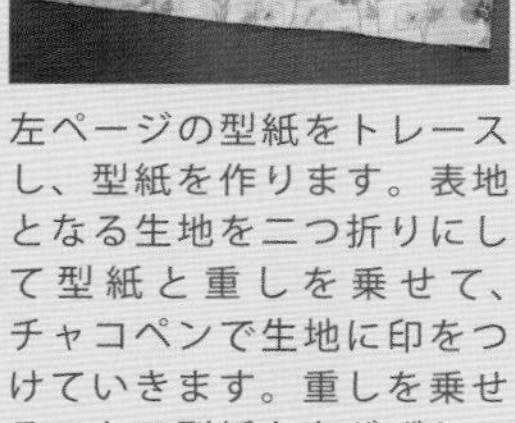

①左ページの型紙をトレースし、型紙を作ります。表地となる生地を二つ折りにして型紙と重しを乗せて、チャコペンで生地に印をつけていきます。重しを乗せることで型紙と布がずれにくくなります。

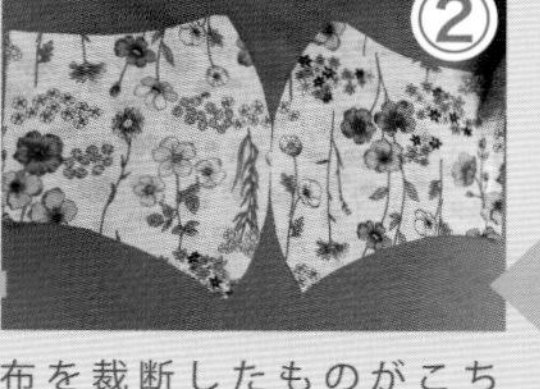

②布を裁断したものがこちら。同じ型の生地が2枚できているはずです。

③裏地となるTシャツも表地と同様に裁断します。Tシャツをそのまま使用するので同じ型の布が2枚できます。裁断した生地の1㎝内側（ゴム通し側は除く）にチャコペンで印をつけます（型紙の点線部分）。印をつけたところが縫い代になります。

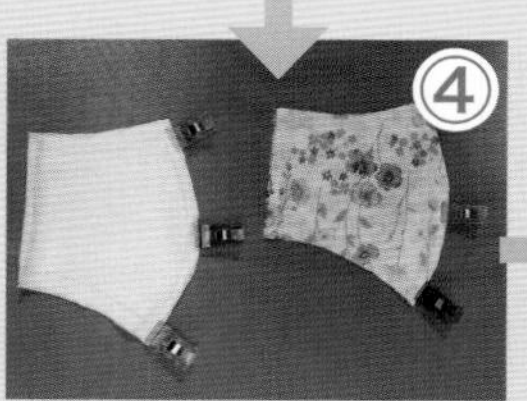

④2枚の生地を重ねて、マスクの中央になる部分をクリップで留めます。布の表面を内側にして留めてください。

⑤2枚に重ねた布の中央部分を縫い合わせていきます。クリップは無くてもよいのですが、縫っているときに布がずれにくくなるので、出来れば使用しましょう。

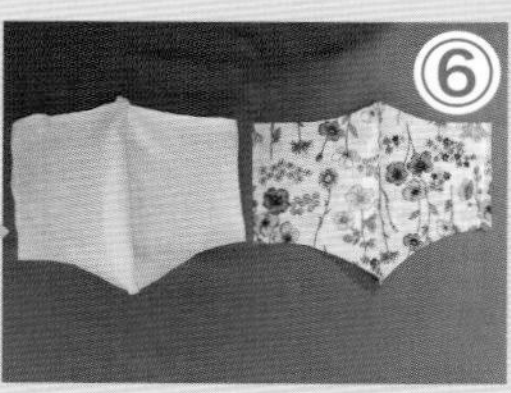

⑥次に裏地・表地ともにチャコペンで印をつけた縫い代を内側に折り込んでアイロンをかけてください。

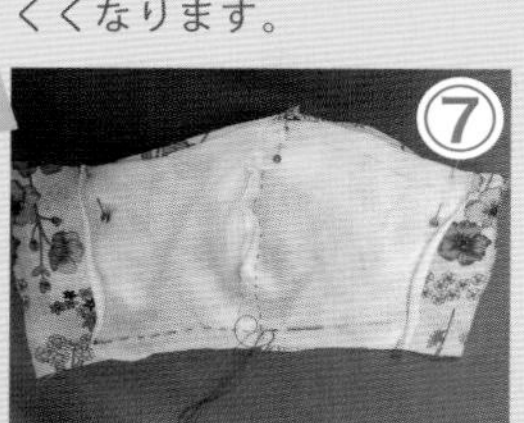

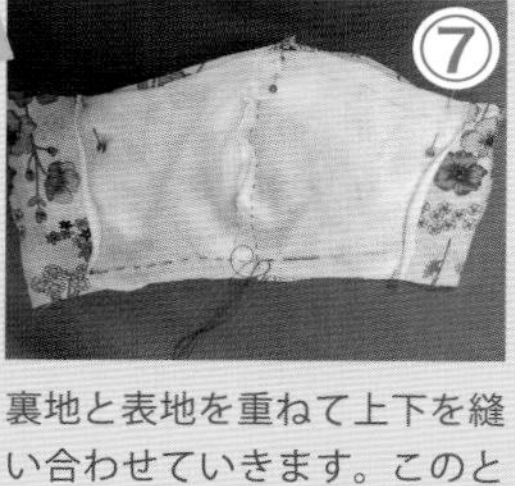

⑦裏地と表地を重ねて上下を縫い合わせていきます。このとき、まち針でしっかり留めておくと縫いやすくなります。

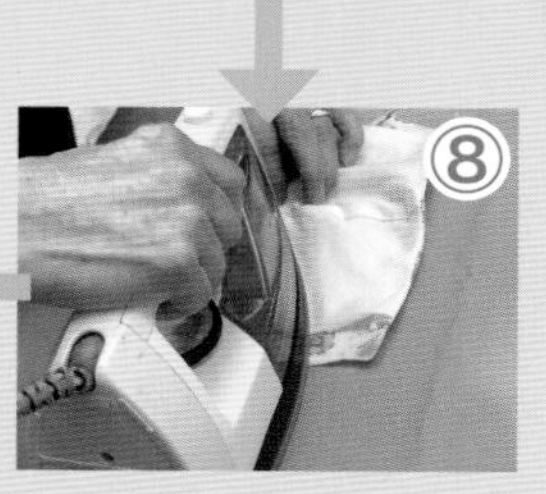

⑧今度はマスクの両サイドを三つ折りにしてアイロンをかけます。この部分がゴム通しになります。

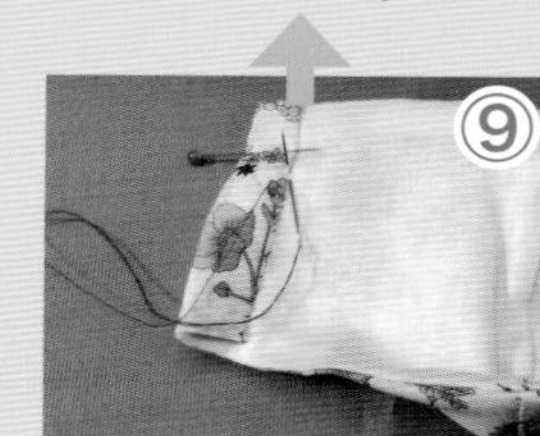

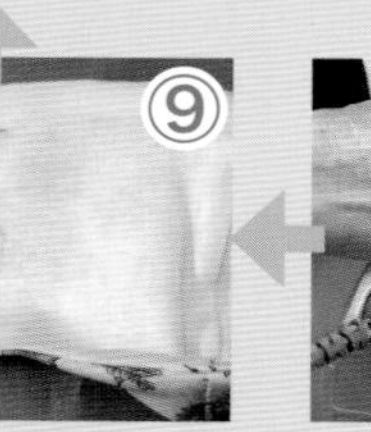

⑨ゴム通しの折り返し線をまち針で留めて縫い合わせていきます。

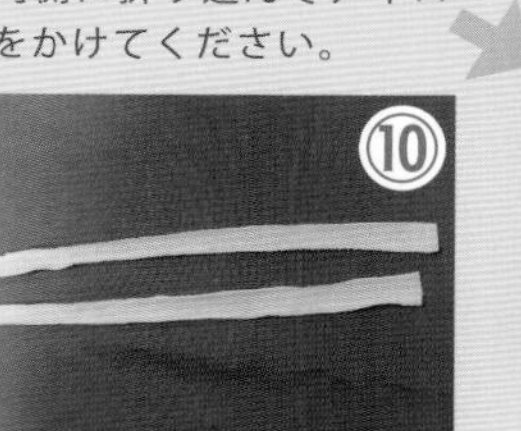

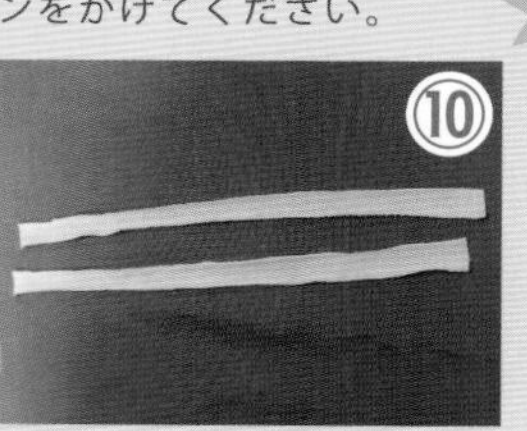

⑩最後にゴム紐を作ります。Tシャツの裾部分を平行に裁断してください。

⑪幅 1.5cm・長さ 25cm程度に裁断したら両手で引っ張って伸ばすだけ。

⑫ゴム通し棒でゴム紐を通します。

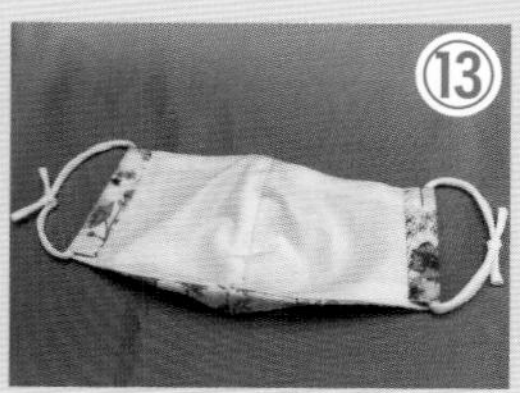

⑬ご自分のお顔のサイズに合わせて固結びしたら、余った部分はハサミでチョッキン。

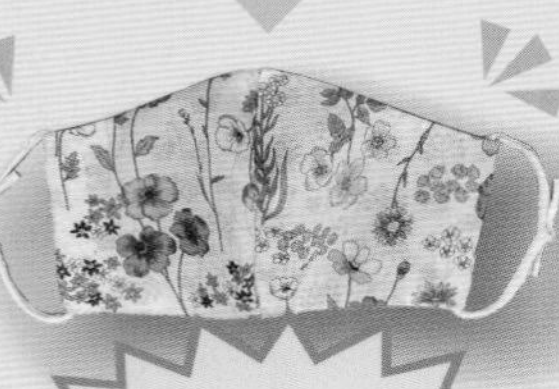

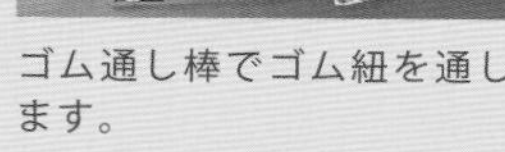

リメイクマスク完成!!

用意するもの

・トレーシングペーパー
コピー用紙やクッキングシートで代用可。

・裁縫用具
糸・まち針・チャコペン・ゴム通し棒・ハサミ・手芸用文鎮。手芸用クリップ。

チャコペンは鉛筆、ゴム通しと手芸用クリップは安全ピンやヘアピン、手芸用文鎮はコップや缶詰などご家庭にあるもので代用可。

・アイロン
アイロンはかけなくてもよいのですが、かけた方が縫いやすくなります。

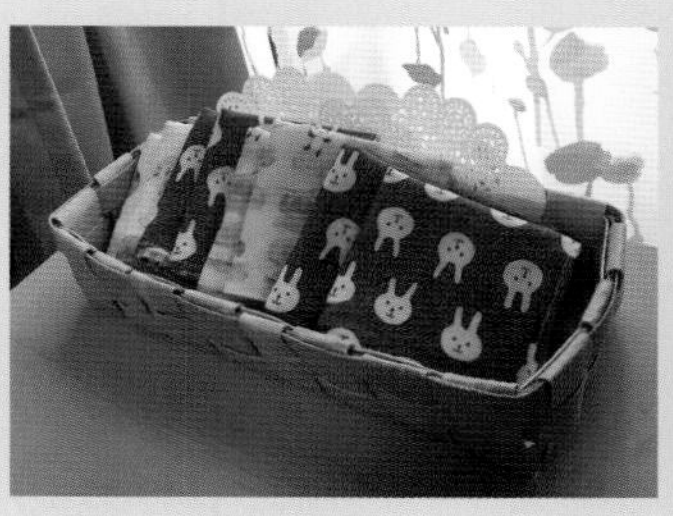

・着なくなった衣類
ワンピースやスカート、ハンカチやスカーフ、端切れなどお好きな柄のもの。

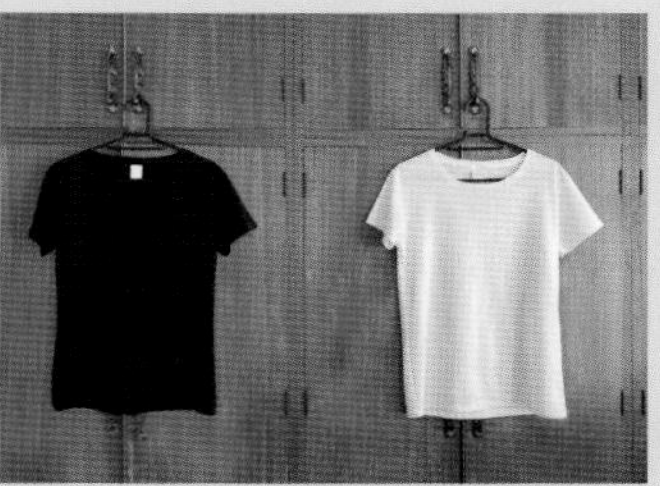

・T シャツ
着古したものでも新品でも可。素材はコットン（綿）がおすすめ。

型紙

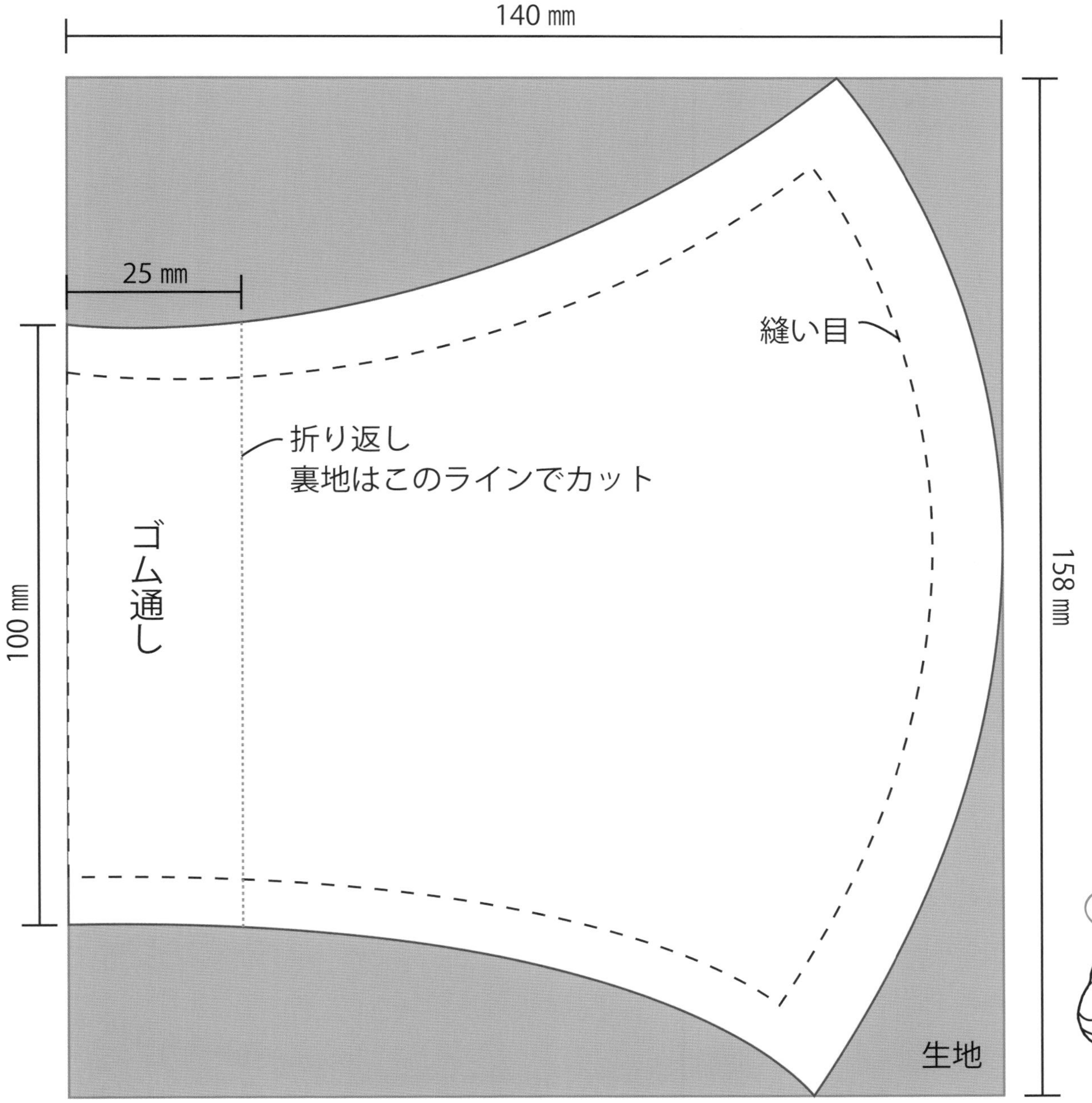

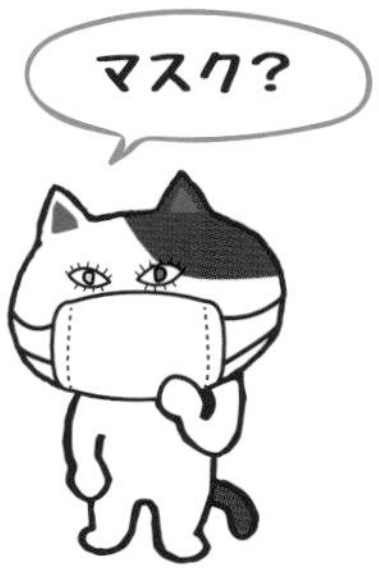

140 ㎜
158 ㎜
100 ㎜
25 ㎜
縫い目
折り返し
裏地はこのラインでカット
ゴム通し
生地
マスク?

Summer 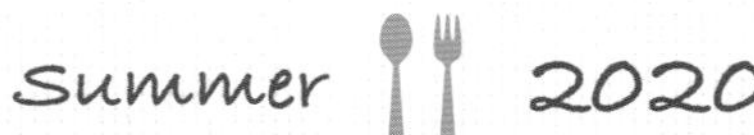 2020

ママなり 応援レシピ

夏に旬を迎える野菜はたくさんあり、トマトやきゅうり、とうもろこしなど、色が濃いもの、栄養価が高いもの、また水分をたくさん含んでいるものが多くあります。太陽の光をたっぷりと浴びた夏野菜や果物。体調を整えるためにも、夏バテにならないためにも、旬のものをおいしくいただきましょう。

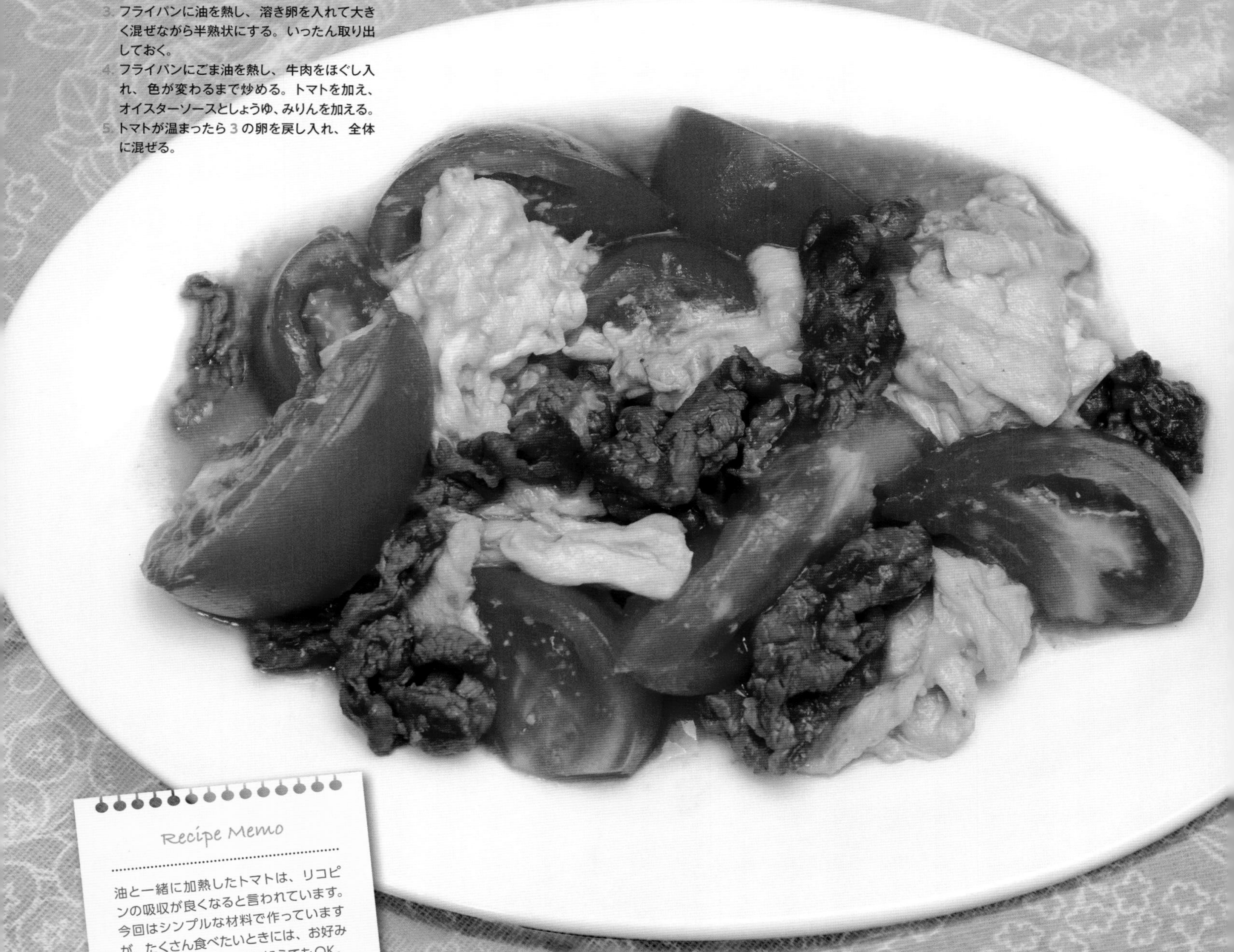

recipe
01

牛肉とトマトのオイスターソース炒め

材料 [2人分]

牛肉（切り落とし）	100g
トマト	2個
卵	2個
酒	小さじ1
塩	ひとつまみ
かたくり粉	小さじ1
サラダ油	小さじ1
ごま油	小さじ1
しょうゆ	小さじ1
オイスターソース	小さじ2
みりん	小さじ1

作り方

1. 牛肉は大きければ一口大に切り、酒と塩をもみ込んでから、かたくり粉をまぶしておく。
2. トマトはへたを取って8つ割のくし切りにする。
3. フライパンに油を熱し、溶き卵を入れて大きく混ぜながら半熟状にする。いったん取り出しておく。
4. フライパンにごま油を熱し、牛肉をほぐし入れ、色が変わるまで炒める。トマトを加え、オイスターソースとしょうゆ、みりんを加える。
5. トマトが温まったら3の卵を戻し入れ、全体に混ぜる。

Recipe Memo

油と一緒に加熱したトマトは、リコピンの吸収が良くなると言われています。今回はシンプルな材料で作っていますが、たくさん食べたいときには、お好みで玉ねぎやきのこなどを加えてもOK。

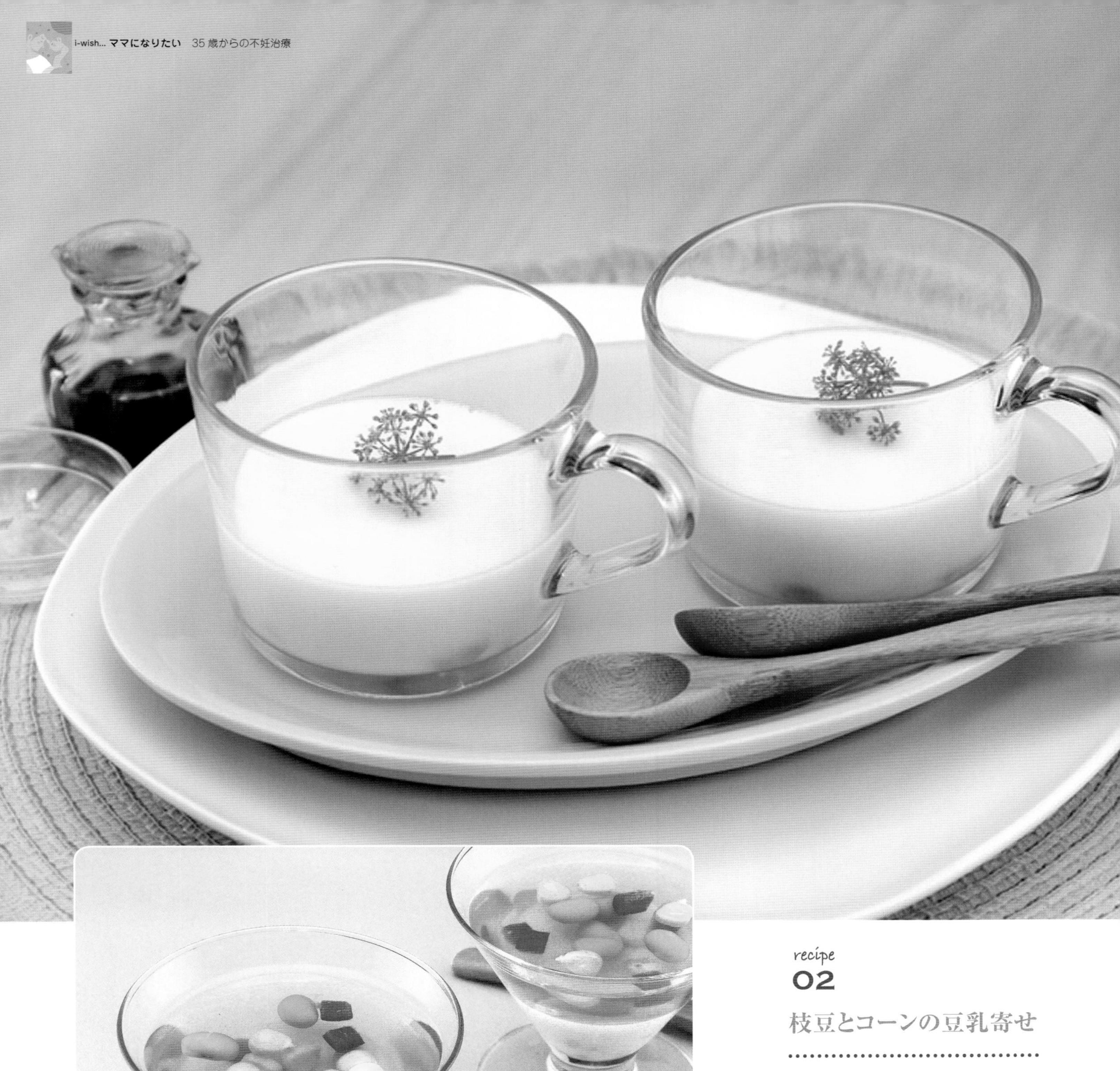

recipe
02

枝豆とコーンの豆乳寄せ

材料 [2人分]

豆乳 …… 1カップ
粉ゼラチン …… 5g
枝豆 …… 10粒程度
とうもろこし …… 1/6本
おろししょうが …… 少々
しょうゆ …… 少々

作り方

1. 粉ゼラチンは、大さじ1（分量外）の水でふやかしておく。
2. 枝豆はゆでてさやから出しておく。とうもろこしはゆでて実を芯から外す。
3. 豆乳を沸騰させないように温め、火を止めて1のゼラチンを加え、溶かす。
4. 容器に流し入れ、冷蔵庫で冷やし固める。
5. 食べるときに、しょうゆ少々をかけ、おろししょうがを添える。

Recipe Memo

冷ややっことも少し違う、プルプルと柔らかな食感の豆乳寄せです。ひと手間加えて、だししょうゆのゼリーと二層にして固めるのもおすすめ。見た目にも美しく、おいしくいただけます。

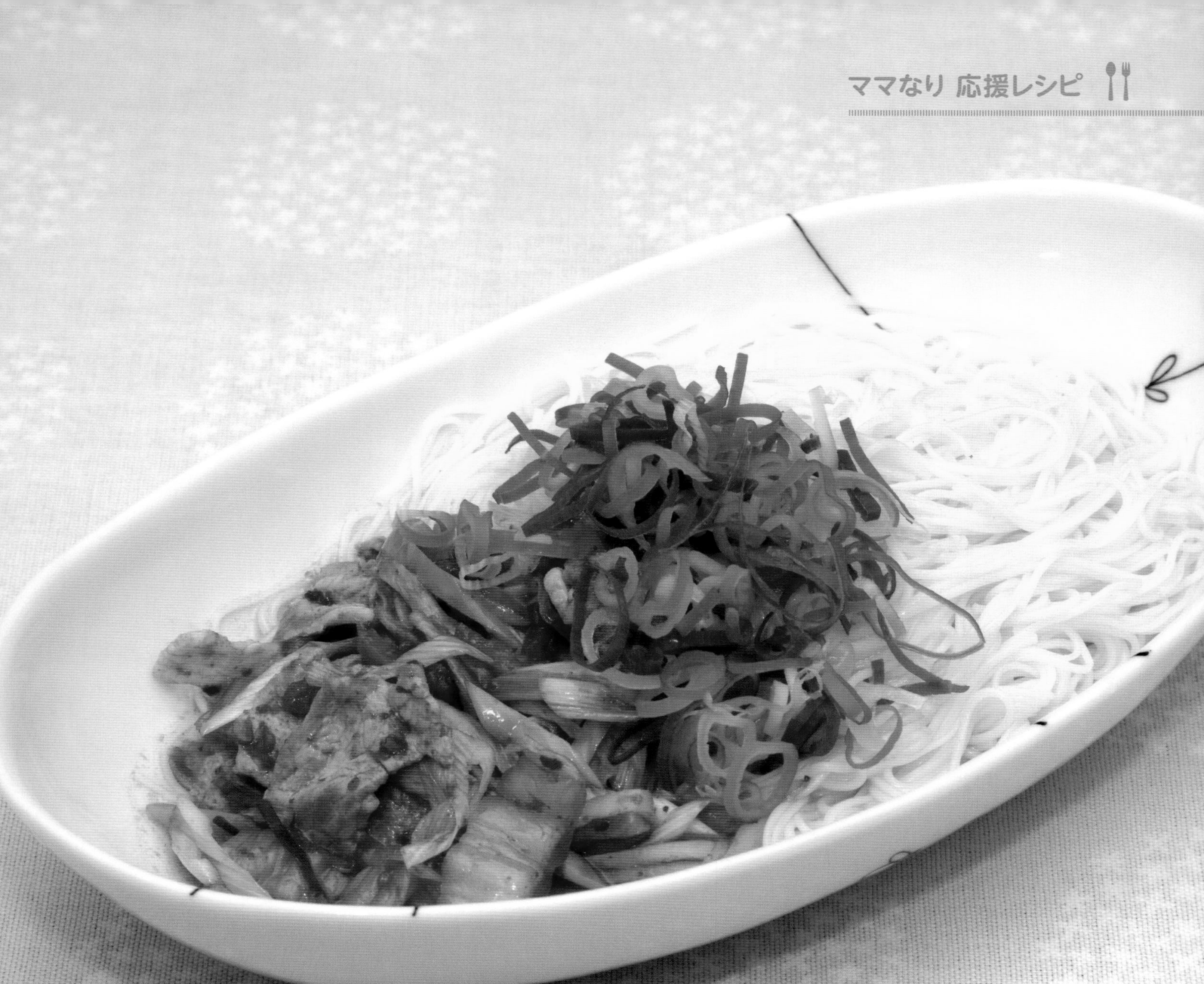

recipe
03
豚キムチそうめん

材料 [2人分]

そうめん …… 3把
豚肉スライス …… 60g
白菜キムチ …… 40g
長ねぎ …… 10cm
白すりごま …… 小さじ1
ごま油 …… 小さじ2
しょうゆ …… 小さじ2
（キムチの味によって調節）
みりん …… 小さじ1
だし汁 …… 1.5カップ

作り方

1. 豚肉は、大きければ食べやすく切る。白菜キムチは1cm幅のざく切りにする。長ねぎは、斜めに切る。
2. そうめんはたっぷりのお湯でゆで、水洗いする。（ゆで時間は商品の説明を参考にしてください）
3. 鍋にごま油を入れて温め、豚肉を炒める。肉の色が変わったらキムチと長ねぎを加えて炒め合わせ、だし汁（水でも可）を加える。
4. 調味料で味をととのえ、すりごまを加える。
5. 器に盛りつけ、お好みでカイワレなどをちらして出来上がり。

Recipe Memo

つるつる食べやすいそうめんと、辛みのある具だくさんのつけ汁で、食が進みます。夏バテしないよう、食事の際は、炭水化物に偏らず、たんぱく質源や野菜なども意識して摂るよう心掛けてください。

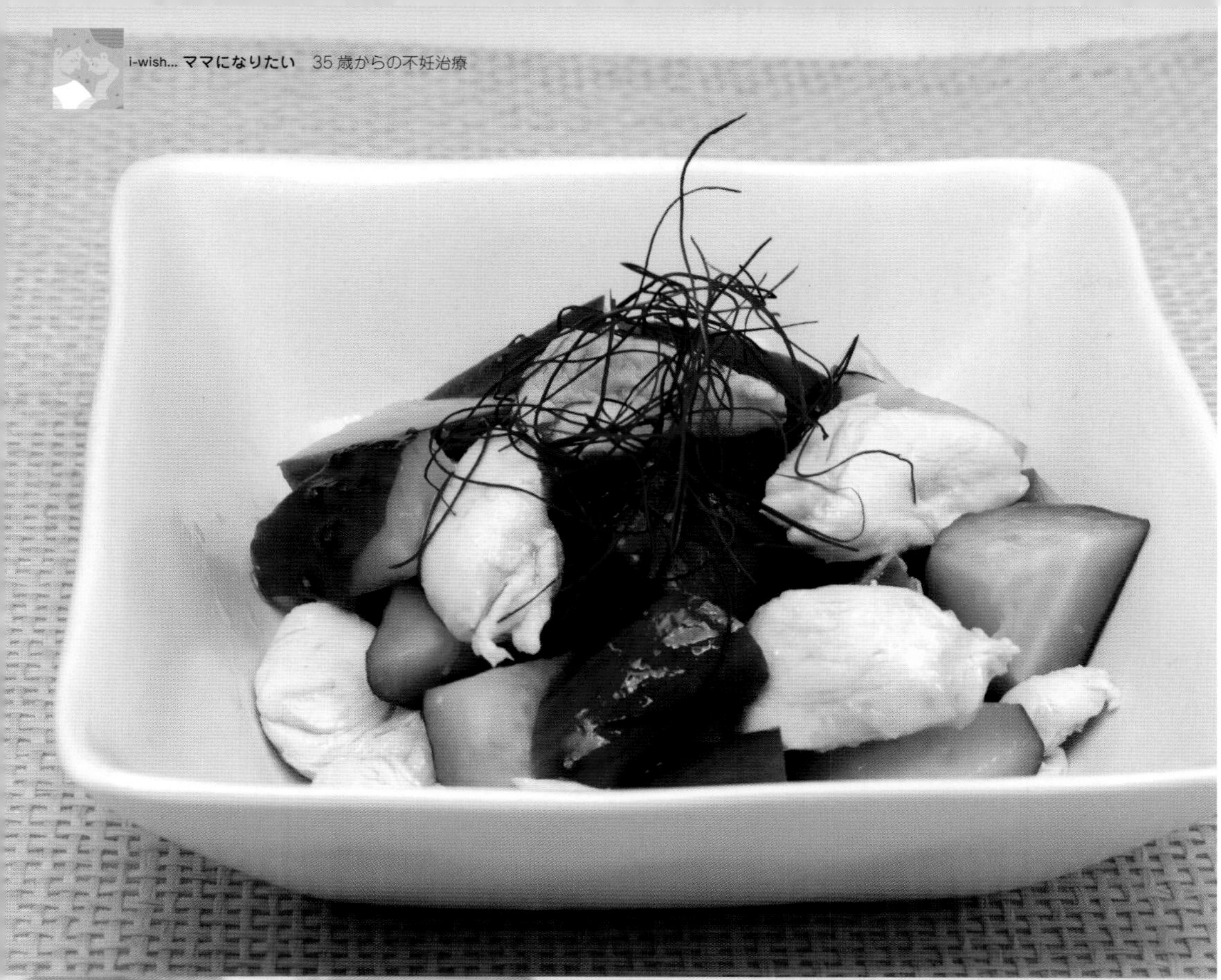

recipe
04

きゅうりとささみの中華和え

材料［2人分］

きゅうり …… 1本
鶏ささみ …… 2本
おろしにんにく …… 小さじ1/4
ごま油 …… 小さじ1
塩 …… ひとつまみ

作り方

1. きゅうりは縦半分に切ってから、乱切りにする。
2. ささみは筋を取って斜めそぎ切りにし、塩（分量外）を入れたお湯でゆでる。
3. ボウルでおろしにんにくとごま油を混ぜ、1と2を加え、塩を振って全体に味が回るように和える。

お好みで、白ごまや黒こしょうなどをふってもOK。きゅうりには、体の中にこもった熱を排出する効果があると言われています。夏の食卓で、上手に活用してください。

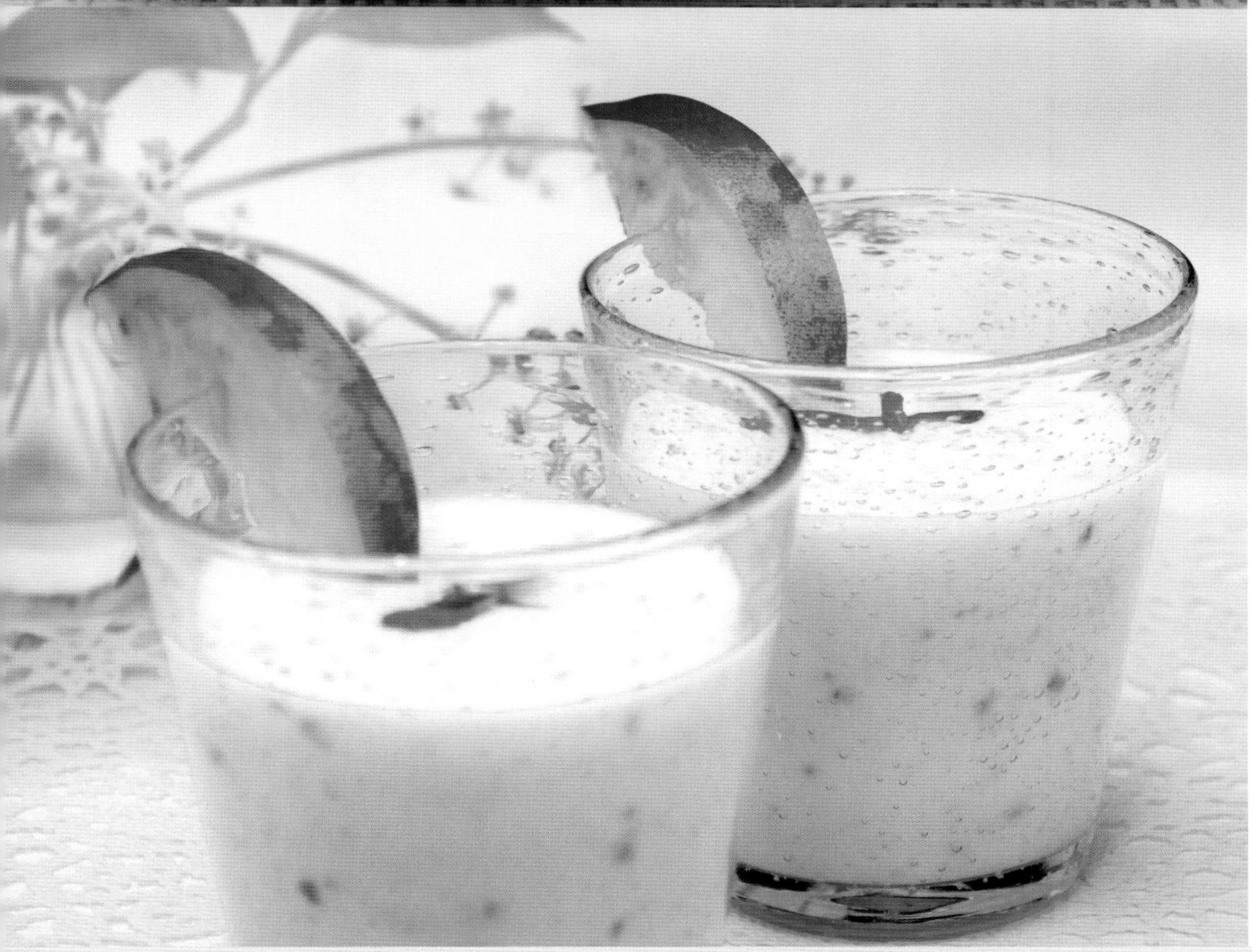

recipe
05

桃のラッシー

材料［2人分］

牛乳 …… 180cc
プレーンヨーグルト …… 200g
白桃 …… 1/2個
はちみつ …… 小さじ2
レモン汁 …… 小さじ1
ミント（飾り用） …… 少々

作り方

1. 桃は皮をよく洗っておく。飾り用に2枚スライスし、残りは皮ごとざく切りにしてはちみつとレモン汁で和える。
2. 牛乳・ヨーグルトと1をミキサーにかけ、攪拌する。
3. グラスに注ぎ、桃とミントを飾る。

季節のフルーツはそのままいただくのが一番のごちそうですが、時にはこんなアレンジも。皮ごとミキサーにかけるので、手間なく手軽に作れます。桃は、はちみつとレモン汁で併せておけば、色が黒くなるのを防げます。

Profile

管理栄養士　日高圭子

平成7年4月～平成28年3月　東京都職員として、学校給食の運営や食育全般に携わる。 現在は、食事指導や講演、執筆などを行う。また、ウォーキング教室の講師も務める。

野菜ソムリエプロ、薬膳コーディネーター。

日本栄養士会会員、日本スポーツ栄養学会会員。

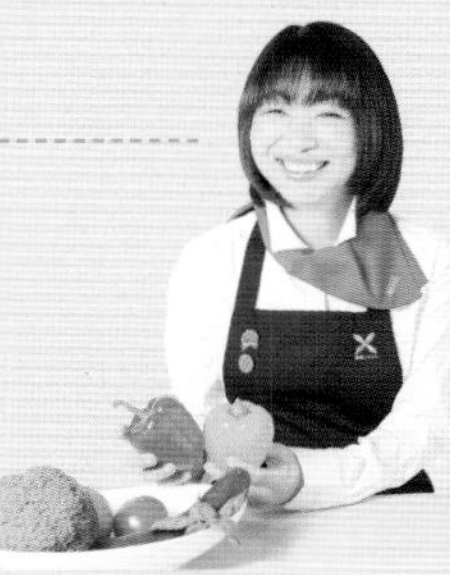

パパ&ママにないたい！

ふたりを応援する妊活サプリ AnelaD

パパ&ママになるためのカラダづくりを考えに考えました！

配合成分と量を見直し、リニューアル！

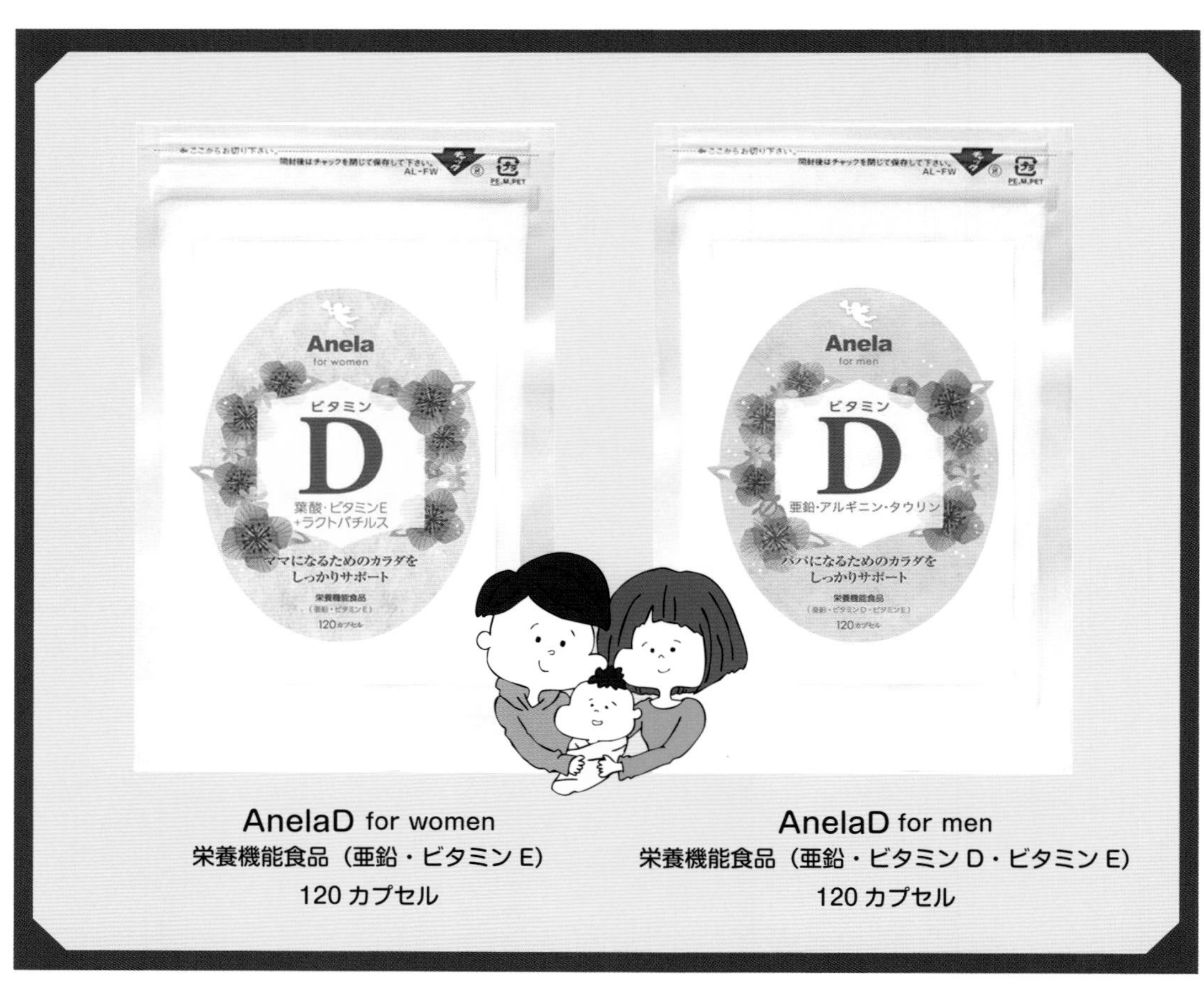

●亜鉛は、皮膚や粘膜の健康維持を助けるとともに、たんぱく質・核酸の代謝に関与して、健康の維持に役立つとともに、味覚を正常に保つのに必要な栄養素です。
●亜鉛の摂りすぎは、銅の吸収を阻害する恐れがありますので、過剰摂取にならないよう、注意してください。一日の摂取目安量を守ってください。乳幼児、小児は本品の摂取を避けてください。
●ビタミンDは、腸管でのカルシウムの吸収を促進し、骨の形成を助ける栄養素です。
●ビタミンEは、抗酸化作用により、体内の脂質を酸化から守り、細胞の健康維持を助ける栄養素です。

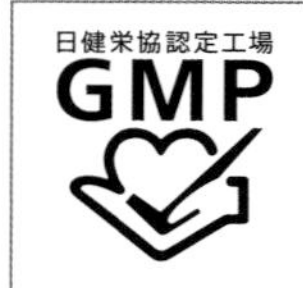

アネラDがリニューアル！開発担当者に伺いました。

一昨年発売が開始された妊活サプリメント アネラDは、不妊治療専門施設で働くスタッフの声から生まれたサプリメントで、不妊治療や妊娠、出産の情報に詳しいシオンのスタッフと一緒に開発されました。

これまで i-wish ママになりたいシリーズでも取り上げ、i-wish ショップの楽天市場店やカラーミー店でも販売をしてきました。

そのアネラDが、早くもリニューアルされたので、開発担当者にお話を伺いました。

アネラDは、どこが新しくなったのですか？

これまで配合されていた栄養成分の量を見直すとともに、新たに妊娠を目指す男女に大切な成分を追加、配合しました。

その内容は、女性用ではラクトバチルスとトリプトファンを。男性用では、L-カルニチンとマルチビタミンを配合し、充実させました。

私たちの健康や生活は、日頃からしっかり食べること、そして、さまざまな食材から栄養を摂取することが前提と考えています。

しかし、毎日毎日、毎回毎回の食事を「しっかり」摂るのは難しいものです。

例えば、朝食です。炭水化物（糖類）が多かったり、野菜が不足しがちだったりする日も少なくありません。

では、昼ごはんは？ というと、コンビニのおむすび2個。またはパスタや麺類と、炭水化物がメインになる日もあるでしょう。

夕飯は充実させる！という日も、揚げ物でカロリーが高くなったり、野菜類は、生野菜サラダに頼りがちかもしれません。

生野菜は、ビタミンや食物繊維をそのまま体内に摂り入れることができますが、生野菜だけでは、必要量が摂取できない栄養素もあります。

不足しがちな栄養素については、1日や1週間を通して考えること、そして日々の積み重ねを考えることも必要です。

こうしたことを踏まえ、赤ちゃんを授かるために必要または大切な栄養素を、毎日、十分に摂取できるようにと考え、リニューアルしました。

水溶性の栄養素については、必要量以上は汗や尿と一緒に、カラダから排出されます。耐容上限量（健康障害をもたらすリスクがないとみなされる習慣的な摂取量の上限量。この耐容上限量を超えて摂取すると、過剰摂取によって生じる潜在的な健康障害のリスクが高まると考えられる）のある栄養成分は、1日の推定摂取量を踏まえて、耐容上限量を超えることのないように考えて配合しました。

必要なときに、必要な栄養素が十分に使われることで、赤ちゃんを授かる道が開けていくのではないかと思います。

新しく配合された成分の特徴は、いかがですか？まず、女性用から教えてください。

女性用アネラDに新しく配合されたのはラクトバチルスとトリプトファンです。

ラクトバチルスは、腸まで届くように設計されています。腸内フローラは、腟内フローラに、腟内フローラは子宮内フローラに影響

AnelaD for women

配合成分

成分	量	成分	量	成分	量
ビタミンD	25 μg	ビタミンB12	20 μg	ヘム鉄	20 mg
ビタミンE	12 mg	ビタミンC	200 mg	L-カルニチン	200 mg
ビタミンB1	2 mg	葉酸	800 μg	ラクトバチルス	200 mg
ビタミンB2	2 mg	マグネシウム	58 mg	トリプトファン	100 mg
ビタミンB6	2 mg	亜鉛	13 mg		

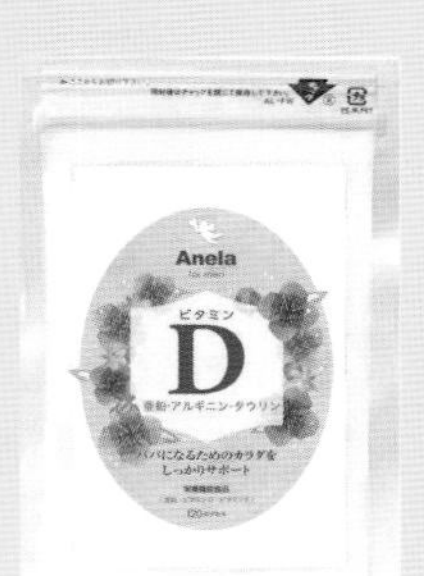

AnelaD for men

配合成分

成分	量	成分	量	成分	量
ビタミンD	4 μg	ビタミンB12	20 μg	アルギニン	360 mg
ビタミンE	12 mg	ビタミンC	200 mg	タウリン(抽出物)	240 mg
ビタミンB1	2 mg	葉酸	220 μg	L-カルニチン	200 mg
ビタミンB2	2 mg	マグネシウム	58 mg	乳酸菌	12 mg
ビタミンB6	2 mg	亜鉛	14 mg		

します。ラクトバチルスを腸へ届けることで、腸内環境から腟内、子宮内へと広がっていくようにと考えています。

便秘に悩む女性も多く、腸内フローラを整えるのは、重要なことです。また妊娠を目指すうえで、腸内環境がよくないけれど、子宮内環境はよいという状態は難しく、どちらもよい状態にするためには腸内フローラをよい状態に保つようにすることが大切です。

トリプトファンは、体内では作られないため、食事から摂取しなければなりません。このトリプトファンは、幸せホルモンと呼ばれるセロトニンと、睡眠ホルモンと呼ばれるメラトニンの原料になります。トリプトファンを適切に補給することで、妊活期に起こりやすい気持ちの浮き沈みや不安定さを支えられるようにと考えています。感情の起伏は精神的な疲れや寝不足につながります。

毎日をハッピーに！とはいかないかもしれませんが、少しでもお役に立てるように考えて配合しました。

では、男性用は いかがでしょうか？

男性用アネラDに新しく配合されたのは、L-カルニチンとマルチビタミンです。

L-カルニチンは、年齢とともに体内でつくられる量が減少します。L-カルニチンは、脂肪細胞をミトコンドリアへ運ぶという重要な役割を担っています。L-カルニチンによってミトコンドリアへと運び込まれた脂肪細胞は、燃焼しエネルギーへと変わります。L-カルニチンの量が減れば、エネルギーになる脂肪細胞をミトコンドリアへ運び込む量が少なくなり、作られるエネルギー量も低下します。エネルギー量が低下すれば、カラダは疲れやすくなったり、だるさを感じやすくなったりするでしょう。

妊活期の男性は、働き盛りの時期でもあります。現代社会は、ストレス社会ともいわれ、心身ともに疲れやすいものです。そうした時期にL-カルニチンを十分摂取していただき、下支えできるように配合しました。

そして、これまで配合されていなかったビタミンB類や、Cなども配合し、細胞から元気になっていただきたいと思っています。

一つひとつの細胞は、カラダを構成するために働き、なかには細胞同士が連携しあって働くこともありま

AnelaDは、なぜ男性用と女性用があるの？

1.必要な栄養成分が違います！

骨格も違えば、筋肉量も違い、妊娠に向けての役割にも男女には違いがあります。そして、卵子を育てる女性、精子をつくる男性とでは、必要な栄養素に違いがあります。

そっかぁ

2.必要な栄養の量が違います！

男性には、卵子に届く元気な精子をつくるためなどに必要な栄養量。女性には、元気な卵子を育てる、そして妊娠、出産を健康に過ごすために必要な栄養量があります。

なるほどねー

3.同じサプリメントでは…

同じサプリメントを仲良くふたりで飲んでいてもいいのですが、やっぱり必要な栄養とその量に違いがあるのなら、それぞれに必要な栄養成分と量をカラダに届けたほうがいいのです。

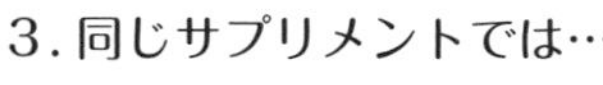

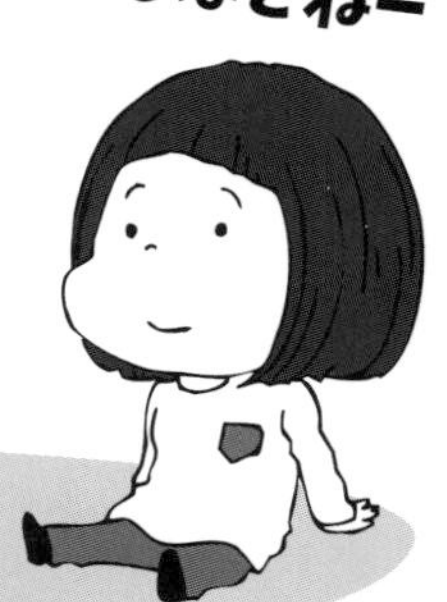

男性には男性の。女性には女性のAnela Dをお試しください。

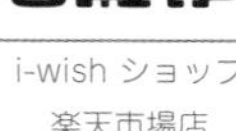

i-wish ショップ
楽天市場店

i-wish ショップ
カラーミー店

す。そのなかでも、特別なのが卵子と精子です。それぞれ細胞の持ち主が違うのに、お互いが連携しあって、新しい命を生み出します。

これら、ふたつの大切な細胞が元気であるためには、その持ち主が元気であることが大前提です。

そのためにアネラDができることを一生懸命に考えて、今回、リニューアルいたしました。

飲用するタイミングは、いつがいいですか?

飲むタイミングは、いつでも大丈夫です。1日4カプセルを目安に、ライフスタイルに合わせて、お好きなタイミングでお召し上がりください。また、4カプセルまとめて飲んでも、2カプセルずつを2回に分けてもいいですし、朝2カプセル、昼1カプセル、夜1カプセルなど3回に分けて飲まれても結構です。毎日のことですから、忘れずに飲み続けられるように工夫しましょう。

どれくらい続けたらいいですか?

カラダの調子が良くなってきたなと感じるのには、個人差があります。

肌などの細胞が入れ替わる（ターンオーバー）のは一般的には28日ほどですが、年齢を重ねるにつれて速度が遅くなっていきます。30代で約40日、40代で約55日といわれています。また、卵子や精子の成長には約90日がかかるといわれています。こうしたことを鑑みて、約90日を1クールにお勧めしています。

お水ではなく、お茶やコーヒーなどで飲んでもいいですか?

できるだけ水や白湯でお召し上がりください。

お茶やコーヒーなどに含まれるタンニンは、鉄の吸収が低下するといわれています。カップ1杯程度であれば特に心配はいりませんが、アネラDを飲んだ30分前後もお茶やコーヒーを控えたほうがより安心です。

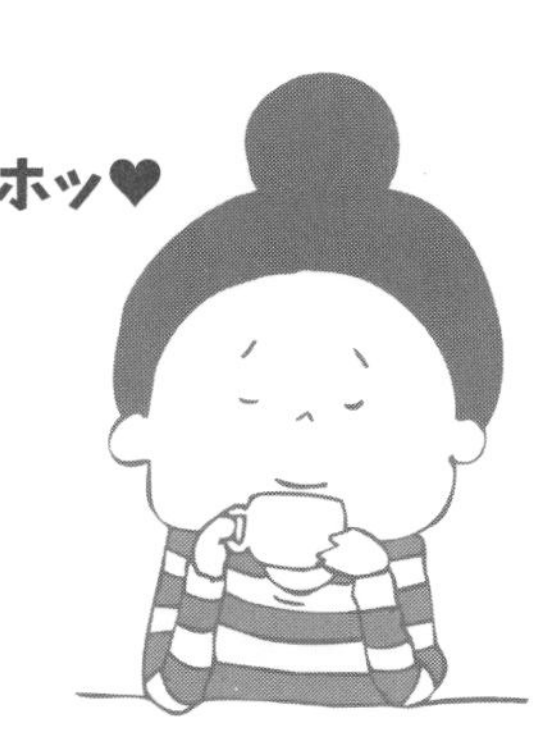

治療中の人も心配ないですか?

治療の妨げになるような女性ホルモン様、または男性ホルモン様の成分は含まれていません。

アネラDを飲んでいることを主治医に話し、成分や量を確認していただくことで、安心して治療に臨むことができると思います。

ところで…、女性用の葉酸８００μgは多すぎでは?

厚生労働省では、通常の食品以外（サプリメントなど）から摂取するモノグルタミン酸型葉酸の耐容上限量を１０００μgと定めています。食事から摂取するポリグルタミン酸型の葉酸よりも吸収のよいモノグルタミン酸型葉酸の摂取については、胎児の神経管閉鎖障害（妊娠初期に起こる神経管の形成異常で、無脳症、二分脊椎、髄膜瘤などの先天性異常）などの発生リスクを減らすことを目的に、妊娠を希望する女性に勧められています。

葉酸は、ビタミンBの仲間で、水溶性です。必要のない量は、汗や尿と一緒に排出されてしまいますが、葉酸不足になることは、これから赤ちゃんを授かる女性にとっては大問題です。そのため日々の積み重ねの中で、葉酸不足が起こらず、いつ妊娠しても大丈夫！という状態にしてほしいと考えました。

また、錠剤ではなく、カプセル剤にしているのにも理由があります。

錠剤にするためには、少量の原料に粘りをつける「増粘剤」と、それを接着し形が崩れないようにする「安定剤」などの添加剤が必要になります。それらすべての添加剤がカラダに悪いわけではありませんが、赤ちゃんを授かる大切なカラダですから、心配は少ない方がいいに決まっています。そこで、アネラDでは、安全性の高いゼラチンを使ったカプセルにサプリメントを詰めています。

また、原料の受入れから最終製品の出荷に至るまでの全工程において、「適正な製造管理と品質管理」を求められるGMP工場でつくられたサプリメントです。

私たちは、妊活期に必要な栄養成分と、1日でも早く天使（アネラ）のような赤ちゃんが授かりますように！と応援する気持ちもいっぱい詰めてアネラDをつくりました。

ぜひ、一度、お試しください。

vol.60

funin.info 無料相談コーナーから pick up!

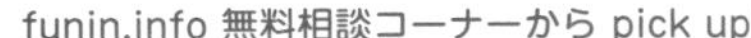

i-wish ママになりたい　相談コーナー

相談とお返事

1 グレード３ＣＣの７日目胚盤胞を１つ凍結しました。胚盤胞の質は？ 妊娠率はどれくらい？

2 卵子の質が悪いことが原因？ なにかできることはありますか？

3 タイミング療法で一度妊娠。その後、半年経っても妊娠せず。体外受精を勧められましたが…

4 腹腔鏡検査について迷っています。

5 卵子の質は、転院しても変わらないのでしょうか。結果は同じでしょうか。

6 先生から、年齢的に妊娠は無理だと言われてしまい、悩んでいます。

7 排卵誘発剤による乳がんのリスクがどれくらいあるのか教えてください

8 不育症検査をしました。ピシバニール療法は、有効でしょうか。

9 まもなく３回目の胚移植。とても不安定で、悪いことばかり考えてしまいます。

10 妻が不妊検査を受けました。月経周期が規則的でも排卵障害ということはありますか？

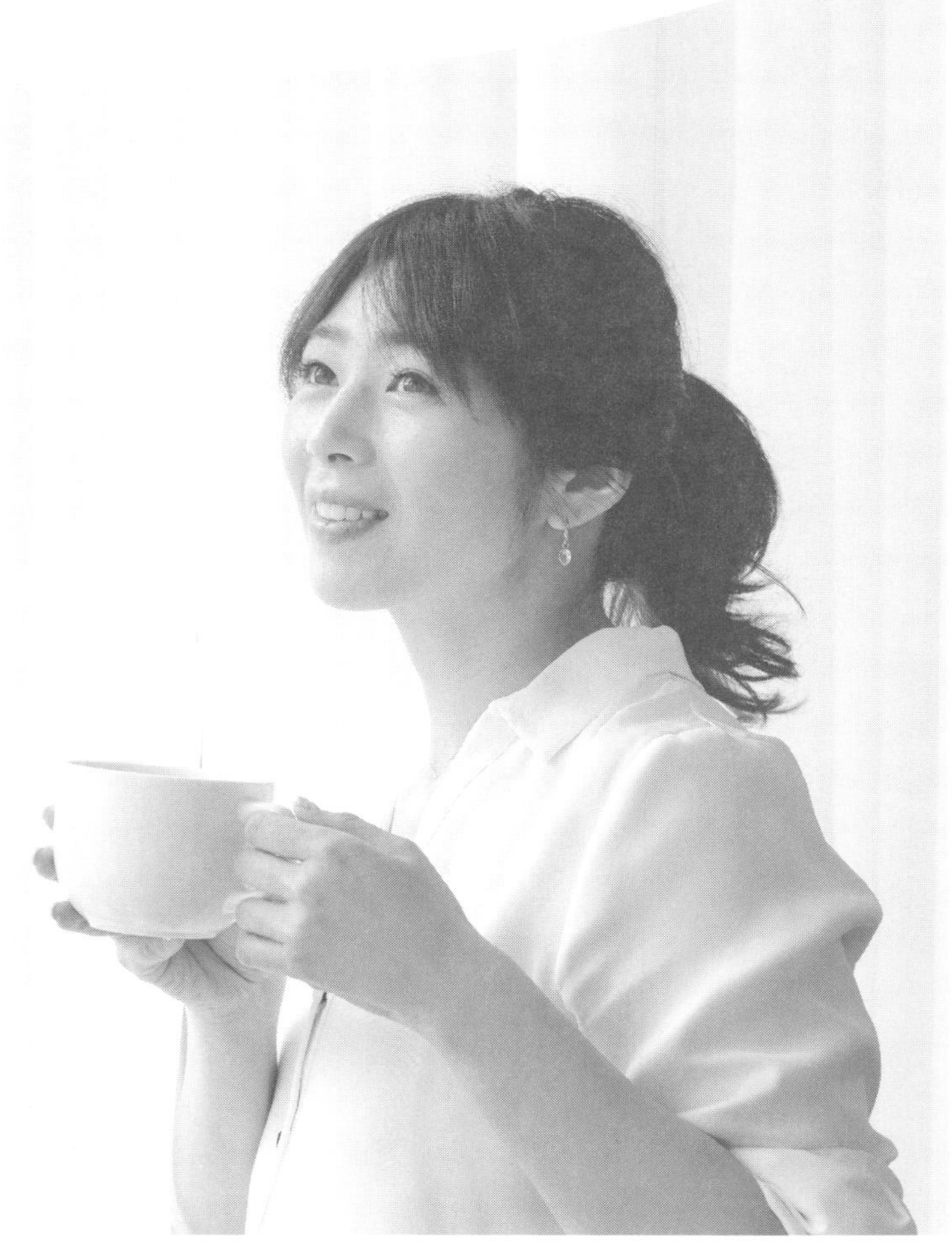

相談1

グレード3CCの7日目胚盤胞を1つ凍結しました。胚盤胞の質は？ 妊娠率はどれくらい？

41〜45歳・滋賀県

40代の女性です。現在、体外受精での治療中です。

今周期、D24で採卵を行い、グレード3CCの7日目胚盤胞を1つ凍結しました。

やはり、これは良質な胚盤胞ではないのでしょうか？

また、3.5センチくらいのチョコレート嚢胞があります。年齢的にも妊娠は難しいとはわかっているのですが、この胚盤胞で妊娠できるのか、妊娠率はどれくらいなのか、とても気になっています。

どうでしょうか？

お返事

月経開始から24日目の採卵は、いつもと変わりないくらいの排卵でしょうか。

また、胚盤胞への到達については7日目ですから、少しゆっくりかと思います。通常は、5日目に胚盤胞到達、あるいは6日目となります。

ただ、胚盤胞が凍結できたわけですから、期待はできると思います。そもそも、ストレスに弱ければ凍結できずに壊れてしまうこともあります。

グレードについては、3CCでは妊娠が期待できないとも、また4AAなら妊娠するとも言い切れません。

胚移植周期に、胚盤胞を融解し、十分に回復してくれれば妊娠の可能性はあるのではないかと思います。

40歳前半での妊娠率は10〜15%ですが、確率を考えているとネガティブな思いに駆られることもあります。

可能性があることは、できる限り前向きにチャレンジすることが大切だと思います。

胚盤胞の力を信じましょう。

胚盤胞　Gardnerの分類

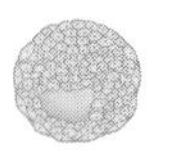
初期胚盤胞
胚盤胞腔が全体の半分以下

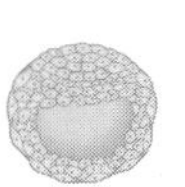
胚盤胞
胚盤胞腔が全体の半分以上

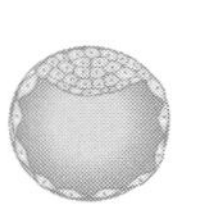
完全胚盤胞
胚盤胞腔が全体に広がっている

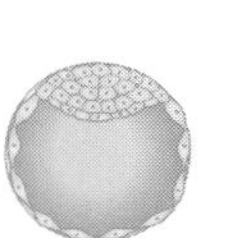
拡張胚盤胞
胚盤胞腔の容積がさらに拡張し、透明帯が薄くなりつつある

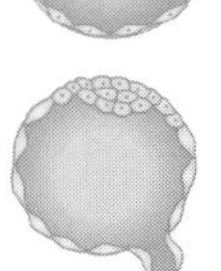
孵化中胚盤胞
透明帯を脱出し始めている

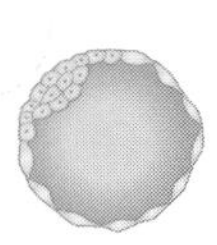
孵化後胚盤胞
胚が完全に透明帯から脱出している

胚盤胞のグレードは、胚盤胞の成長に伴ってグレードの数字が高くなります。また、内部細胞塊（胎児になる部分）と栄養外胚葉（胎盤になる部分）の状態を見てA〜Cの3段階に分類し、Aが最も優良となります。

内部細胞塊	栄養外胚葉
A: 内部細胞塊が大きい	A: 栄養膜が均一
B: 内部細胞塊がやや小さい	B: 栄養膜が不均一
C: 内部細胞塊が不明瞭	C: 栄養膜が数が少ない

相談2

卵子の質が悪いことが原因？ なにかできることはありますか？

36〜40歳・東京都

私は、39歳で治療歴は約2年になります。

これまで、ショート法にて排卵誘発を行って、体外受精を1回、顕微授精を2回行いました。しかし、いずれも受精率が良くなく、さらに分割がストップしてしまうことも多く、20個の卵子が採卵できても移植できるのが初期胚1個という状況でした。また、胚盤胞へ到達できないのも気になっています。

卵子の質が悪いように感じ、現在は治療を一時中断して、食生活の改善や漢方も取入れ、冷えの改善にも取り組んでいるところです。

お聞きしたいことは、

① 分割障害が考えられる場合、原因は卵子の質なのでしょうか。何かできる対策はありますでしょうか。

② 転院して排卵誘発法や培養液などが変わると、受精率や分割率が良くなることはあるでしょうか。

③ 転院する場合、①〜②の状況やAMH1.7ということも含め、自然周期法と高刺激の誘発法では、どちらが合っていると思われますか。

教えていただけると幸いです。どうぞよろしくお願い致します。

お返事

卵子と精子が受精できる条件として、それぞれの質が関係してきます。卵子は、1つ1つ違い、同じ周期でも同じ質とは限らず、また中には染色体異常を持った卵子があるかもしれません。精子も同じように1つとして同じものはありません。もしも卵子や精子に問題があれば、受精しても胚の成長が止まってしまうこともあるでしょう。そうなった場合、実際に、どこに原因があったのかはわかりません。検証のしようがないのです。

妊娠しなかったという事実や胚の成長の様子などから卵子や精子の質に問題があったのだろうと推測します。

これらをまず、踏まえて質問にお答えしていきます。

●質問1について

卵子の質が低下する要因の1つに、酸化ストレスがあると言われています。そのため、抗酸化作用のある栄養素を食事から摂取し、不足分はサプリメントで補うこともよいのではないかと考えます。コエンザイムQ10、ビタミンDやE、L-カルニチンなどが抗酸化に良いとされていますので、日々の食生活を見直し、サプリメントを併用するのであれば、3カ月ぐらい続けて様子をみましょう。

ご主人には、精子活性化を考え、アルギニン、亜鉛などの摂取がよいかもしれません。

●質問2について

各施設における培養室の成績・受精率には差があります。それには、患者さんの年齢が大きく影響します。

技術的には、大差はないといわれていますが、培養士の話として、患者さんごとに相性の良い培養液があると聞くこともあります。それを考えると現場の培養液の種類や培養環境の違いなどの要素が個々の胚の成長に関係することがあるかもしれません。

ただ一番関係することは、排卵誘発方法だと思います。医師それぞれに治療方針は違い、また治療を受ける側でも周期ごとにホルモン環境の違いもあるため、選択する排卵誘発方法によって卵胞の成長に違いがあることが考えられます。これまで行ったショート法ではなく、他の方法を検討してみてはいかがでしょうか。

別な排卵誘発方法にチャレンジすることが、よい結果につながることもあります。

また、転院することも、選択肢の1つです。治療環境が変わることで、気分もリフレッシュされ功を奏することもあるでしょう。

●質問3について

AMHは、少し低いと思いますが、ショート法にチャレンジでき、実際に20個が採卵できているようですので、選択肢としては間違いではなかったと思います。ただ、移植できる胚が育っていないことを考えると、別な誘発方法の検討も必要だと思います。複数の卵子を確保したいのであればアンタゴニスト法、確保できる卵子の数は少なめになりますが、低刺激周期法や自然周期法があります。高刺激と低刺激のどちらが合っているのかは、これまで治療をしてきた医師が一番情報を持っているわけですから、その質問をぶつけてみましょう。そうすることで、次の周期をどのようにチャレンジすれば良いかが、見えてくると思います。

食事の改善や漢方など、いろいろなことに取り組んでいるようですが、大切なのは楽しみながら行うことです。

あまりにも一直線で、一生懸命に取り組むと、かえって体も心も硬くなってしまいます。

どれも楽しんでできるようにしてくださいね。

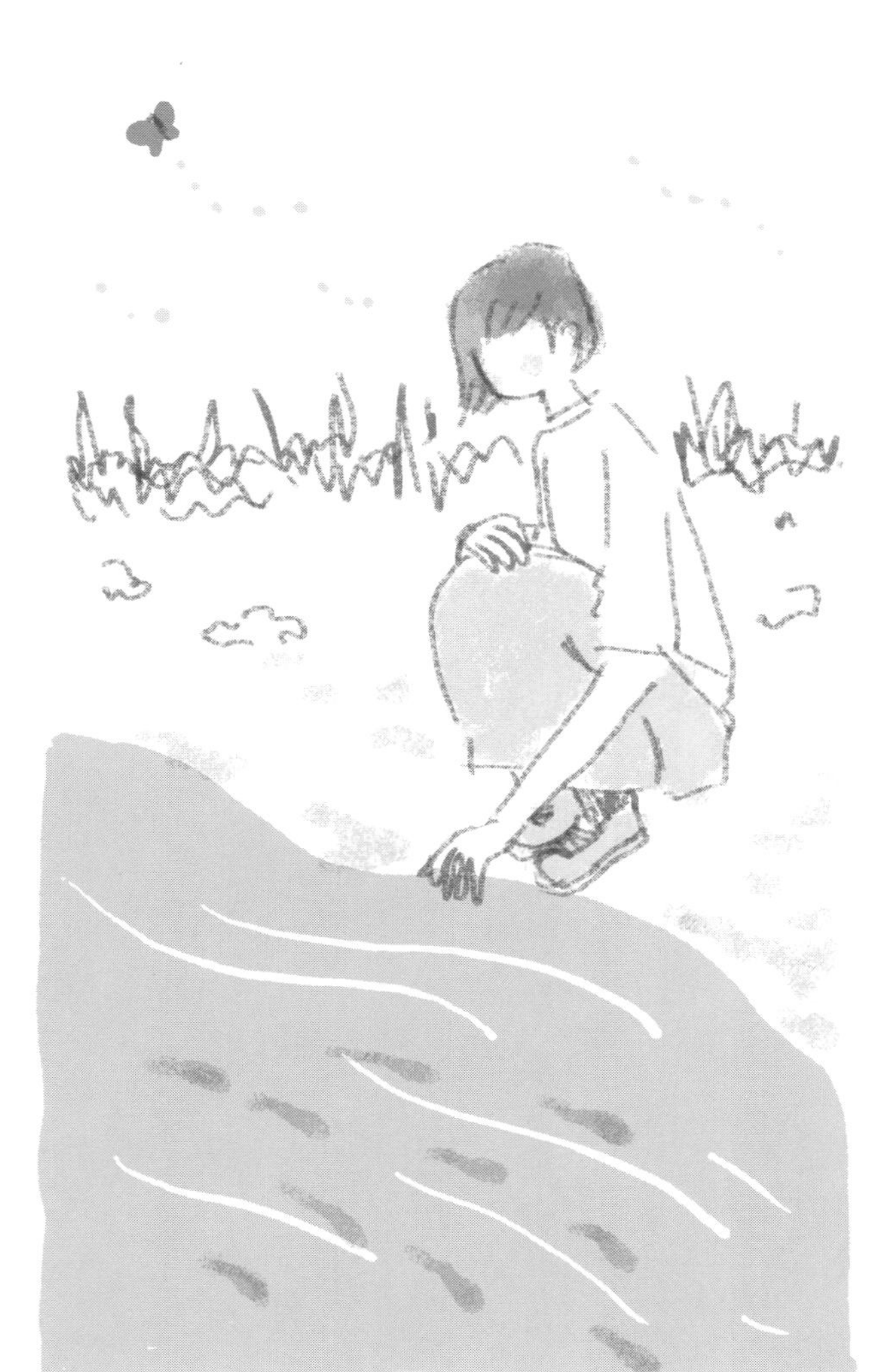

相談3

タイミング療法で一度妊娠。その後、半年経っても妊娠せず。体外受精を勧められましたが…

31～35歳・東京都

現在31歳、昨年5月に妊活することを決め、効率を考えて都内の不妊クリニックに通い始めました。

2周期目のタイミング法で妊娠しましたが、7週目で稽留流産になりました。その後、3周期ほど治療を休み、タイミング法による妊活を再開しましたが、現在まで妊娠の兆しがありません。

担当医からは、「今の年齢で、半年のタイミング法を経て妊娠の兆しがないということは、ピックアップ障害の可能性がある。体外受精か腹腔鏡手術を検討し始めるタイミングです。

でも、体外受精の前に、人工授精のワンステップを入れてもいいかもしれない」と言われています。

これまでの検査結果

●AMH、そのほかホルモン検査など特に問題なし

●夫、精液検査異常なし（良好）

●通水検査により、左卵管に閉塞あり（入り口の癒着などは見られず「中のほうが狭いかも」と言われました）、右は正常

●1周期目に行ったフーナーテストは不良（その直後妊娠）

右の卵管は通過があり、一度自然妊娠もできたことから、特に目立った問題はないと捉えて、今回もタイミング法で妊娠できると思っていました。なので、体外受精の選択肢に戸惑っています。

タイミング法での妊娠を希望していますが、

①原因不明のピックアップ障害の場合、このままタイミング法を続けても妊娠の可能性は低いのでしょうか？

②この場合、体外受精はすぐに検討すべきでしょうか？

担当医は信頼していますが、説明が十分理解できないことがあり、今回メールさせていただきました。

アドバイスいただければ幸いです。どうぞよろしくお願いいたします。

お返事

昨年の5月から通院を始められたとのことですが、その前にふたりでタイミングをとられていた期間は、どのくらいあるのでしょうか？

一度、タイミング療法で妊娠が成立していますから、現在も妊娠した時と同じ状態、条件が継続されていれば、妊娠のチャンスがある、可能性があるともいえるでしょう。

しかし、自己タイミングの期間と病院でのタイミング療法の期間を合わせて1年以上経過しているのであれば、人工授精、または体外受精を検討されてもよいと考えます。

たとえば、精子の状態はいつも一定でなく、極端に低下する時も、とてもよい時もあり、その差は2～4倍にもなります。

また、卵子の質も、いつも同じではありません。なかには順調に卵胞は育っても、卵子が中に入っていない周期もあります。

年齢的には、周期ごとに大きな差はないと考えますが、これには個人差もあります。

医師も、人工授精をと話しているわけですから、一度チャレンジしてみてもいいのではないでしょうか。

人工授精は、精子を子宮内に入れるまでは人工的ですが、それ以降は自然妊娠と同じです。

精子を調整して、より元気な精子を子宮内に入れ、妊娠を目指します。一般的に、人工授精にチャレンジするのは4～6周期です。

これは、人工授精で妊娠をした夫婦の多くが3周期（3回）以内に妊娠が成立したという統計からいわれています。

ただ、タイミング療法がご希望ですから、ご主人ともよく相談をしてみましょう。

一つの方法として、人工授精を受けたその日に性生活を持つことで、妊娠した時には、夫婦の力で妊娠できたと自信を持つこともできるでしょう。その際には、人工授精後に性生活を持ってもよいかを医師に確認してください。

また、左卵管に閉塞があるということですので、癒着している部分を開通させる卵管鏡下卵管形成術（FT）という方法もあります。

FTで卵管が開通し、そのほかに不妊原因がなければ3割の夫婦が性生活で妊娠できるといわれています。手術には保険が適用されます。ただし、すべてのケースで卵管が開通するわけではなく、一度開通させてもすぐに閉塞してしまうケースもあります。

体外受精については、その方法、適応、妊娠率などの情報は、治療施設で行う勉強会や説明会に参加してみるとよいと思います。通院する治療施設だけでなく、ほかの治療施設の勉強会などに出席すると、さらによく理解でき、体外受精にもさまざまな考え方、方法があることがわかるでしょう。

ぜひ、ふたりで出席してみてください。

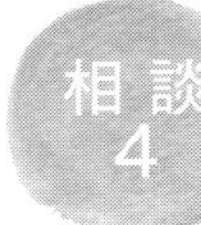

腹腔鏡検査について迷っています。

31〜35歳・神奈川県

不妊治療を始めて3年半です。タイミング法、人工授精を経て、先日採卵5回目にして、初めて念願の凍結胚盤胞を移植しました。しかし、化学流産になってしまいました。その周期は、移植7日目でのHCGが40未満で、再検査を繰り返し、約3週間の間にHCGが微増する状況でした。

主治医からは、良好胚にも関わらず着床しなかったことや、HCGの上がり方が気になるといわれ、次の移植を行う前に、腹腔内の炎症や卵管留水腫、卵管癒着などを調べるため、腹腔鏡を強く勧められています。実施後は、胚盤胞の着床率が上がること、また自然妊娠も可能になるなどメリットを説明してくださいました。

私は、受精卵のグレードは基本的に悪く、グレード3のものが一番良いです。また受精障害もあり、胚盤胞到達率も良くありません。受精卵をムダにしないためにも、腹腔鏡を実施した方が良いと考える一方、手術でもあり、デメリットもあることを理解しています。また、胚の染色体異常の可能性も鑑みて、もう一度移植をしてみてからの判断でも良いかなとも感じております。腹腔鏡検査は、本当に必要でしょうか？

手術をするためにご紹介いただいた病院では、個室しかなく、差額ベッド代だけでも5日間の入院で15万円を超えてしまいます。そこで、紹介状がなくても手術が受けられる一般の病室がある病院も探しております。先生にもこの点を相談いたしましたが、通常の病院では検査目的の腹腔鏡はまず受け付けてもらえないとのことでした。

不妊治療は大変お金が掛かりますから、まずは医療の部分を最優先にお金を掛けていきたいと考えております。

お返事

現在の状況から腹腔鏡検査を実施したほうがよい、これは必要な検査だという医師の判断であるということを、まずは理解しましょう。

凍結融解胚移植をして、hCGの反応が出たということは、着床しかけたのでしょう。着床が完了し、妊娠成立せず生化学的妊娠（化学流産）になった要因は、多くは胚にあると考えられますが、もしかしたら子宮内にあるかもしれません。

そこで、それを明らかにする方法の1つとして、腹腔鏡検査があります。直接お腹の中を確認することができ、何か問題があれば、癒着剥離などの処置をすることができます。

また、「良好胚にも関わらず着床しなかった」ことから、ERA検査、EMMA検査、ALICE検査も考えられます。

ERA検査は、子宮内膜着床能検査といって、着床に適した時期＝タイミングを調べることができます。その適したタイミングで胚を移植することで着床率があがるといわれています。

EMMA検査は子宮内マイクロバイオーム検査といって、子宮内の細菌の種類と量を調べます。いわゆる子宮内フローラの状態を調べ、その結果によって乳酸菌の割合を上げることで着床環境を整えます。

ALICE検査は、感染性慢性子宮内膜炎検査で、慢性的に子宮内膜炎を起こす細菌を調べ、治療をすることで着床環境を整えます。

この3種類の検査はどこの施設でも検査ができるということではありませんが、最近、多くの施設が取り入れている検査です。費用は、全額自己負担で、15万円前後になります。

こうした検査のことも踏まえて、主治医と相談する、また腹腔鏡検査を含め、別な不妊治療施設でセカンドオピニオンを受けてもよいと思います。

腹腔鏡検査については、通院患者以外、また紹介患者以外は受けられないという施設もありますが、そうばかりではありません。ただ、腹腔鏡検査後、現在の治療施設で不妊治療を続ける場合には、うまく連携のとれた施設であれば、より安全・安心でしょう。差額ベッドとなると、確かに高額ですよね。なかには、日帰りで受けられるところもありますので、よくご検討ください。

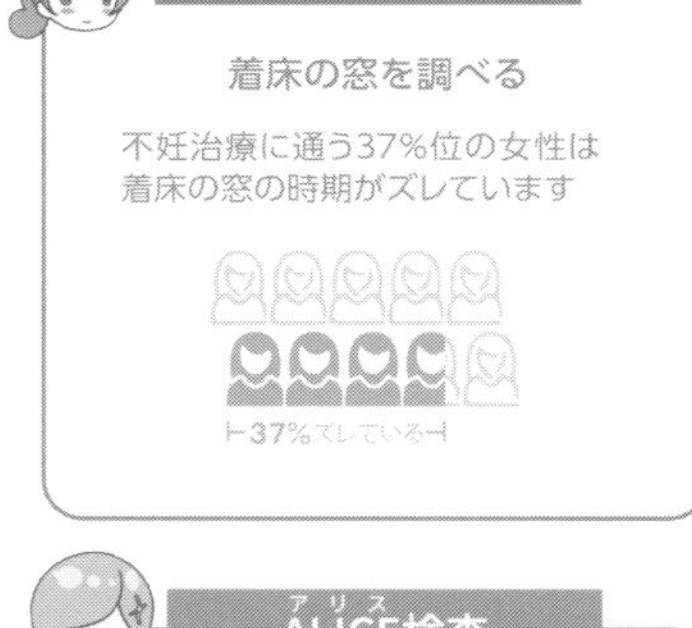

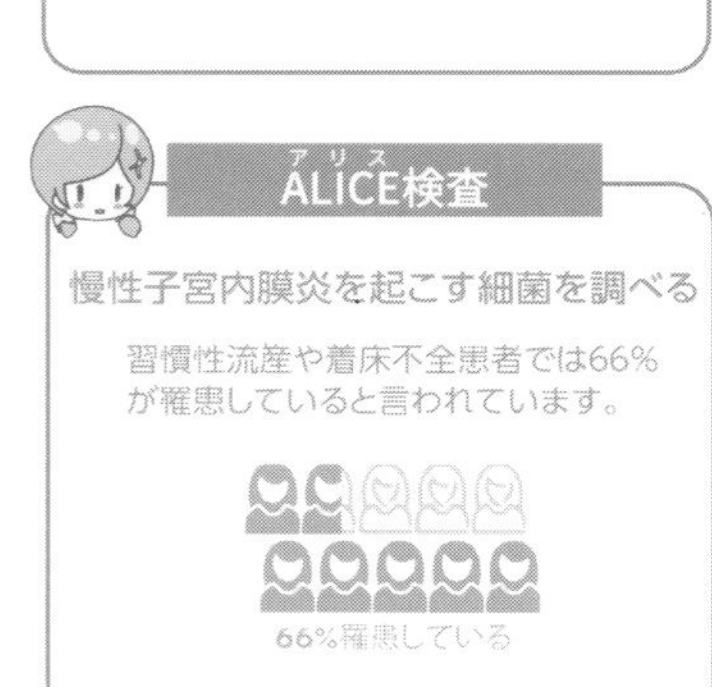

EMMA検査（エマ）

子宮内膜の細菌の種類と量を調べる

子宮内乳酸菌が多い群		子宮内乳酸菌が少ない群
70.6%	妊娠率	33.3%
58.8%	継続妊娠率	6.7%
58.8%	生児出産率	6.7%

相談5

卵子の質は、転院しても変わらないのでしょうか。結果は同じでしょうか。

41〜45歳・大阪府

今まで、6回の採卵を行いましたが、3回しか胚盤胞まで到達しませんでした。

その全てで移植をしましたが着床せず、無駄に終わってしまったという疲労だけが残っている状態です。

年齢のこともあるのですが、病院を変えようかと思っています。卵子の質の問題だと病院から言われますが、転院しても、変わらず、同じでしょうか？

顕微授精、培養方法などは、どの病院でも大差ないのでしょうか？

お返事

胚盤胞までの到達率は、約60％といわれています。6回の採卵で3回到達しているので、胚盤胞までの到達率はあまり問題ないようにも感じます。

施設によって胚を培養する培養液やインキュベーターの違い、培養の工夫などで到達率にも違いはあるかもしれませんが、大きな技術差ではないと思います。やはり大きく関係するのは卵子の質です。卵子の質は、年齢とともに低下するので、今後、質が向上するということはないでしょう。ただし、排卵誘発法の違いや、新たな気持ちで治療に取り組むことで、良い結果につながることもあります。なので、転院することもよいと思いますが、他にも着床の問題などがあるかもしれませんので、その辺りのことも医師に相談してみてはいかがでしょう。

また、年齢的な要因を回避することはできませんが、食生活の改善やサプリメントでのサポートも注目してみましょう。

卵子の質の改善をサポートすると考えられるものには、ビタミンDやコエンザイムQ10などの抗酸化作用のある栄養素や成分があります。これらを積極的に摂りましょう。

転院を含め、ご夫婦にとって後悔なく治療が受けられるように考えてみましょう。

相談6

先生から、年齢的に妊娠は無理だと言われてしまい、悩んでいます。

46歳以上・岡山県

クラミジアで卵管が腫れていて切除したため、体外受精しか妊娠する方法はないと思い、受診しました。

しかし、先生から年齢的に妊娠は無理だと言われてしまいました。

どうしたらいいかと、毎日、悩んでいます。

お返事

年齢的な要因で体外受精は難しいと言われたのですね。

体外受精での胚移植1回あたりの妊娠率は、40歳以上で15％以下となり、45歳以上では数％になります。

妊娠の可能性が全くないということではありませんが、流産する確率も高く、出産に至るまでとなると、大変厳しいと言わざるを得ません。

また、妊娠経過も心配なことは多く、妊娠合併症などのリスクも高く、出産時のリスクも高くなるため、先生も簡単には『治療しましょう！』と言えないのかもしれません。

両卵管を切除しているとなると、やはり体外受精しか方法はありませんが、片側だけであれば性生活でチャレンジするのも1つの方法です。また、厳しいことを承知で体外受精にチャレンジしてみるというのも方法の1つでしょう。

もしくは、里親になる、特別養子縁組を考えるのも子育てを実現する1つの方法ですし、日本では認められていませんが代理母も方法の1つとなるかもしれません。最終的には、どの方法が納得できるかになるのではないでしょうか。

どのような方法が納得のいく方法なのか、ご主人ともよく相談してみてください。

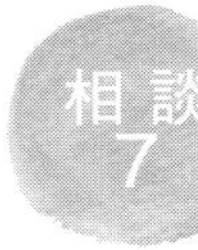

相談7 排卵誘発剤による乳がんのリスクがどれくらいあるのか教えてください

36〜40歳・千葉県

不妊治療の専門クリニックにて、初回説明会を夫婦で聞いてきました。その説明会では、排卵誘発剤のデメリットや副作用のハッキリとした説明がないままに次回の予約を勧められたため、断って帰ってきました。

不妊治療中に、ある有名人が乳がんになってしまったという事をネットで知ったこともあり、女性ホルモンにかかわる排卵誘発剤の副作用を知りたいと思っているのです。

検査の段階から9日間連続で排卵誘発剤を使用するとの事だったので、乳がんのリスクがどのくらいあるのかを知りたいです。

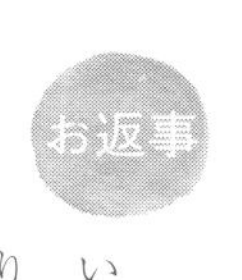

お返事

排卵誘発剤には、いくつかの種類があります。

卵胞を成長させるために、エストロゲンをブロックし、FSH（卵胞刺激ホルモン）を分泌させ続けることで卵胞成長を促すクロミフェンなどの服薬、またhMGやFSH製剤で卵巣を直接刺激して卵胞を発育させる注射剤、排卵が勝手に起こらないように抑える薬などもあります。こうした排卵誘発剤を使うことで、エストロゲンレベルが通常よりも上昇します。ですが、排卵が起きている以上、身体の中でエストロゲンはつくられていますし、エストロゲンレベルも排卵付近では特に上昇します。

このエストロゲンが、乳がんの発生に深く関わっているとされています。

排卵誘発剤を使用することで、短期間ではあるものの、エストロゲンレベルの上昇が乳がんのリスクにつながると考えられ、多くの研究がされました。しかし、概ね関連はしないという結果が発表されています。ちなみに、出産経験のない女性は出産経験のある女性に比べて乳がん発症リスクは高いとされています。

乳がんの発症は30代から増加し、40代後半から50代前半でピークを迎えるとされています。乳がんに限らず、初期の段階で発見できるように定期検診を毎年受けましょう。

どのような薬でも副作用はありますので、その点は十分理解したうえで、治療を決められると良いと思います。

不妊治療においては、乳がんを実際に経験されている方も治療をされています。

そのような場合には、エストロゲンの上昇を緩やかにする方法もあります。

治療を検討される場合には、医師からの説明を十分に受け、納得した形で治療を受けられることが大切です。

相談8 不育症検査をしました。ピシバニール療法は、有効でしょうか。

41〜45歳・静岡県

私は、これまで自然妊娠で
40歳、心拍確認前　繋留流産
41歳　心拍確認後　繋留流産
42歳　胎嚢確認前　化学流産
を経験してきました。

今回、不妊治療の病院を受診し、不育症検査をしました。
基準値外のものは以下です。
NK細胞　17
M-CSF　656

ネットなどで調べると、NK細胞 高値、M-CSF 低値の場合、ピシバニールを使用すると出ていて、私のように逆の数値の時のことが検索できません。私のような場合でも、ピシバニールは有効でしょうか？

お返事

不育症治療におけるピシバニール療法については、賛否があります。

効果があるという医師もいれば、エビデンスはないという医師もいます。

不育症検査を受けた病院の医師の見解はどうなのでしょう。

ネットで検索をする前に、今後どうするかを医師とよく相談されてはいかがでしょうか。

大事なことは、あなたにあった治療法を見つけることだと思います。それをネットで検索で見つけることはできないのではないでしょうか。

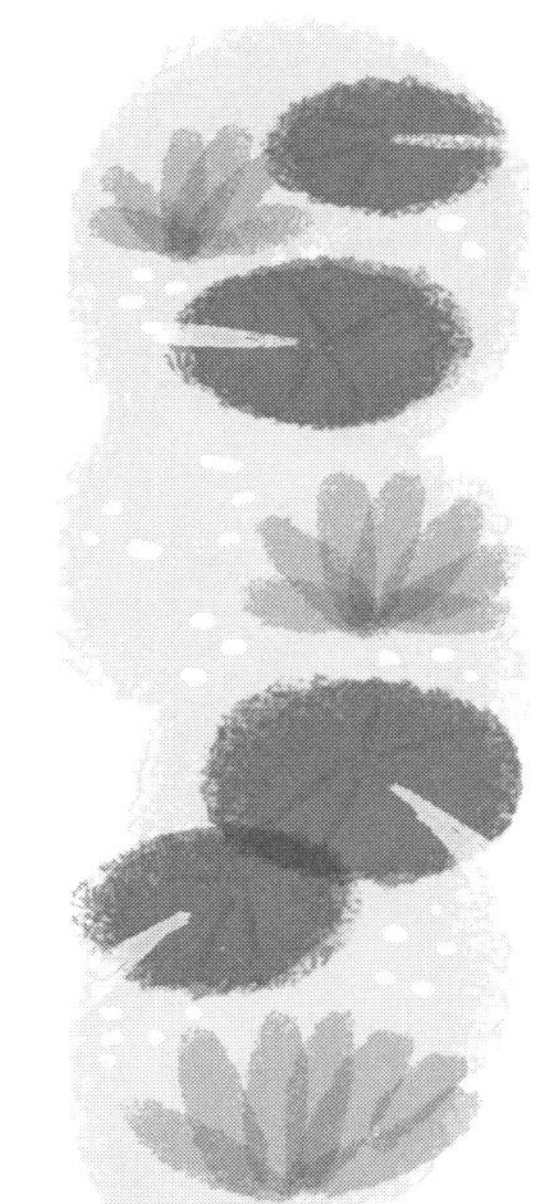

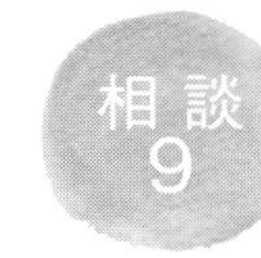

相談9

まもなく3回目の胚移植。とても不安定で、悪いことばかり考えてしまいます。

36～40歳・秋田県

まもなく3回目胚盤胞移植です。その日が近づいてくるにつれて、とても不安定な気持ちになってきました。

なるようにしかならないといい聞かせても、夜もあまり眠れません。

1回目が陰性。

その後の血液検査では、Th1、Th2とも異常なし。ビタミンDは、やや不足。亜鉛は不足で、サプリメントで改善してきました。

2回目が化学流産。

その後、EMMA検査では数値が足りず膣座薬で改善、ALICE検査は検出なしでした。ERA検査は受けていません。

しっかりした治療を受けていると、手応えを感じるのですが、期待したらまた悪い結果がくるのではないかという恐怖もあります。

今は、残りの胚盤胞2つが染色体異常だったらとか、もうすぐ40才で、流産率が上がるなど、心配ばかりです。

元々女性としてのコンプレックスが強く、自分の長所を見つけて伸ばそうと考えても疲れてしまいます。

世の中80％の人が子どもを望んで半年以内に妊娠する。私は結婚して6年だから普通でないんだと思ってしまいます。

パート先で若い子がチヤホヤされているのを見かけるのもしんどいです。その子だって私の知らないところで悩んだり苦労もしているだろうに。

医師が以前の診察内容を忘れていたりすると強いストレスを感じたり、くだらないことで気に病んだりしています。

結局子どもができず、夫婦関係も駄目になるのではないかと、どうしても悪いことばかり考えてしまいます。

お返事

胚移植の予定が決まっているのですね。EMMA検査をされてよかったですね。改善して子宮内の環境も整ったことでしょう。

移植を待つ胚盤胞は、受精し、分裂を繰り返して胚盤胞になった生命力のある胚だと言えるでしょう。

まずは希望を持って、移植胚を迎えましょう。

いろいろな検査を受け、改善できることには取り組んでがんばってきた自分のことを、ちゃんとほめてあげてください。「よくやってるよ。本当にがんばってるね」と認めてあげましょう。

期待した通りになかなかいかないことに凹んだり、不安定な気持ちになるのは、少なからず誰にでもあることです。今はいろいろと検査や治療も進んでいますので、希望を持ってできることをしていきましょう。

治療の段階ごとにいろいろな心配や不安はでてきます。

これも自然なことです。

不安を一人で抱えないで、ご主人に話を聞いてもらったり、私たちもこうしてメールをいただければお話を聞くこともできます。また、ご主人の都合がつくときには、一緒に通院しましょう。一緒に診察室に入ることで、ご主人は治療の様子がわかりますし、あなたの心のうちも察してくれるようになるでしょう。胚移植の日や妊娠判定日には、都合をつけてもらうようにしてはいかがでしょう。

どうしても他の人と比べてしまうこともあるかもしれませんが、人は人、自分は自分です。みんな、違っていていいし、何が普通かなんて考えなくていいのです。

あなたは、女性としてのコンプレックスが強いとか、ストレスを感じやすいことなど、自分のことをよくわかっていらっしゃいますね。それは、とても素晴らしいことだと思います。また、自分だけが悩んでいるんじゃないと、人を思いやることもできて、本当に素晴らしいと思います。

そうしたところを、自分でもちゃんと認めてあげてくださいね。

まずは、3回目の胚移植ですね。不安定になっていることを医師に相談したり、治療施設のカウンセラーや看護師を頼って、話を聞いてもらってもいいと思います。

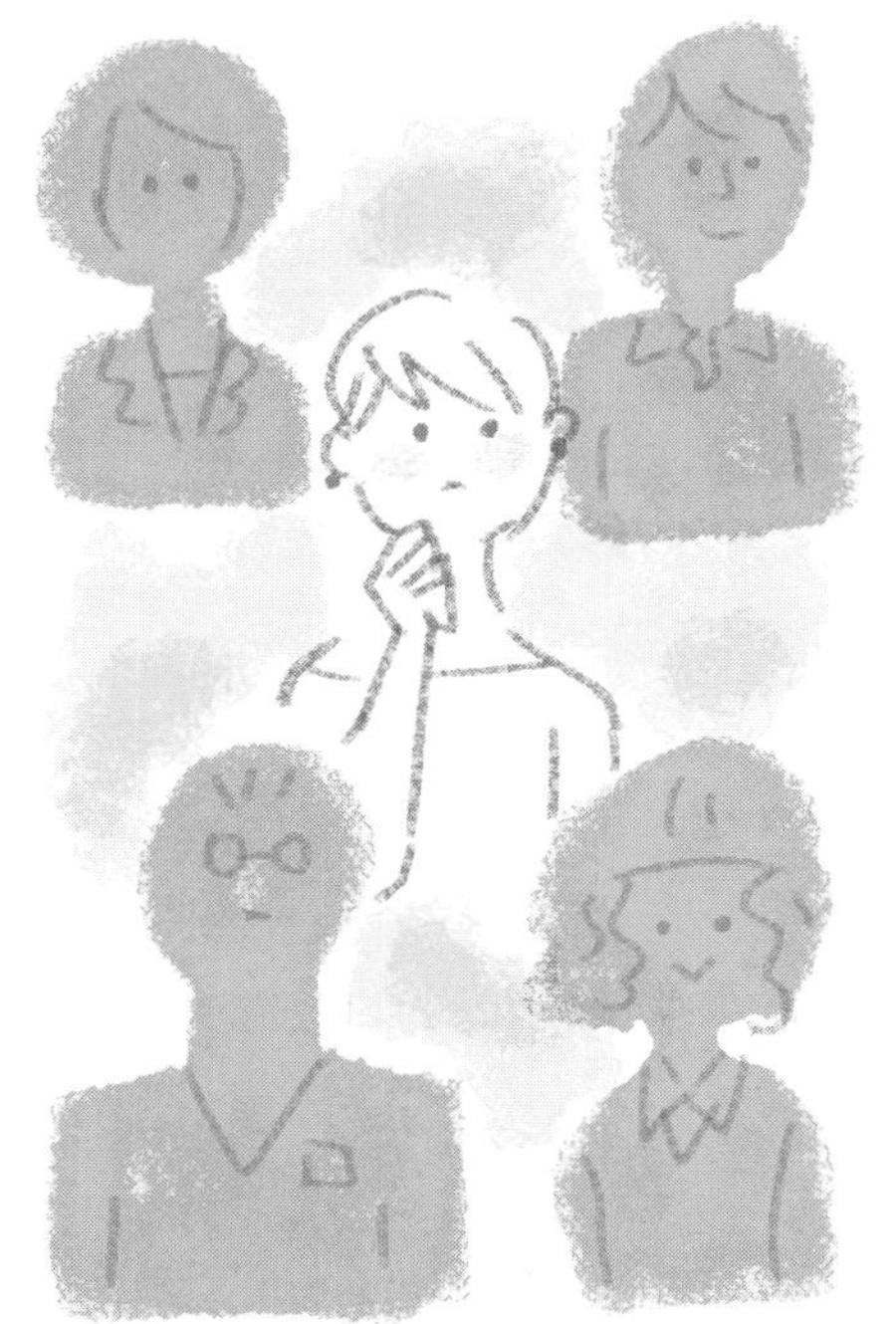

相談10

妻が不妊検査を受けました。月経周期が規則的でも排卵障害ということはありますか？

36〜40歳・長野県

39歳の妻が、不妊外来で検査を受けてきました。

月経中の血液検査の結果
ＦＳＨ…９・99 mIU／ml　高値
ＬＨ……４・22 mIU／ml　正常値
他のホルモン検査…　問題なし

また、超音波検査では排卵を確認できなかったそうです。

でも、月経周期は規則的で、基礎体温も2相性です。

医師からは、排卵障害との診断を受け、クロミフェンが処方されています。注射も行う予定のようです。

中枢性の排卵障害の診断だと思いますが、月経周期が規則的でも排卵障害ということはあるのでしょうか？

お返事

月経時のホルモンの状態は、ＦＳＨは10 mIU／ml以下を正常値としていますが、医師の考えによっては８以下とすることもあります。ＦＳＨの数値は毎月変化しますので、あまり問題はないかと思われます。

また、排卵誘発剤の服用については、医師の診断ですから問題ないと思いますが、疑問がある場合には、直接質問されたほうが安心です。

排卵誘発剤の役割として、自らが分泌するホルモンが足りない分をサポートすることができます。これにより、卵胞が成熟した状態で排卵に向かうことができれば、成熟した卵子が排卵されてくるでしょう。それが、妊娠に結びつきやすくすることにつながります。

注射に関しては、その周期の卵胞の成長具合で追加する可能性もあるかと思います。

また、今回の検査は、月経中だったようですから、超音波検査で排卵を確認することはできないと思います。月経周期は規則的で…ということですから、だいたい月経10〜12日目あたりから超音波検査を行っていくことで卵胞がどれくらい成長し、いつくらいに排卵しそうだということがわかるでしょう。

月経中の超音波検査で卵巣を確認した場合は、前周期の卵胞が残っていないかを主にみます。卵胞が残っていた場合、次の月経周期の排卵を乱すこともあります。

排卵までの間に、もう少し頻繁に診察を行えば、排卵したかどうかを知ることができるでしょう。

ホルモンの状態はあまり問題なさそうですが、排卵に向かう卵胞も毎周期違うものが発育し、ホルモン環境にも違いがありますし、卵胞・卵子の質にも違いがあります。

基本的には、月経が順調に訪れていれば排卵されていると考えてよいと思います。基礎体温についても、二相性であれば排卵していると考えても良いのですが、体温に変化はあっても、実際には排卵していないこともあります。

ただ、長い期間、排卵が起こらない場合には、体温は上昇せず一相性のままになるでしょう。

１周期だけで診断をつけることは難しい部分もありますので、少し様子をみられてはいかがでしょう。

また、ご主人の検査も重要です。精液検査はお済みでしょうか？　奥様の排卵がいくら整っていても、卵子に到達する運動精子数などが十分でなければ受精することができません。

奥様の体も心配ですが、おふたりのお子さんのために、一緒に歩みを進めてくださいね。

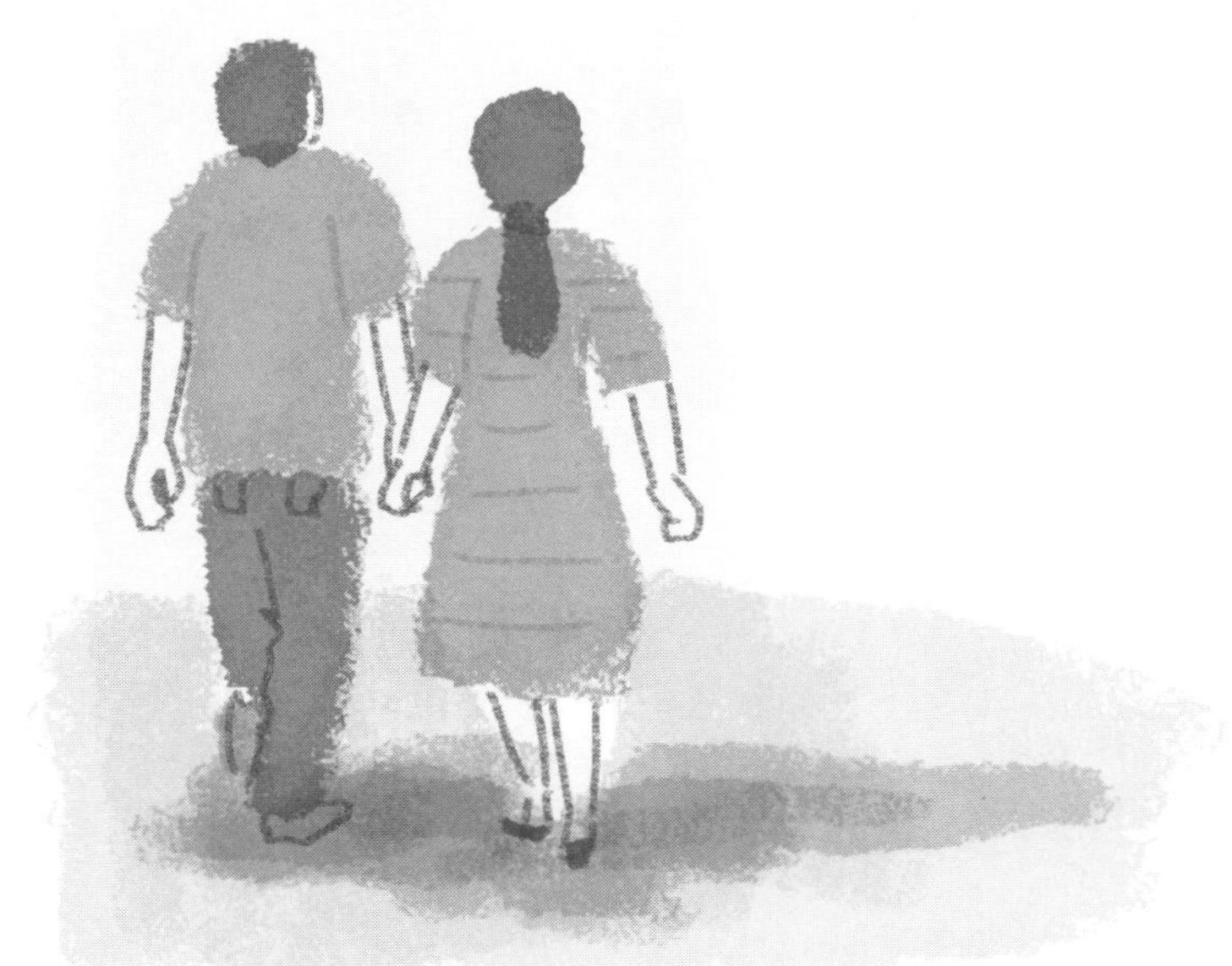

LIST

全国の不妊治療 病院＆クリニック 2020

最寄りの病院（クリニック）はどこにあるの…？
あなたの街で不妊治療を受けるためのお役立ち情報です
より詳しく紹介したピックアップガイダンスは
以下の内容にてご案内しています

●印は日本産科婦人科学会に生殖補助医療実施施設として登録のある病院・クリニックです。
ただし、編集部のアンケート調査から実績上の理由等により、一部、表記に違いがあります。
また、無登録でも生殖補助医療を行っている施設もありますので詳しくは直接ご確認下さい。

病院情報、ピックアップガイダンスの見方／各項目のチェックについて

●あいうえおクリニック
Tel.000-000-0000　あいうえお市000-000　since 1999.5
医師2名　培養士2名
心理士1名(内部)

診療日		月	火	水	木	金	土	日	祝祭日
	am	●	●	●	●	●	●		
	pm	●		●		●			

予約受付時間　8･9･10･11･12･13･14･15･16･17･18･19･20･21･22時

◆倫理・厳守宣言
医師／する ……■
培養士／する ……■
ブライダルチェック＝○　婦人科検診＝○

夫婦での診療 …………●
患者への治療説明 ……●
使用医薬品の説明 ……●
治療費の詳細公開 ……●
治療費助成金扱い …有り
タイミング療法 …………●
人工授精 …………………●
人工授精（AID）…………×
体外受精 …………………●
顕微授精 …………………●
自然・低刺激周期採卵法 ○
刺激周期採卵法(FSH,hMG) ●
凍結保存 …………………●
男性不妊 ○連携施設あり
不育症 ……………………×
妊婦検診 ………10週まで
2人目不妊通院配慮 ……●
腹腔鏡検査 ………………×
漢方薬の扱い …………×
新薬の使用 ……………△
カウンセリング ………△
運動指導 ………………×
食事指導 ………………×
女性医師がいる ………×

料金目安
初診費用　2500円～
体外受精費用　35万～40万
顕微授精費用　40万～45万

私たちの街のクリニック紹介コーナーにピックアップガイダンスを設けました。ピックアップガイダンスは不妊治療情報センター・funin.info（不妊インフォ）にある情報内で公開掲載を希望されたあなたの街の施設です。

◆倫理・厳守宣言

不妊治療では、精子や卵子という生命の根源を人為的に操作する行為が含まれます。倫理的にも十分気をつけなければならない面がありますから、その確認の意志表示を求めました。読者や社会への伝言として設けてみました。ノーチェックは□、チェックは■です。ご参考に！

ただし、未チェックだからといって倫理がないというわけではありません。社会での基準不足から、回答に躊躇していたり、チェックして後で何かあったら…と心配されての結果かもしれません。ともかく医療現場でのこの意識は大切であって欲しいですね。

◆ブライダルチェック

結婚を控えている方、すでに結婚され妊娠したいと考えている方、または将来の結婚に備えてチェックをしたい方などが、あらかじめ妊娠や分娩を妨げる婦人科的疾患や問題を検査することです。女性ばかりでなく男性もまた検査を受けておく対象となります。

◆料金目安

初診費用は、検査をするかどうか、また保険適用内かどうかでも違ってきます。一般的な目安としてご覧ください。数百円レベルの記載の所は、次回からの診療でより詳しく検査が行なわれるものと考えましょう。

顕微授精は体外受精プラス費用の回答をいただいた場合にはプラスを表示させていただきました。

○＝実施している
●＝常に力を入れて実施している
△＝検討中である
×＝実施していない

病院選びや受診時のご参考に！

不妊治療費助成制度が全国的に実施される中、患者様がより安心して受診でき、信頼できる病院情報が求められています。この情報にはいろいろな要素が含まれます。ピックアップガイダンスの内容を見ながら、あなたの受診、病院への問合せなどに前向きに、無駄のない治療をおすすめ下さい！

北海道・東北
関東
中部・東海
近畿
中国・四国
九州・沖縄

北海道・東北地方

北海道

- ● エナ麻生ARTクリニック　Tel.011-792-8850　札幌市北区
- ● さっぽろARTクリニック　Tel.011-700-5880　札幌市北区
- ● 北海道大学病院　Tel.011-716-1161　札幌市北区
- ● さっぽろARTクリニックn24　Tel.011-792-6691　札幌市北区
- ● 札幌白石産科婦人科病院　Tel.011-862-7211　札幌市白石区
- ● 青葉産婦人科クリニック　Tel.011-893-3207　札幌市厚別区
- ● 五輪橋マタニティクリニック　Tel.011-571-3110　札幌市南区
- ● 手稲渓仁会病院　Tel.011-681-8111　札幌市手稲区
- ● セントベビークリニック　Tel.011-215-0880　札幌市中央区
- ● 金山生殖医療クリニック　Tel.011-200-1122　札幌市中央区
- ● 円山レディースクリニック　Tel.011-614-0800　札幌市中央区
- ● 時計台記念クリニック　Tel.011-251-1221　札幌市中央区
- ● 神谷レディースクリニック　Tel.011-231-2722　札幌市中央区
- ● 札幌厚生病院　Tel.011-261-5331　札幌市中央区
- ● 斗南病院　Tel.011-231-2121　札幌市中央区
- ● 札幌医科大学医学部付属病院　Tel.011-611-2111　札幌市中央区
- ● 中央メディカルクリニック　Tel.011-222-0120　札幌市中央区
- ● おおこうち産婦人科　Tel.011-233-4103　札幌市中央区
- ● 福住産科婦人科クリニック　Tel.011-836-1188　札幌市豊平区
- ● KKR札幌医療センター　Tel.011-822-1811　札幌市豊平区
- ● 美加レディースクリニック　Tel.011-833-7773　札幌市豊平区
- ● 琴似産科婦人科クリニック　Tel.011-612-5611　札幌市西区
- ● 札幌東豊病院　Tel.011-704-3911　札幌市東区
- ● 秋山記念病院　Tel.0138-46-6660　函館市石川町
- 製鉄記念室蘭病院　Tel.0143-44-4650　室蘭市知利別町
- ● 岩城産婦人科　Tel.0144-38-3800　苫小牧市緑町
- ● とまこまいレディースクリニック　Tel.0144-73-5353　苫小牧市弥生町
- ● レディースクリニックぬまのはた　Tel.0144-53-0303　苫小牧市北栄町
- ● 森産科婦人科病院　Tel.0166-22-6125　旭川市7条
- ● みずうち産科婦人科医院　Tel.0166-31-6713　旭川市豊岡4条
- ● 旭川医科大学附属病院　Tel.0166-65-2111　旭川市緑が丘
- 帯広厚生病院　Tel.0155-24-4161　帯広市西14条
- ● おびひろARTクリニック（旧慶愛病院）　Tel.0155-22-4188　帯広市東3条
- 釧路赤十字病院　Tel.0154-22-7171　釧路市新栄町
- ● 北見レディースクリニック　Tel.0157-31-0303　北見市大通東
- ● 中村記念愛成病院　Tel.0157-24-8131　北見市高栄東町

青森県

- ● エフ. クリニック　Tel.017-729-4103　青森市浜田
- ● レディスクリニック・セントセシリア　Tel.017-738-0321　青森市筒井八ツ橋
- 青森県立中央病院　Tel.017-726-8111　青森市東造道
- ● 八戸クリニック　Tel.0178-22-7725　八戸市柏崎
- ● 婦人科 さかもとともみクリニック　Tel.0172-29-5080　弘前市早稲田
- ● 弘前大学医学部付属病院　Tel.0172-33-5111　弘前市本町
- 安斎レディスクリニック　Tel.0173-33-1103　五所川原市一ツ谷

岩手県

- ● 岩手医科大学付属病院　Tel.019-651-5111　盛岡市内丸
- ● 京野アートクリニック 盛岡　Tel.019-613-4124　盛岡市盛岡駅前通
- 畑山レディスクリニック　Tel.019-613-7004　盛岡市北飯岡
- ● さくらウイメンズクリニック　Tel.019-621-4141　盛岡市中ノ橋通
- 産科婦人科吉田医院　Tel.019-622-9433　盛岡市若園町
- 平間産婦人科　Tel.0197-24-6601　奥州市水沢区
- 岩手県立二戸病院　Tel.0195-23-2191　二戸市堀野

秋田県

- 藤盛レィディーズクリニック　Tel.018-884-3939　秋田市東通仲町
- 中通総合病院　Tel.018-833-1122　秋田市南通みその町
- ● 秋田大学医学部附属病院　Tel.018-834-1111　秋田市広面
- ● 清水産婦人科クリニック　Tel.018-893-5655　秋田市広面
- 市立秋田総合病院　Tel.018-823-4171　秋田市川元松丘町
- 秋田赤十字病院　Tel.018-829-5000　秋田市上北手猿田
- あきたレディースクリニック安田　Tel.018-857-4055　秋田市土崎港中央
- 池田産婦人科クリニック　Tel.0183-73-0100　湯沢市字両神
- ● 大曲母子医院　Tel.0187-63-2288　大曲市福住町
- 佐藤レディースクリニック　Tel.0187-86-0311　大仙市戸蒔
- ● 大館市立総合病院　Tel.0186-42-5370　大館市豊町

山形県

- 山形市立病院済生館　Tel.023-625-5555　山形市七日町
- ● 川越医院　Tel.023-641-6467　山形市大手町
- ● 山形済生病院　Tel.023-682-1111　山形市沖町
- レディースクリニック高山　Tel.023-674-0815　山形市嶋北
- ● 山形大学医学部附属病院　Tel.023-628-1122　山形市飯田西
- 国井クリニック　Tel.0237-84-4103　寒河江市中郷
- ● ゆめクリニック　Tel.0238-26-1537　米沢市東
- 米沢市立病院　Tel.0238-22-2450　米沢市相生町
- ● すこやかレディースクリニック　Tel.0235-22-8418　鶴岡市東原町
- たんぽぽクリニック　Tel.0235-25-6000　鶴岡市大字日枝
- ● 山形県立河北病院　Tel.0237-73-3131　西村山郡河北町

宮城県

- ● 京野アートクリニック 仙台　Tel.022-722-8841　仙台市青葉区
- ● 東北大学病院　Tel.022-717-7000　仙台市青葉区
- 桜ヒルズウイメンズクリニック　Tel.022-279-3367　仙台市青葉区
- ● 仙台ソレイユ母子クリニック　Tel.022-248-5001　仙台市太白区
- ● 東北医科薬科大学病院　Tel.022-259-1221　仙台市宮城野区
- ● 仙台ARTクリニック　Tel.022-741-8851　仙台市宮城野区
- うつみレディスクリニック　Tel.0225-84-2868　東松島市赤井
- 大井産婦人科医院　Tel.022-362-3231　塩竈市新富町
- ● スズキ記念病院　Tel.0223-23-3111　岩沼市里の杜

福島県

- ● いちかわクリニック　Tel.024-554-0303　福島市南矢野目
- ● 福島県立医科大学附属病院　Tel.024-547-1111　福島市光が丘
- ● アートクリニック産婦人科　Tel.024-523-1132　福島市栄町
- 福島赤十字病院　Tel.024-534-6101　福島市入江町
- ● あべウイメンズクリニック　Tel.024-923-4188　郡山市富久山町
- ● ひさこファミリークリニック　Tel.024-952-4415　郡山市中ノ目
- 太田西ノ内病院　Tel.024-925-1188　郡山市西ノ内
- 寿泉堂綜合病院　Tel.024-932-6363　郡山市駅前
- ● あみウイメンズクリニック　Tel.0242-37-1456　会津若松市八角町
- ● 会津中央病院　Tel.0242-25-1515　会津若松市鶴賀町
- ● いわき婦人科　Tel.0246-27-2885　いわき市内郷綴町

●印は日本産科婦人科学会のART登録施設で、体外受精の診療を行っている施設です（2020年6月現在）

北海道地区／ピックアップ クリニックガイダンス

北海道

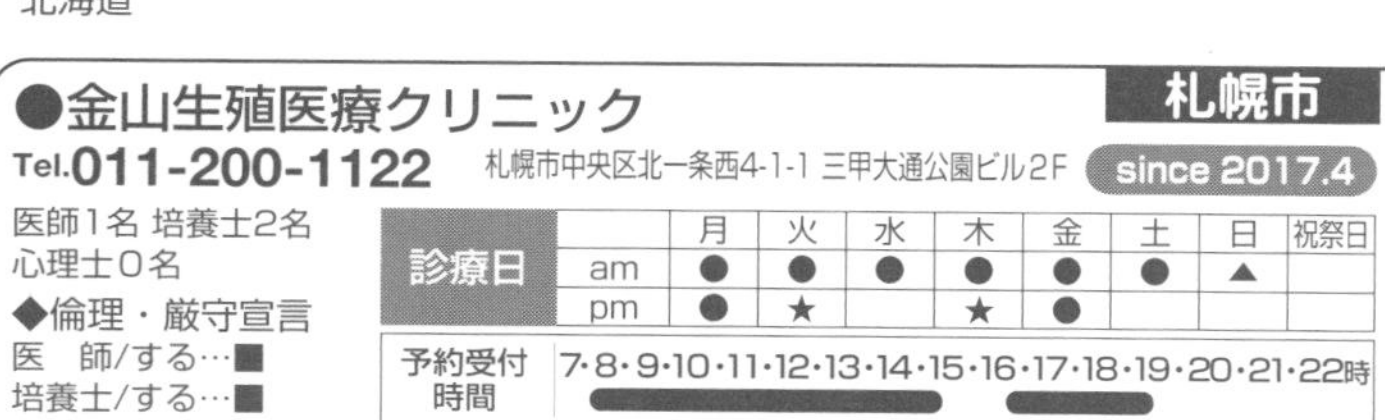

●金山生殖医療クリニック　札幌市

Tel.011-200-1122　札幌市中央区北一条西4-1-1 三甲大通公園ビル2F　since 2017.4

医師1名 培養士2名
心理士0名
◆倫理・厳守宣言
医　師／する…■
培養士／する…■

診療日	月	火	水	木	金	土	日	祝祭日
am	●	●	●	●	●	●	▲	
pm	●	★		★	●			

予約受付時間　7・8・9・10・11・12・13・14・15・16・17・18・19・20・21・22時

ブライダルチェック＝○　婦人科検診＝×

月・金曜午後13〜15時、火・木曜午後16〜19時、水・土曜13時まで、日曜隔週

夫婦での診療 ……………●	顕微授精 ……………●	漢方薬の扱い ……………●
患者への治療説明 ……●	自然・低刺激周期採卵法 ●	新薬の使用 ……………●
使用医薬品の説明 ……●	刺激周期採卵法(FSH,hMG) ○	カウンセリング ……………○
治療費の詳細公開 ……●	凍結保存 ……………●	運動指導 ……………○
治療費助成金扱い ……●	男性不妊 ……………●	食事指導 ……………○
タイミング療法 ……●	不育症 ……………●	女性医師がいる ……………●
人工授精 ……………●	妊婦健診………○8週まで	
人工授精 (AID) ……… ×	2人目不妊通院配慮 ……●	
体外受精 ……………●	腹腔鏡検査 ……………×	

料金目安
初診費用　2万円〜（全検査実施で）
体外受精費用　26万円〜
顕微授精費用　31万円〜

千葉大学医学部附属病院 Tel.043-226-2121 千葉市中央区
亀田IVFクリニック幕張 Tel.043-296-8141 千葉市美浜区
みやけウィメンズクリニック Tel.043-293-3500 千葉市緑区
川崎レディースクリニック Tel.04-7155-3451 流山市東初石
おおたかの森ARTクリニック Tel.04-7170-1541 流山市おおたかの森
ジュノ・ヴェスタクリニック八田 Tel.047-385-3281 松戸市牧の原
大川レディースクリニック Tel.047-341-3011 松戸市馬橋
松戸市立総合医療センター Tel.047-712-2511 松戸市千駄堀
本八幡レディースクリニック Tel.047-322-7755 市川市八幡
東京歯科大学市川総合病院 Tel.047-322-0151 市川市菅野
西船橋こやまウィメンズクリニック Tel.047-495-2050 船橋市印内町
北原産婦人科 Tel.047-465-5501 船橋市習志野台
船橋駅前レディースクリニック Tel.047-426-0077 船橋市本町
津田沼IVFクリニック Tel.047-455-3111 船橋市前原西
くぼのやIVFクリニック Tel.04-7136-2601 柏市柏
中野レディースクリニック Tel.04-7162-0345 柏市柏
さくらウィメンズクリニック Tel.047-700-7077 浦安市北栄
パークシティ吉田レディースクリニック Tel.047-316-3321 浦安市明海
順天堂大学医学部附属浦安病院 Tel.047-353-3111 浦安市富岡
そうクリニック Tel.043-424-1103 四街道市大日
東邦大学医療センター佐倉病院 Tel.043-462-8811 佐倉市下志津
高橋レディースクリニック Tel.043-463-2129 佐倉市ユーカリが丘
日吉台レディースクリニック Tel.0476-92-1103 富里市日吉台
成田赤十字病院 Tel.0476-22-2311 成田市飯田町
増田産婦人科 Tel.0479-73-1100 匝瑳市八日市場
旭中央病院 Tel.0479-63-8111 旭市イ
宗田マタニティクリニック Tel.0436-24-4103 市原市根田
重城産婦人科小児科 Tel.0438-41-3700 木更津市万石
薬丸病院 Tel.0438-25-0381 木更津市富士見
ファミール産院 たてやま Tel.0470-24-1135 館山市北条
亀田総合病院　ARTセンター Tel.04-7092-2211 鴨川市東町

東京都

杉山産婦人科　丸の内 Tel.03-5222-1500 千代田区丸の内
神田ウィメンズクリニック Tel.03-6206-0065 千代田区神田鍛冶町
あいだ希望クリニック Tel.03-3254-1124 千代田区神田鍛冶町
小畑会浜田病院 Tel.03-5280-1166 千代田区神田駿河台
三楽病院 Tel.03-3292-3981 千代田区神田駿河台
杉村レディースクリニック Tel.03-3264-8686 千代田区五番町
エス・セットクリニック<男性不妊専門> Tel.03-6262-0745 千代田区神田岩本町
日本橋ウィメンズクリニック Tel.03-5201-1555 中央区日本橋
Natural ART Clinic 日本橋 Tel.03-6262-5757 中央区日本橋
八重洲中央クリニック Tel.03-3270-1121 中央区日本橋
黒田インターナショナルメディカルリプロダクション Tel.03-3555-5650 中央区新川
こやまレディースクリニック Tel.03-5859-5975 中央区勝どき

上条女性クリニック Tel.027-345-1221 高崎市栗崎町
公立富岡総合病院 Tel.0274-63-2111 富岡市富岡
JCHO群馬中央病院 Tel.027-221-8165 前橋市紅雲町
群馬大学医学部附属病院 Tel.027-220-7111 前橋市昭和町
横田マタニティーホスピタル Tel.027-234-4135 前橋市下小出町
いまいウイメンズクリニック Tel.027-221-1000 前橋市東片貝町
前橋協立病院 Tel.027-265-3511 前橋市朝倉町
神岡産婦人科 Tel.027-253-4152 前橋市石倉町
ときざわレディスクリニック Tel.0276-60-2580 太田市小舞木町
クリニックオガワ Tel.0279-22-1377 渋川市石原
宇津木医院 Tel.0270-64-7878 佐波郡玉村町

埼玉県

セントウィメンズクリニック Tel.048-871-1771 さいたま市浦和区
すごうウィメンズクリニック Tel.048-650-0098 さいたま市大宮区
秋山レディースクリニック Tel.048-663-0005 さいたま市大宮区
大宮レディスクリニック Tel.048-648-1657 さいたま市大宮区
かしわざき産婦人科 Tel.048-641-8077 さいたま市大宮区
あらかきウィメンズクリニック Tel.048-838-1107 さいたま市南区
丸山記念総合病院 Tel.048-757-3511 さいたま市岩槻区
大和たまごクリニック Tel.048-757-8100 さいたま市岩槻区
ソフィア祐子レディースクリニック Tel.048-253-7877 川口市西川口
永井マザーズホスピタル Tel.048-959-1311 三郷市上彦名
産婦人科菅原病院 Tel.048-964-3321 越谷市越谷
ゆうレディースクリニック Tel.048-967-3122 越谷市南越谷
獨協医科大学埼玉医療センター Tel.048-965-1111 越谷市南越谷
スピカレディースクリニック Tel.0480-65-7750 加須市南篠崎
中村レディスクリニック Tel.048-562-3505 羽生市中岩瀬
埼玉医科大学病院 Tel.049-276-1297 入間郡毛呂山町
埼玉医科大学総合医療センター Tel.049-228-3674 川越市鴨田
恵愛生殖医療医院 Tel.048-485-1185 和光市本町
大塚産婦人科小児科医院 Tel.048-479-7802 新座市片山
ウィメンズクリニックふじみ野 Tel.049-293-8210 富士見市ふじみ野西
ミューズレディスクリニック Tel.049-256-8656 ふじみ野市霞ヶ丘
吉田産科婦人科医院 Tel.04-2932-8781 入間市野田
瀬戸病院 Tel.04-2922-0221 所沢市金山町
さくらレディスクリニック Tel.042-992-0371 所沢市くすのき台
熊谷総合病院 Tel.048-521-0065 熊谷市中西
平田クリニック Tel.048-526-1171 熊谷市肥塚
Women's Clinic ひらしま産婦人科 Tel.048-722-1103 上尾市原市
上尾中央総合病院 Tel.048-773-1111 上尾市柏座
みやざきクリニック Tel.0493-72-2233 比企郡小川町

千葉県

高橋ウイメンズクリニック Tel.043-243-8024 千葉市中央区
千葉メディカルセンター Tel.043-261-5111 千葉市中央区

関東地方

茨城県

いがらしクリニック Tel.0297-62-0936 龍ヶ崎市栄町
筑波大学附属病院 Tel.029-853-3900 つくば市天久保
つくばARTクリニック Tel.029-863-6111 つくば市竹園
つくば木場公園クリニック Tel.029-886-4124 つくば市松野木
筑波学園病院 Tel.029-836-1355 つくば市上横場
遠藤産婦人科医院 Tel.0296-20-1000 筑西市中舘
根本産婦人科医院 Tel.0296-77-0431 笠間市八雲
江幡産婦人科病院 Tel.029-224-3223 水戸市備前町
石渡産婦人科病院 Tel.029-221-2553 水戸市上水戸
植野産婦人科医院 Tel.029-221-2513 水戸市五軒町
岩崎病院 Tel.029-241-8700 水戸市笠原町
小塙医院 Tel.0299-58-3185 小美玉市田木谷
原レディスクリニック Tel.029-276-9577 ひたちなか市笹野町
福地レディースクリニック Tel.0294-27-7521 日立市鹿島町

栃木県

中田ウィメンズ&ARTクリニック Tel.028-614-1100 宇都宮市馬場通り
宇都宮中央クリニック Tel.028-636-1121 宇都宮市中央
平尾産婦人科医院 Tel.028-648-5222 宇都宮市鶴田
かわつクリニック Tel.028-639-1118 宇都宮市大寛
福泉医院 Tel.028-639-1122 宇都宮市下栗町
ちかざわLadie'sクリニック Tel.028-638-2380 宇都宮市城東
高橋あきら産婦人科医院 Tel.028-663-1103 宇都宮市東今泉
かしわぶち産婦人科 Tel.028-663-3715 宇都宮市海道町
済生会 宇都宮病院 Tel.028-626-5500 宇都宮市竹林町
獨協医科大学病院 Tel.0282-86-1111 下都賀郡壬生町
那須赤十字病院 Tel.0287-23-1122 大田原市中田原
匠レディースクリニック Tel.0283-21-0003 佐野市奈良渕町
佐野厚生総合病院 Tel.0283-22-5222 佐野市堀米町
城山公園すずきクリニック Tel.0283-22-0195 佐野市久保町
中央クリニック Tel.0285-40-1121 下野市薬師寺
自治医科大学病院 Tel.0285-44-2111 下野市薬師寺
石塚産婦人科 Tel.0287-36-6231 那須塩原市三島
国際医療福祉大学病院 Tel.0287-37-2221 那須塩原市井口

群馬県

セントラル・レディース・クリニック Tel.027-326-7711 高崎市東町
高崎ARTクリニック Tel.027-310-7701 高崎市あら町
産科婦人科舘出張　佐藤病院 Tel.027-322-2243 高崎市若松町
セキールレディースクリニック Tel.027-330-2200 高崎市栄町
矢崎医院 Tel.027-344-3511 高崎市剣崎町

東京都

- ● 聖路加国際病院 Tel.03-3541-5151 中央区明石町
- ● 銀座こうのとりレディースクリニック Tel.03-5159-2077 中央区銀座
- ● はるねクリニック銀座 Tel.03-5250-6850 中央区銀座
- ● 両角レディースクリニック Tel.03-5159-1101 中央区銀座
- ● オーク銀座レディースクリニック Tel.03-3567-0099 中央区銀座
- HMレディースクリニック銀座 Tel.03-6264-4105 中央区銀座
- ● 銀座レディースクリニック Tel.03-3535-1117 中央区銀座
- ● 楠原ウィメンズクリニック Tel.03-6274-6433 中央区銀座
- ● 銀座すずらん通りレディスクリニック Tel.03-3569-7711 中央区銀座
- 銀座ウイメンズクリニック Tel.03-5537-7600 中央区銀座
- ● 虎の門病院 Tel.03-3588-1111 港区虎ノ門
- ● 東京AMHクリニック銀座 Tel.03-3573-4124 港区新橋
- ● 新橋夢クリニック Tel.03-3593-2121 港区新橋
- ● 東京慈恵会医科大学附属病院 Tel.03-3433-1111 港区西新橋
- ● 芝公園かみやまクリニック Tel.03-6414-5641 港区芝
- ● リプロダクションクリニック東京 Tel.03-6228-5351 港区東新橋
- ● 六本木レディースクリニック Tel.0120-853-999 港区六本木
- ● オリーブレディースクリニック麻布十番 Tel.03-6804-3208 港区麻布十番
- ● 赤坂見附宮崎産婦人科 Tel.03-3478-6443 港区元赤坂
- 美馬レディースクリニック Tel.03-6277-7397 港区赤坂
- ● 赤坂レディースクリニック Tel.03-5545-4123 港区赤坂
- ● 山王病院 リプロダクション・婦人科内視鏡治療センター Tel.03-3402-3151 港区赤坂
- ● クリニック ドゥ ランジュ Tel.03-5413-8067 港区北青山
- たて山レディスクリニック Tel.03-3408-5526 港区南青山
- ● 東京HARTクリニック Tel.03-5766-3660 港区南青山
- ● 北里研究所病院 Tel.03-3444-6161 港区白金
- ● 京野レディースクリニック高輪 Tel.03-6408-4124 港区高輪
- ● 城南レディスクリニック品川 Tel.03-3440-5562 港区高輪
- ● 浅田レディース品川クリニック Tel.03-3472-2203 港区港南
- ● 秋葉原ART Clinic Tel.03-5807-6888 台東区上野
- ● よしひろウィメンズクリニック 上野院 Tel.03-3834-8996 台東区東上野
- あさくさ産婦人科クリニック Tel.03-3844-9236 台東区西浅草
- ● 日本医科大学付属病院 女性診療科 Tel.03-3822-2131 文京区千駄木
- ● 順天堂大学医学部附属順天堂医院 Tel.03-3813-3111 文京区本郷
- ● 東京大学医学部附属病院 Tel.03-3815-5411 文京区本郷
- ● 東京医科歯科大学医学部附属病院 Tel.03-5803-5684 文京区湯島
- ● 中野レディースクリニック Tel.03-5390-6030 北区王子
- ● 東京北医療センター Tel.03-5963-3311 北区赤羽台
- ● 日暮里レディースクリニック Tel.03-5615-1181 荒川区西日暮里
- ● 臼井医院 Tel.03-3605-0381 足立区東和
- 池上レディースクリニック Tel.03-5838-0228 足立区伊興
- アーク米山クリニック Tel.03-3849-3333 足立区西新井栄町
- ● 真島クリニック Tel.03-3849-4127 足立区関原
- ● あいウイメンズクリニック Tel.03-3829-2522 墨田区錦糸
- 大倉医院 Tel.03-3611-4077 墨田区墨田
- ● 木場公園クリニック・分院 Tel.03-5245-4122 江東区木場
- ● 東峯婦人クリニック Tel.03-3630-0303 江東区木場
- ● 五の橋レディスクリニック Tel.03-5836-2600 江東区亀戸
- ● クリニック飯塚 Tel.03-3495-8761 品川区西五反田
- ● はなおかIVFクリニック品川 Tel.03-5759-5112 品川区大崎
- ● 昭和大学病院 Tel.03-3784-8000 品川区旗の台
- ● 東邦大学医療センター大森病院 Tel.03-3762-4151 大田区大森西
- とちぎクリニック Tel.03-3777-7712 大田区山王
- ● キネマアートクリニック Tel.03-5480-1940 大田区蒲田
- ● ファティリティクリニック東京 Tel.03-3477-0369 渋谷区東
- ● 日本赤十字社医療センター Tel.03-3400-1311 渋谷区広尾
- ● 恵比寿ウィメンズクリニック Tel.03-6452-4277 渋谷区恵比寿南
- 恵比寿つじクリニック <男性不妊専門> Tel.03-5768-7883 渋谷区恵比寿南
- ● 桜十字渋谷バースクリニック Tel.03-5728-6626 渋谷区宇田川町
- ● フェニックスアートクリニック Tel.03-3405-1101 渋谷区千駄ヶ谷
- ● はらメディカルクリニック Tel.03-3356-4211 渋谷区千駄ヶ谷
- 篠原クリニック Tel.03-3377-6633 渋谷区笹塚
- みやぎしレディースクリニック Tel.03-5731-8866 目黒区八雲
- ● とくおかレディースクリニック Tel.03-5701-1722 目黒区中根
- ● 峯レディースクリニック Tel.03-5731-8161 目黒区自由が丘
- ● 育良クリニック Tel.03-3713-4173 目黒区上目黒
- ● 三軒茶屋ウィメンズクリニック Tel.03-5779-7155 世田谷区太子堂
- ● 三軒茶屋ARTレディースクリニック Tel.03-6450-7588 世田谷区三軒茶屋
- ● 梅ヶ丘産婦人科 Tel.03-3429-6036 世田谷区梅丘
- ● 国立生育医療研究センター 周産期・母性診療センター Tel.03-3416-0181 世田谷区大蔵
- ● ローズレディースクリニック Tel.03-3703-0114 世田谷区等々力
- ● 陣内ウィメンズクリニック Tel.03-3722-2255 世田谷区奥沢
- ● 田園都市レディースクリニック 二子玉川分院 Tel.03-3707-2455 世田谷区玉川
- にしなレディースクリニック Tel.03-5797-3247 世田谷区用賀
- 用賀レディースクリニック Tel.03-5491-5137 世田谷区上用賀
- 池ノ上産婦人科 Tel.03-3467-4608 世田谷区上北沢
- ● 慶應義塾大学病院 Tel.03-3353-1211 新宿区信濃町
- ● 杉山産婦人科　新宿 Tel.03-5381-3000 新宿区西新宿
- ● 東京医科大学病院 Tel.03-3342-6111 新宿区西新宿
- ● 新宿ARTクリニック Tel.03-5324-5577 新宿区西新宿
- ● うつみやす子レディースクリニック Tel.03-3368-3781 新宿区西新宿
- ● 加藤レディスクリニック Tel.03-3366-3777 新宿区西新宿
- ● 国立国際医療研究センター病院 Tel.03-3202-7181 新宿区戸山
- ● 東京女子医科大学 産婦人科・母子総合医療センター Tel.03-3353-8111 新宿区河田町
- 東京山手メディカルセンター Tel.03-3364-0251 新宿区百人町
- ● 桜の芽クリニック Tel.03-6908-7740 新宿区高田馬場
- 新中野女性クリニック Tel.03-3384-3281 中野区本町
- 河北総合病院 Tel.03-3339-2121 杉並区阿佐ヶ谷北
- ● 東京衛生病院附属めぐみクリニック Tel.03-5335-6401 杉並区天沼
- ● 荻窪病院 虹クリニック Tel.03-5335-6577 杉並区荻窪
- ● 明大前アートクリニック Tel.03-3325-1155 杉並区和泉
- ● 慶愛クリニック Tel.03-3987-3090 豊島区東池袋
- ● 松本レディースリプロダクションオフィス Tel.03-5954-5675 豊島区東池袋
- ● 松本レディースクリニック Tel.03-5958-5633 豊島区東池袋
- ● 池袋えざきレディースクリニック Tel.03-5911-0034 豊島区池袋
- 小川クリニック Tel.03-3951-0356 豊島区南長崎
- ● 帝京大学医学部附属病院 Tel.03-3964-1211 板橋区加賀
- ● 日本大学医学部附属板橋病院 Tel.03-3972-8111 板橋区大谷口上町
- ● ときわ台レディースクリニック Tel.03-5915-5207 板橋区常盤台
- 渡辺産婦人科医院 Tel.03-5399-3008 板橋区高島平
- ● ウイメンズ・クリニック大泉学園 Tel.03-5935-1010 練馬区東大泉
- ● 池下レディースクリニック吉祥寺 Tel.0422-27-2965 武蔵野市吉祥寺本町
- ● うすだレディースクリニック Tel.0422-28-0363 武蔵野市吉祥寺本町
- ● 武蔵境いわもと婦人科クリニック Tel.0422-31-3737 武蔵野市境南町
- ● 杏林大学医学部附属病院 Tel.0422-47-5511 三鷹市新川
- ● ウィメンズクリニック神野 生殖医療センター Tel.0424-80-3105 調布市国領町
- ● 幸町IVFクリニック Tel.042-365-0341 府中市府中町
- ● 国分寺ウーマンズクリニック Tel.042-325-4124 国分寺市本町
- ● 貝原レディースクリニック Tel.042-352-8341 府中市府中町
- ● ジュンレディースクリニック小平 Tel.042-329-4103 小平市喜平町
- ● 立川ARTレディースクリニック Tel.042-527-1124 立川市曙町
- ● 井上レディスクリニック Tel.042-529-0111 立川市富士見町
- ● 八王子ARTクリニック Tel.042-649-5130 八王子市横山
- みなみ野レディースクリニック Tel.042-632-8044 八王子市西片倉
- 南大沢婦人科皮膚科クリニック Tel.0426-74-0855 八王子市南大沢
- 西島産婦人科医院 Tel.0426-61-6642 八王子市千人町
- ● みむろウィメンズクリニック Tel.042-710-3609 町田市中町
- ● ひろいウィメンズクリニック Tel.042-850-9027 町田市森野
- 町田市民病院 Tel.042-722-2230 町田市旭町

●印は日本産科婦人科学会のART登録施設で、体外受精の診療を行っている施設です（2020年6月現在）

関東

- 矢内原ウィメンズクリニック Tel.0467-50-0112 鎌倉市大船
- 小田原レディスクリニック Tel.0465-35-1103 小田原市城山
- 湘南レディースクリニック Tel.0466-55-5066 藤沢市鵠沼花沢町
- 山下湘南夢クリニック Tel.0466-55-5011 藤沢市鵠沼石上町
- メディカルパーク湘南 Tel.0466-41-0331 藤沢市湘南台
- 神奈川ARTクリニック Tel.042-701-3855 相模原市南区
- 北里大学病院 Tel.042-778-8415 相模原市南区
- ソフィアレディスクリニック Tel.042-776-3636 相模原市中央区
- 長谷川レディースクリニック Tel.042-700-5680 相模原市緑区
- みうらレディースクリニック Tel.0467-59-4103 茅ヶ崎市東海岸南
- 平塚市民病院 Tel.0463-32-0015 平塚市南原
- 牧野クリニック Tel.0463-21-2364 平塚市八重咲町
- 須藤産婦人科医院 Tel.0463-77-7666 秦野市南矢名
- 伊勢原協同病院 Tel.0463-94-2111 伊勢原市桜台
- 東海大学医学部附属病院 Tel.0463-93-1121 伊勢原市下糟屋
- CMポートクリニック Tel.045-948-3761 横浜市都筑区
- かもい女性総合クリニック Tel.045-929-3700 横浜市都筑区
- 産婦人科クリニックさくら Tel.045-911-9936 横浜市青葉区
- 田園都市レディースクリニック あざみ野本院 Tel.045-905-5524 横浜市青葉区
- 済生会横浜市東部病院 Tel.045-576-3000 横浜市鶴見区
- 元町宮地クリニック<男性不妊> Tel.045-263-9115 横浜市中区
- 馬車道レディスクリニック Tel.045-228-1680 横浜市中区
- メディカルパーク横浜 Tel.045-232-4741 横浜市中区
- 横浜市立大学医学部附属市民総合医療センター Tel.045-261-5656 横浜市南区
- 東條ARTクリニック Tel.045-841-0501 横浜市港南区
- 東條ウイメンズホスピタル Tel.045-843-1121 横浜市港南区
- 天王町レディースクリニック Tel.045-442-6137 横浜市保土ヶ谷区
- 福田ウイメンズクリニック Tel.045-825-5525 横浜市戸塚区
- 塩崎産婦人科 Tel.046-889-1103 三浦市南下浦町
- 愛育レディーズクリニック Tel.046-277-3316 大和市南林間
- 塩塚クリニック Tel.046-228-4628 厚木市旭町
- 海老名レディースクリニック Tel.046-236-1105 海老名市中央
- 松岡レディスクリニック Tel.042-479-5656 東久留米市東本町
- こまちレディースクリニック Tel.042-357-3535 多摩市落合
- レディースクリニックマリアヴィラ Tel.042-566-8827 東大和市上北台

神奈川県

- 川崎市立川崎病院 Tel.044-233-5521 川崎市川崎区
- 日本医科大学武蔵小杉病院 Tel.044-733-5181 川崎市中原区
- ノア・ウィメンズクリニック Tel.044-739-4122 川崎市中原区
- 南生田レディースクリニック Tel.044-930-3223 川崎市多摩区
- 新百合ヶ丘総合病院 Tel.044-322-9991 川崎市麻生区
- 聖マリアンナ医科大学病院 生殖医療センター Tel.044-977-8111 川崎市宮前区
- みなとみらい夢クリニック Tel.045-228-3131 横浜市西区
- コシ産婦人科 Tel.045-432-2525 横浜市神奈川区
- 神奈川レディースクリニック Tel.045-290-8666 横浜市神奈川区
- 横浜HARTクリニック Tel.045-620-5731 横浜市神奈川区
- 菊名西口医院 Tel.045-401-6444 横浜市港北区
- アモルクリニック Tel.045-475-1000 横浜市港北区
- なかむらアートクリニック Tel.045-534-6534 横浜市港北区

関東地区／ ピックアップ クリニックガイダンス

茨城県

●根本産婦人科医院

笠間市

Tel.0296-77-0431 笠間市八雲1丁目4-21 since 2000.9

医師3名 培養士1名
心理士0名
◆倫理・厳守宣言
医　師/する…■
培養士/する…■

診療日		月	火	水	木	金	土	日	祝祭日
	am	●	●	●		●	●		
	pm	●	●	●		●	●		

予約受付時間 8・9・10・11・12・13・14・15・16・17・18・19・20・21・22時

ブライダルチェック＝○　婦人科検診＝○　※月・水・金は18:00まで受付（初診のみ）

夫婦での診療 …………●
患者への治療説明 ……●
使用医薬品の説明 ……●
治療費の詳細公開 ……●
治療費助成金扱い …有り
タイミング療法 ………●
人工授精 ………………●
人工授精 (AID) ………●
体外受精 ………………●
顕微授精 ………………●
自然・低刺激周期採卵法 ●
刺激周期採卵法(FSH,hMG) ●
凍結保存 ………………●
男性不妊 ○連携施設あり
不育症 …………………●
妊婦検診 ………41週まで
2人目不妊通院配慮 …○
腹腔鏡検査 ……………×
漢方薬の扱い …………●
新薬の使用 ……………○
カウンセリング ………○
運動指導 ………………○
食事指導 ………………○
女性医師がいる ………×

料金目安
初診費用 1万円～
体外受精費用 30万円～
顕微授精費用 30万円～

埼玉県

●秋山レディースクリニック

さいたま市

Tel.048-663-0005 さいたま市大宮区大成町3-542 since 2003.2

医師１名　培養士１名
心理士０名
◆倫理・厳守宣言
医　師/する…■
培養士/する…■

診療日		月	火	水	木	金	土	日	祝祭日
	am	●	●		●	●	●		
	pm	●	●		●	●			

予約受付時間 8・9・10・11・12・13・14・15・16・17・18・19・20・21・22時

ブライダルチェック＝●　婦人科検診＝●

夫婦での診療 …………●
患者への治療説明 ……●
使用医薬品の説明 ……●
治療費の詳細公開 ……●
治療費助成金扱い …有り
タイミング療法 ………●
人工授精 ………………●
人工授精 (AID) ………×
体外受精 ………………●
顕微授精 ………………●
自然・低刺激周期採卵法 ●
刺激周期採卵法(FSH,hMG) ●
凍結保存 ………………●
男性不妊 ○連携施設あり
不育症 …………………●
妊婦健診 ……○15週まで
2人目不妊通院配慮 …●
腹腔鏡検査 ……………×
漢方薬の扱い …………●
新薬の使用 ……………●
カウンセリング ………●
運動指導 ………………×
食事指導 ………………×
女性医師がいる ………×

料金目安
初診費用 1,000円～
体外受精費用 20万円～
顕微授精費用 25万円～

●恵愛生殖医療医院

和光市

Tel.048-485-1185 和光市本町3-13 タウンコートエクセル3F since 2009.4

医師4名　培養士5名
心理士1名（内部）
◆倫理・厳守宣言
医　師/する…■
培養士/する…■

診療日		月	火	水	木	金	土	日	祝祭日
	am	●	●	●	●	●	●		
	pm	●	●	●	●	●			

診療受付時間 8・9・10・11・12・13・14・15・16・17・18・19・20・21・22時

ブライダルチェック＝○　婦人科検診＝○

夫婦での診療 …………●
患者への治療説明 ……●
使用医薬品の説明 ……●
治療費の詳細公開 ……●
治療費助成金扱い …有り
タイミング療法 ………●
人工授精 ………………●
人工授精 (AID) ………×
体外受精 ………………●
顕微授精 ………………●
自然・低刺激周期採卵法 ●
刺激周期採卵法(FSH,hMG) ●
凍結保存 ………………●
男性不妊 ●連携施設あり
不育症 …………………●
妊婦検診 ………………×
2人目不妊通院配慮 …○
腹腔鏡検査 ……………×
漢方薬の扱い …………○
新薬の使用 ……………●
カウンセリング ………○
運動指導 ………………△
食事指導 ………………△
女性医師がいる ………●

料金目安
初診費用 2万円～
体外受精費用 16.8万～40万円
顕微授精費用 22.05万～45万円

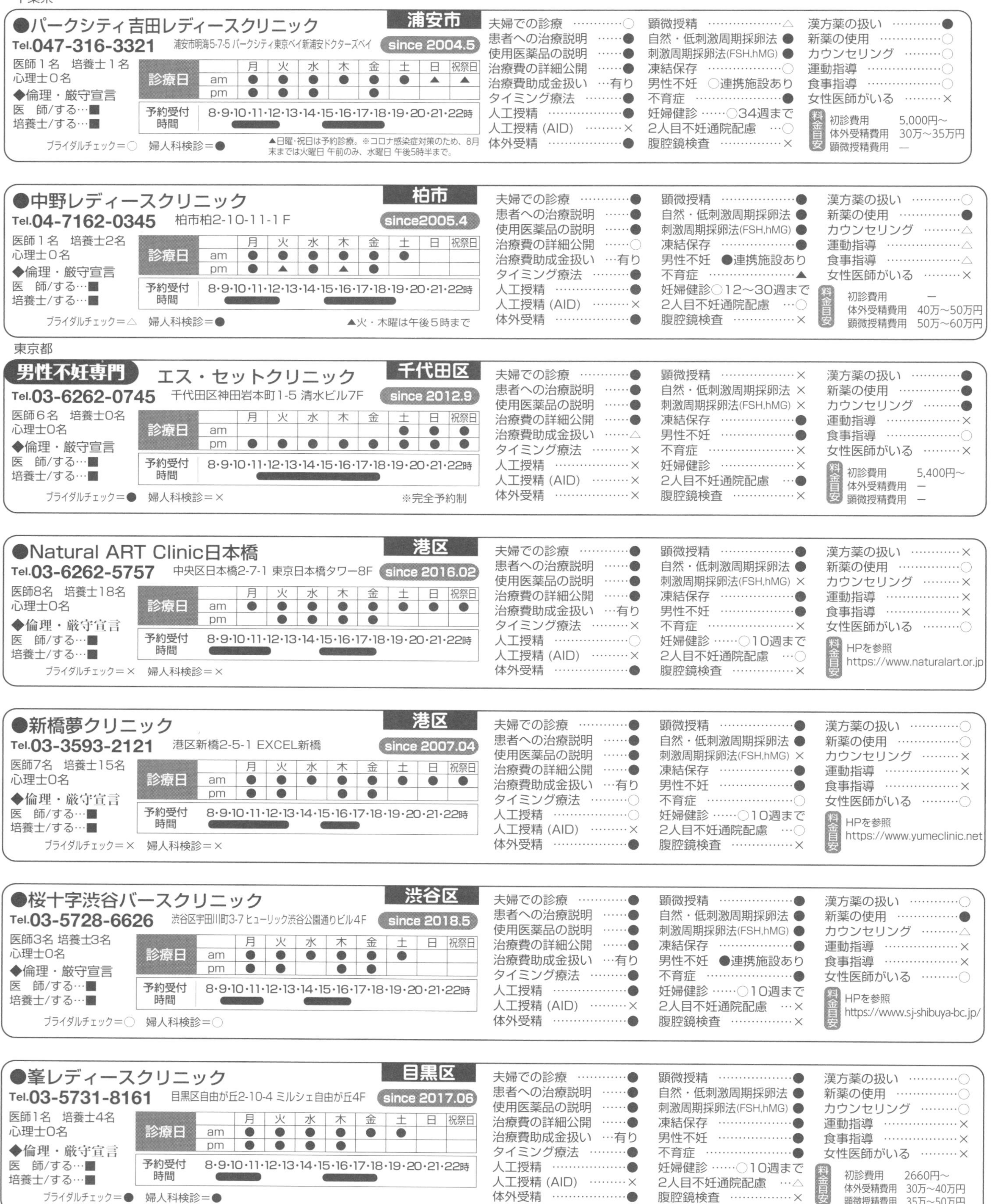

千葉県

●パークシティ吉田レディースクリニック　浦安市

Tel.047-316-3321　浦安市明海5-7-5 パークシティ東京ベイ新浦安ドクターズベイ　since 2004.5

医師１名　培養士１名
心理士０名
◆倫理・厳守宣言
医　師／する…■
培養士／する…■

診療日	月	火	水	木	金	土	日	祝祭日
am	●	●	●	●	●	●	▲	▲
pm	●	●	●		●			

予約受付時間　8・9・10・11・12・13・14・15・16・17・18・19・20・21・22時

ブライダルチェック＝○　婦人科検診＝●

▲日曜・祝日は予約診療。※コロナ感染症対策のため、8月末までは火曜日 午前のみ、水曜日 午後5時半まで。

夫婦での診療	○	顕微授精	△	漢方薬の扱い	●
患者への治療説明	●	自然・低刺激周期採卵法	●	新薬の使用	○
使用医薬品の説明	●	刺激周期採卵法(FSH,hMG)	●	カウンセリング	○
治療費の詳細公開	●	凍結保存	○	運動指導	○
治療費助成金扱い	有り	男性不妊	○連携施設あり	食事指導	○
タイミング療法	●	不育症	●	女性医師がいる	×
人工授精	●	妊婦健診	○34週まで		
人工授精 (AID)	×	2人目不妊通院配慮	○		
体外受精	●	腹腔鏡検査	×		

料金目安：初診費用 5,000円〜／体外受精費用 30万〜35万円／顕微授精費用 —

●中野レディースクリニック　柏市

Tel.04-7162-0345　柏市柏2-10-11-1 F　since2005.4

医師１名　培養士2名
心理士０名
◆倫理・厳守宣言
医　師／する…■
培養士／する…■

診療日	月	火	水	木	金	土	日	祝祭日
am	●	●	●	●	●	●		
pm	●	▲	●	▲	●			

予約受付時間　8・9・10・11・12・13・14・15・16・17・18・19・20・21・22時

ブライダルチェック＝△　婦人科検診＝●

▲火・木曜は午後５時まで

夫婦での診療	●	顕微授精	●	漢方薬の扱い	○
患者への治療説明	●	自然・低刺激周期採卵法	●	新薬の使用	●
使用医薬品の説明	●	刺激周期採卵法(FSH,hMG)	●	カウンセリング	△
治療費の詳細公開	○	凍結保存	●	運動指導	△
治療費助成金扱い	有り	男性不妊	●連携施設あり	食事指導	△
タイミング療法	●	不育症	×	女性医師がいる	×
人工授精	●	妊婦健診	○12〜30週まで		
人工授精 (AID)	×	2人目不妊通院配慮	○		
体外受精	●	腹腔鏡検査	×		

料金目安：初診費用 —／体外受精費用 40万〜50万円／顕微授精費用 50万〜60万円

東京都

男性不妊専門　エス・セットクリニック　千代田区

Tel.03-6262-0745　千代田区神田岩本町1-5 清水ビル7F　since 2012.9

医師6名　培養士0名
心理士0名
◆倫理・厳守宣言
医　師／する…■
培養士／する…■

診療日	月	火	水	木	金	土	日	祝祭日
am						●	●	●
pm	●	●	●	●	●	●	●	●

予約受付時間　8・9・10・11・12・13・14・15・16・17・18・19・20・21・22時

ブライダルチェック＝●　婦人科検診＝×

※完全予約制

夫婦での診療	●	顕微授精	×	漢方薬の扱い	●
患者への治療説明	●	自然・低刺激周期採卵法	×	新薬の使用	●
使用医薬品の説明	●	刺激周期採卵法(FSH,hMG)	×	カウンセリング	●
治療費の詳細公開	●	凍結保存	●	運動指導	×
治療費助成金扱い	△	男性不妊	●	食事指導	○
タイミング療法	×	不育症	×	女性医師がいる	×
人工授精	×	妊婦健診	×		
人工授精 (AID)	×	2人目不妊通院配慮	●		
体外受精	×	腹腔鏡検査	×		

料金目安：初診費用 5,400円〜／体外受精費用 —／顕微授精費用 —

●Natural ART Clinic日本橋　港区

Tel.03-6262-5757　中央区日本橋2-7-1 東京日本橋タワー8F　since 2016.02

医師8名　培養士18名
心理士0名
◆倫理・厳守宣言
医　師／する…■
培養士／する…■

診療日	月	火	水	木	金	土	日	祝祭日
am	●	●	●	●	●	●	●	●
pm		●	●	●	●			

予約受付時間　8・9・10・11・12・13・14・15・16・17・18・19・20・21・22時

ブライダルチェック＝×　婦人科検診＝×

夫婦での診療	●	顕微授精	●	漢方薬の扱い	×
患者への治療説明	●	自然・低刺激周期採卵法	●	新薬の使用	○
使用医薬品の説明	●	刺激周期採卵法(FSH,hMG)	×	カウンセリング	×
治療費の詳細公開	●	凍結保存	●	運動指導	×
治療費助成金扱い	有り	男性不妊	●	食事指導	×
タイミング療法	×	不育症	×	女性医師がいる	○
人工授精	○	妊婦健診	○10週まで		
人工授精 (AID)	×	2人目不妊通院配慮	○		
体外受精	●	腹腔鏡検査	×		

料金目安：HPを参照 https://www.naturalart.or.jp

●新橋夢クリニック　港区

Tel.03-3593-2121　港区新橋2-5-1 EXCEL新橋　since 2007.04

医師7名　培養士15名
心理士0名
◆倫理・厳守宣言
医　師／する…■
培養士／する…■

診療日	月	火	水	木	金	土	日	祝祭日
am	●	●	●	●	●	●	●	●
pm	●	●		●	●			

予約受付時間　8・9・10・11・12・13・14・15・16・17・18・19・20・21・22時

ブライダルチェック＝×　婦人科検診＝×

夫婦での診療	●	顕微授精	●	漢方薬の扱い	○
患者への治療説明	●	自然・低刺激周期採卵法	●	新薬の使用	○
使用医薬品の説明	●	刺激周期採卵法(FSH,hMG)	×	カウンセリング	×
治療費の詳細公開	●	凍結保存	●	運動指導	×
治療費助成金扱い	有り	男性不妊	●	食事指導	×
タイミング療法	○	不育症	○	女性医師がいる	○
人工授精	○	妊婦健診	○10週まで		
人工授精 (AID)	×	2人目不妊通院配慮	○		
体外受精	●	腹腔鏡検査	×		

料金目安：HPを参照 https://www.yumeclinic.net

●桜十字渋谷バースクリニック　渋谷区

Tel.03-5728-6626　渋谷区宇田川町3-7 ヒューリック渋谷公園通りビル4F　since 2018.5

医師3名 培養士3名
心理士0名
◆倫理・厳守宣言
医　師／する…■
培養士／する…■

診療日	月	火	水	木	金	土	日	祝祭日
am	●	●	●	●	●	●		
pm	●	●		●	●			

予約受付時間　8・9・10・11・12・13・14・15・16・17・18・19・20・21・22時

ブライダルチェック＝○　婦人科検診＝○

夫婦での診療	●	顕微授精	●	漢方薬の扱い	○
患者への治療説明	●	自然・低刺激周期採卵法	●	新薬の使用	●
使用医薬品の説明	●	刺激周期採卵法(FSH,hMG)	●	カウンセリング	△
治療費の詳細公開	●	凍結保存	●	運動指導	×
治療費助成金扱い	有り	男性不妊	●連携施設あり	食事指導	×
タイミング療法	●	不育症	●	女性医師がいる	○
人工授精	●	妊婦健診	○10週まで		
人工授精 (AID)	×	2人目不妊通院配慮	×		
体外受精	●	腹腔鏡検査	×		

料金目安：HPを参照 https://www.sj-shibuya-bc.jp/

●峯レディースクリニック　目黒区

Tel.03-5731-8161　目黒区自由が丘2-10-4 ミルシェ自由が丘4F　since 2017.06

医師1名　培養士4名
心理士0名
◆倫理・厳守宣言
医　師／する…■
培養士／する…■

診療日	月	火	水	木	金	土	日	祝祭日
am	●	●	●	●	●	●		
pm	●	●	●	●				

予約受付時間　8・9・10・11・12・13・14・15・16・17・18・19・20・21・22時

ブライダルチェック＝●　婦人科検診＝●

夫婦での診療	●	顕微授精	●	漢方薬の扱い	○
患者への治療説明	●	自然・低刺激周期採卵法	●	新薬の使用	○
使用医薬品の説明	●	刺激周期採卵法(FSH,hMG)	●	カウンセリング	○
治療費の詳細公開	●	凍結保存	●	運動指導	×
治療費助成金扱い	有り	男性不妊	●	食事指導	×
タイミング療法	●	不育症	●	女性医師がいる	×
人工授精	●	妊婦健診	○10週まで		
人工授精 (AID)	×	2人目不妊通院配慮	△		
体外受精	●	腹腔鏡検査	×		

料金目安：初診費用 2660円〜／体外受精費用 30万〜40万円／顕微授精費用 35万〜50万円

関東地区／ピックアップ クリニックガイダンス

東京都

●三軒茶屋ウィメンズクリニック　世田谷区

Tel.03-5779-7155　世田谷区太子堂1-12-34-2F　since2011.2

医師1名 培養士３名
心理士0名

◆倫理・厳守宣言
医　師/する…■
培養士/する…■

診療日	月	火	水	木	金	土	日	祝祭日
am	●	●	●	●	●	●		
pm	●	●	●		●			

予約受付時間　8・9・10・11・12・13・14・15・16・17・18・19・20・21・22時

ブライダルチェック＝○　婦人科検診＝○

夫婦での診療 …………●	顕微授精 …………●	漢方薬の扱い …………○
患者への治療説明 ……●	自然・低刺激周期採卵法 ●	新薬の使用 …………○
使用医薬品の説明 ……●	刺激周期採卵法(FSH,hMG) ●	カウンセリング ………△
治療費の詳細公開 ……●	凍結保存 …………●	運動指導 …………×
治療費助成金扱い …有り	男性不妊 ○連係施設あり	食事指導 …………×
タイミング療法 ………●	不育症 …………○	女性医師がいる ………×
人工授精 …………●	妊婦健診………○8週まで	料金目安　初診費用　2,500円～
人工授精 (AID) ………×	2人目不妊通院配慮 …○	体外受精費用　21万～28万円
体外受精 …………●	腹腔鏡検査 …………×	顕微授精費用　26万～38万円

●荻窪病院 虹クリニック　杉並区

Tel.03-5335-6577　杉並区荻窪4-32-2 東洋時計ビル8階/9階　since 2008.12

医師9名　培養士5名
心理士1名

◆倫理・厳守宣言
医　師/する…■
培養士/する…■

診療日	月	火	水	木	金	土	日	祝祭日
am	●	●	●	●	●	●		
pm	●	●	●	●	●			

診療受付時間　8・9・10・11・12・13・14・15・16・17・18・19・20・21・22時

ブライダルチェック＝×　婦人科検診＝×

夫婦での診療 …………●	顕微授精 …………●	漢方薬の扱い …………○
患者への治療説明 ……●	自然・低刺激周期採卵法 ●	新薬の使用 …………●
使用医薬品の説明 ……●	刺激周期採卵法(FSH,hMG) ●	カウンセリング ………●
治療費の詳細公開 ……●	凍結保存 …………●	運動指導 …………△
治療費助成金扱い …有り	男性不妊 ○連携施設あり	食事指導 …………△
タイミング療法 ………○	不育症 …………○	女性医師がいる ………○
人工授精 …………●	妊婦検診 …………○	料金目安　初診費用　4,000円～
人工授精 (AID) ………×	2人目不妊通院配慮 …△	体外受精費用　30万～50万円
体外受精 …………●	腹腔鏡検査 …………×	顕微授精費用　30万～60万円

●明大前アートクリニック　杉並区

Tel.03-3325-1155　杉並区和泉2-7-1 甘酒屋ビル2F　since 2017.12

医師1名 培養士3名
心理士1名

◆倫理・厳守宣言
医　師/する…■
培養士/する…■

診療日	月	火	水	木	金	土	日	祝祭日
am	●	●	●	●	●	●		
pm	●	★	●	★	●	▲		

予約受付時間　8・9・10・11・12・13・14・15・16・17・18・19・20・21・22時

ブライダルチェック＝○　婦人科検診＝×

★火・木曜は18時、▲土曜は17時まで

夫婦での診療 …………●	顕微授精 …………●	漢方薬の扱い …………○
患者への治療説明 ……●	自然・低刺激周期採卵法 ●	新薬の使用 …………●
使用医薬品の説明 ……●	刺激周期採卵法(FSH,hMG) ●	カウンセリング ………●
治療費の詳細公開 ……●	凍結保存 …………●	運動指導 …………△
治療費助成金扱い …有り	男性不妊 ○連携施設あり	食事指導 …………△
タイミング療法 ………○	不育症 …………○	女性医師がいる ………×
人工授精 …………●	妊婦検診………○8週まで	料金目安　初診費用　9,000円～
人工授精 (AID) ………×	2人目不妊通院配慮 …△	体外受精費用　30万～50万円
体外受精 …………●	腹腔鏡検査 …………×	顕微授精費用　40万～60万円

●松本レディース リプロダクションオフィス　豊島区

Tel.03-6907-2555　豊島区東池袋1-41-7 池袋東口ビル7F　since1999.12

医師9名 培養士9名
心理士1名

◆倫理・厳守宣言
医　師/する…■
培養士/する…■

診療日	月	火	水	木	金	土	日	祝祭日
am	●	●	●	●	●	■	▲	▲
pm	●	●		●	●	■		

予約受付時間　8・9・10・11・12・13・14・15・16・17・18・19・20・21・22時

ブライダルチェック＝●　婦人科検診＝●

■土曜は8:00～11:30、13:45～16:00
▲日・祝日は8:00～11:30(予約のみ)

夫婦での診療 …………●	顕微授精 …………●	漢方薬の扱い …………●
患者への治療説明 ……●	自然・低刺激周期採卵法 ●	新薬の使用 …………△
使用医薬品の説明 ……●	刺激周期採卵法(FSH,hMG) ●	カウンセリング ………○
治療費の詳細公開 ……●	凍結保存 …………●	運動指導 …………×
治療費助成金扱い …有り	男性不妊 …………●	食事指導 …………×
タイミング療法 ………●	不育症 …………○	女性医師がいる ………●
人工授精 …………●	妊婦健診 …………×	料金目安　初診費用　3,000円～
人工授精 (AID) ………×	2人目不妊通院配慮 …○	体外受精費用　27万円～
体外受精 …………●	腹腔鏡検査 …………×	顕微授精費用　29万円～

●幸町IVFクリニック　府中市

Tel.042-365-0341　府中市府中町1-18-17 コンテント府中1F・2F　since 1990.4

医師３名　培養士4名
心理士０名

◆倫理・厳守宣言
医　師/する…■
培養士/する…■

診療日	月	火	水	木	金	土	日	祝祭日
am		●	●	●	●	●	●	
pm		●	●	●	●	▲	▲	

予約受付時間　8・9・10・11・12・13・14・15・16・17・18・19・20・21・22時

ブライダルチェック＝×　婦人科検診＝○

▲土日の受付時間は15:00～16:00

夫婦での診療 …………●	顕微授精 …………●	漢方薬の扱い …………○
患者への治療説明 ……●	自然・低刺激周期採卵法 ●	新薬の使用 …………●
使用医薬品の説明 ……●	刺激周期採卵法(FSH,hMG) ●	カウンセリング ………△
治療費の詳細公開 ……○	凍結保存 …………●	運動指導 …………△
治療費助成金扱い …有り	男性不妊 ●連携施設あり	食事指導 …………△
タイミング療法 ………×	不育症 …………○	女性医師がいる ………×
人工授精 …………○	妊婦健診 ……○10週まで	料金目安　初診費用　850円～
人工授精 (AID) ………×	2人目不妊通院配慮 …△	体外受精費用　33万～36万円
体外受精 …………●	腹腔鏡検査 …………×	顕微授精費用　39万～55万円

●みむろウィメンズクリニック　町田市

Tel.042-710-3609　町田市中町1-2-5 SHELL MIYAKO V 2F　since 2006.07

医師5名　培養士7名
心理士0名（内部）

◆倫理・厳守宣言
医　師/する…■
培養士/する…■

診療日	月	火	水	木	金	土	日	祝祭日
am	●	●	●	●	●	●		
pm	●	▲	●	▲	●			

予約受付時間　8・9・10・11・12・13・14・15・16・17・18・19・20・21・22時

ブライダルチェック＝○　婦人科検診＝○

▲ 火・木曜午後は再診患者さんのための相談及び検査の時間。

夫婦での診療 …………○	顕微授精 …………●	漢方薬の扱い …………●
患者への治療説明 ……●	自然・低刺激周期採卵法 ●	新薬の使用 …………○
使用医薬品の説明 ……○	刺激周期採卵法(FSH,hMG) ●	カウンセリング ………●
治療費の詳細公開 ……●	凍結保存 …………●	運動指導 …………×
治療費助成金扱い …有り	男性不妊 ●連携施設あり	食事指導 …………○
タイミング療法 ………●	不育症 …………○	女性医師がいる ………●
人工授精 …………●	妊婦健診 …………×	料金目安　初診費用　860円～
人工授精 (AID) ………×	2人目不妊通院配慮 …●	体外受精費用　20万円～
体外受精 …………●	腹腔鏡検査 …………×	顕微授精費用　30万円～

神奈川県

●みなとみらい夢クリニック　横浜市

Tel.045-228-3131　横浜市西区みなとみらい3-6-3 MMパークビル2F・3F(受付)　since 2008.2

医師6名　培養士22名
心理士0名

◆倫理・厳守宣言
医　師/する…■
培養士/する…■

診療日	月	火	水	木	金	土	日	祝祭日
am	●	●	●	□	●	●	★	□
pm	●	■	●		●	■		

予約受付時間※　8・9・10・11・12・13・14・15・16・17・18・19・20・21・22時

ブライダルチェック＝×　婦人科検診＝×

■火曜・土曜午後は14:30～16:30　★指定患者様のみ
□木曜・祝日は8:30～13:00　※診療時間に準ずる

夫婦での診療 …………●	顕微授精 …………●	漢方薬の扱い …………○
患者への治療説明 ……●	自然・低刺激周期採卵法 ●	新薬の使用 …………○
使用医薬品の説明 ……●	刺激周期採卵法(FSH,hMG) ×	カウンセリング ………○
治療費の詳細公開 ……●	凍結保存 …………●	運動指導 …………×
治療費助成金扱い …有り	男性不妊 …………●	食事指導 …………○
タイミング療法 ………○	不育症 …………●	女性医師がいる ………○
人工授精 …………○	妊婦検診…………9週まで	料金目安　初診費用　4,000円～
人工授精 (AID) ………×	2人目不妊通院配慮 …●	体外受精費用　34.5万円～
体外受精 …………●	腹腔鏡検査 …………×	顕微授精費用　上記+3,2万～

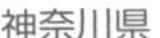
神奈川県

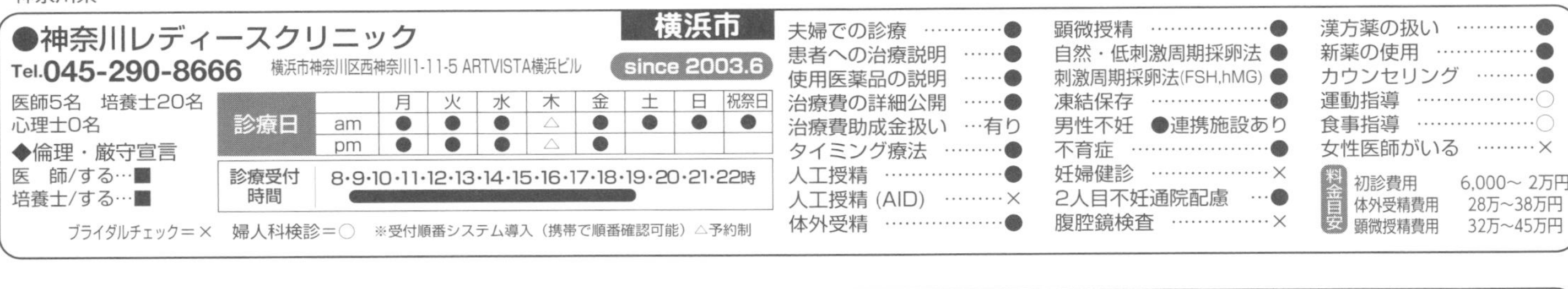

●神奈川レディースクリニック

横浜市 since 2003.6

Tel.045-290-8666 横浜市神奈川区西神奈川1-11-5 ARTVISTA横浜ビル

医師5名 培養士20名
心理士0名
◆倫理・厳守宣言
医 師/する…■
培養士/する…■

診療日	月	火	水	木	金	土	日	祝祭日
am	●	●	●	△	●	●	●	●
pm	●	●	●	△	●			

診療受付時間 8・9・10・11・12・13・14・15・16・17・18・19・20・21・22時

ブライダルチェック＝× 婦人科検診＝○ ※受付順番システム導入（携帯で順番確認可能）△予約制

夫婦での診療…●
患者への治療説明…●
使用医薬品の説明…●
治療費の詳細公開…●
治療費助成金扱い…有り
タイミング療法…●
人工授精…●
人工授精（AID）…×
体外受精…●
顕微授精…●
自然・低刺激周期採卵法●
刺激周期採卵法(FSH,hMG)●
凍結保存…●
男性不妊 ●連携施設あり
不育症…●
妊婦健診…×
2人目不妊通院配慮…●
腹腔鏡検査…×
漢方薬の扱い…●
新薬の使用…●
カウンセリング…●
運動指導…○
食事指導…○
女性医師がいる…×

料金目安
初診費用 6,000～ 2万円
体外受精費用 28万～38万円
顕微授精費用 32万～45万円

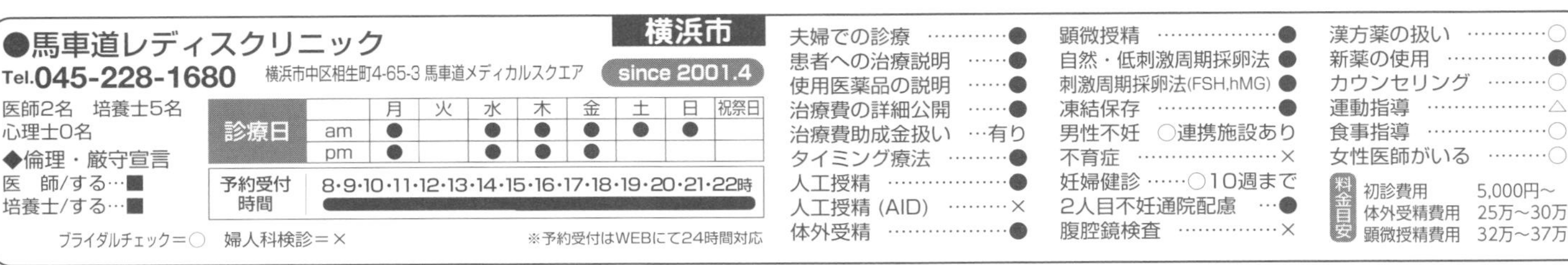

●馬車道レディスクリニック

横浜市 since 2001.4

Tel.045-228-1680 横浜市中区相生町4-65-3 馬車道メディカルスクエア

医師2名 培養士5名
心理士0名
◆倫理・厳守宣言
医 師/する…■
培養士/する…■

診療日	月	火	水	木	金	土	日	祝祭日
am	●		●	●	●	●	●	
pm	●		●	●	●			

予約受付時間 8・9・10・11・12・13・14・15・16・17・18・19・20・21・22時

ブライダルチェック＝○ 婦人科検診＝× ※予約受付はWEBにて24時間対応

夫婦での診療…●
患者への治療説明…●
使用医薬品の説明…●
治療費の詳細公開…●
治療費助成金扱い…有り
タイミング療法…●
人工授精…●
人工授精（AID）…×
体外受精…●
顕微授精…●
自然・低刺激周期採卵法●
刺激周期採卵法(FSH,hMG)●
凍結保存…●
男性不妊 ○連携施設あり
不育症…×
妊婦健診…○10週まで
2人目不妊通院配慮…●
腹腔鏡検査…×
漢方薬の扱い…○
新薬の使用…●
カウンセリング…○
運動指導…△
食事指導…○
女性医師がいる…○

料金目安
初診費用 5,000円～
体外受精費用 25万～30万円
顕微授精費用 32万～37万円

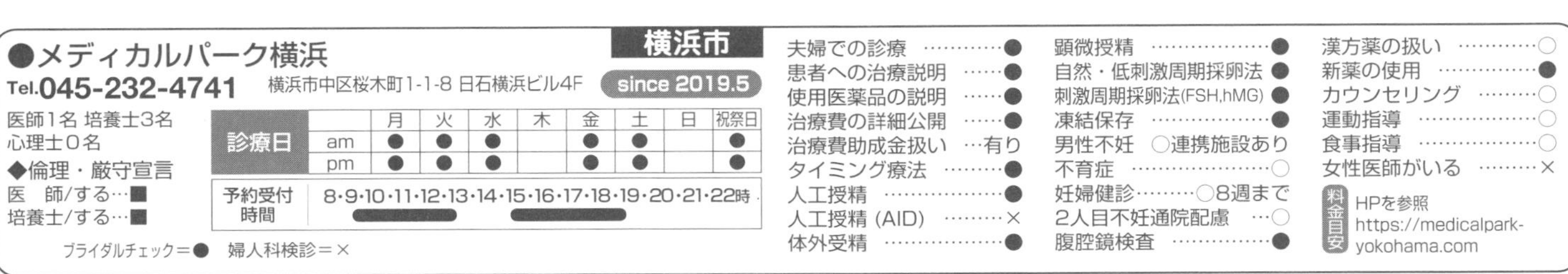

●メディカルパーク横浜

横浜市 since 2019.5

Tel.045-232-4741 横浜市中区桜木町1-1-8 日石横浜ビル4F

医師1名 培養士3名
心理士0名
◆倫理・厳守宣言
医 師/する…■
培養士/する…■

診療日	月	火	水	木	金	土	日	祝祭日
am	●	●	●		●	●		●
pm	●	●	●		●	●		●

予約受付時間 8・9・10・11・12・13・14・15・16・17・18・19・20・21・22時

ブライダルチェック＝● 婦人科検診＝×

夫婦での診療…●
患者への治療説明…●
使用医薬品の説明…●
治療費の詳細公開…●
治療費助成金扱い…有り
タイミング療法…●
人工授精…●
人工授精（AID）…×
体外受精…●
顕微授精…●
自然・低刺激周期採卵法●
刺激周期採卵法(FSH,hMG)●
凍結保存…●
男性不妊 ○連携施設あり
不育症…○
妊婦健診…○8週まで
2人目不妊通院配慮…○
腹腔鏡検査…●
漢方薬の扱い…○
新薬の使用…●
カウンセリング…○
運動指導…○
食事指導…○
女性医師がいる…×

料金目安
HPを参照
https://medicalpark-yokohama.com

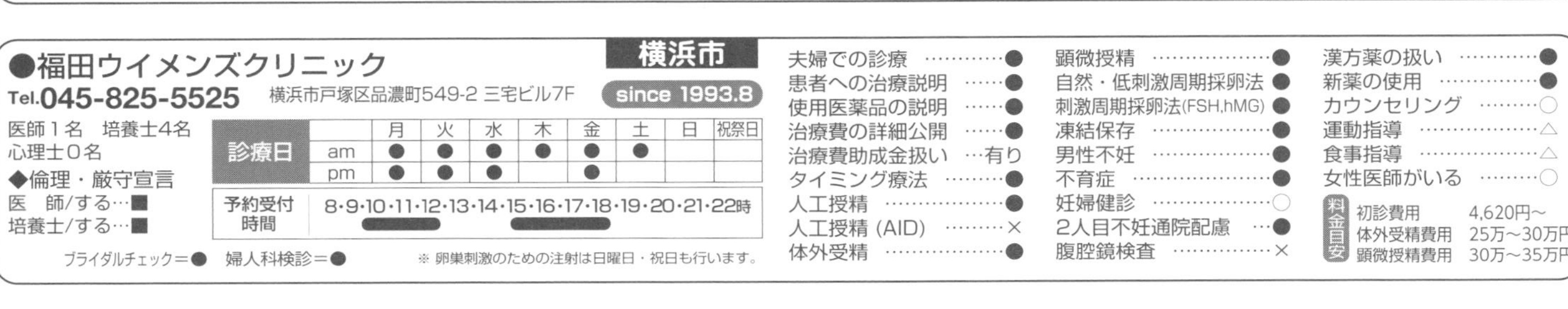

●福田ウイメンズクリニック

横浜市 since 1993.8

Tel.045-825-5525 横浜市戸塚区品濃町549-2 三宅ビル7F

医師1名 培養士4名
心理士0名
◆倫理・厳守宣言
医 師/する…■
培養士/する…■

診療日	月	火	水	木	金	土	日	祝祭日
am	●	●	●	●	●	●		
pm	●	●	●		●			

予約受付時間 8・9・10・11・12・13・14・15・16・17・18・19・20・21・22時

ブライダルチェック＝● 婦人科検診＝● ※ 卵巣刺激のための注射は日曜日・祝日も行います。

夫婦での診療…●
患者への治療説明…●
使用医薬品の説明…●
治療費の詳細公開…●
治療費助成金扱い…有り
タイミング療法…●
人工授精…●
人工授精（AID）…×
体外受精…●
顕微授精…●
自然・低刺激周期採卵法●
刺激周期採卵法(FSH,hMG)●
凍結保存…●
男性不妊…●
不育症…●
妊婦健診…○
2人目不妊通院配慮…●
腹腔鏡検査…×
漢方薬の扱い…●
新薬の使用…●
カウンセリング…○
運動指導…△
食事指導…△
女性医師がいる…○

料金目安
初診費用 4,620円～
体外受精費用 25万～30万円
顕微授精費用 30万～35万円

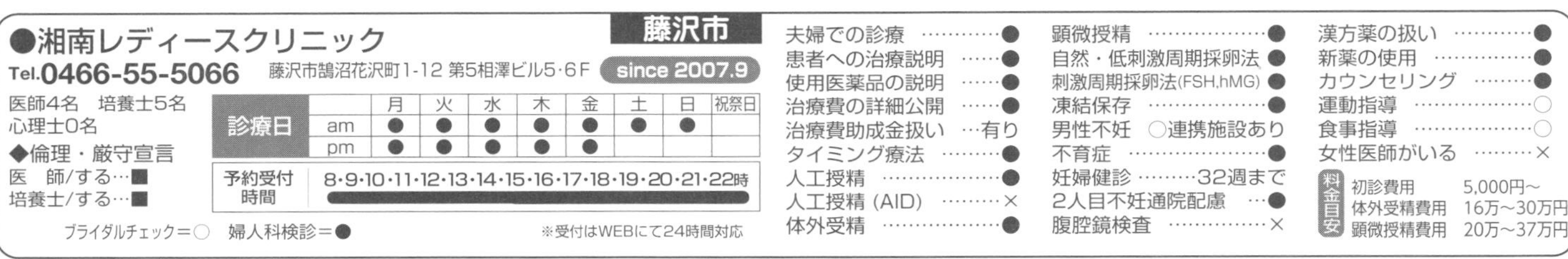

●湘南レディースクリニック

藤沢市 since 2007.9

Tel.0466-55-5066 藤沢市鵠沼花沢町1-12 第5相澤ビル5・6F

医師4名 培養士5名
心理士0名
◆倫理・厳守宣言
医 師/する…■
培養士/する…■

診療日	月	火	水	木	金	土	日	祝祭日
am	●	●	●	●	●	●	●	
pm	●	●	●	●	●			

予約受付時間 8・9・10・11・12・13・14・15・16・17・18・19・20・21・22時

ブライダルチェック＝○ 婦人科検診＝● ※受付はWEBにて24時間対応

夫婦での診療…●
患者への治療説明…●
使用医薬品の説明…●
治療費の詳細公開…●
治療費助成金扱い…有り
タイミング療法…●
人工授精…●
人工授精（AID）…×
体外受精…●
顕微授精…●
自然・低刺激周期採卵法●
刺激周期採卵法(FSH,hMG)●
凍結保存…●
男性不妊 ○連携施設あり
不育症…●
妊婦健診…32週まで
2人目不妊通院配慮…●
腹腔鏡検査…×
漢方薬の扱い…●
新薬の使用…●
カウンセリング…●
運動指導…○
食事指導…○
女性医師がいる…×

料金目安
初診費用 5,000円～
体外受精費用 16万～30万円
顕微授精費用 20万～37万円

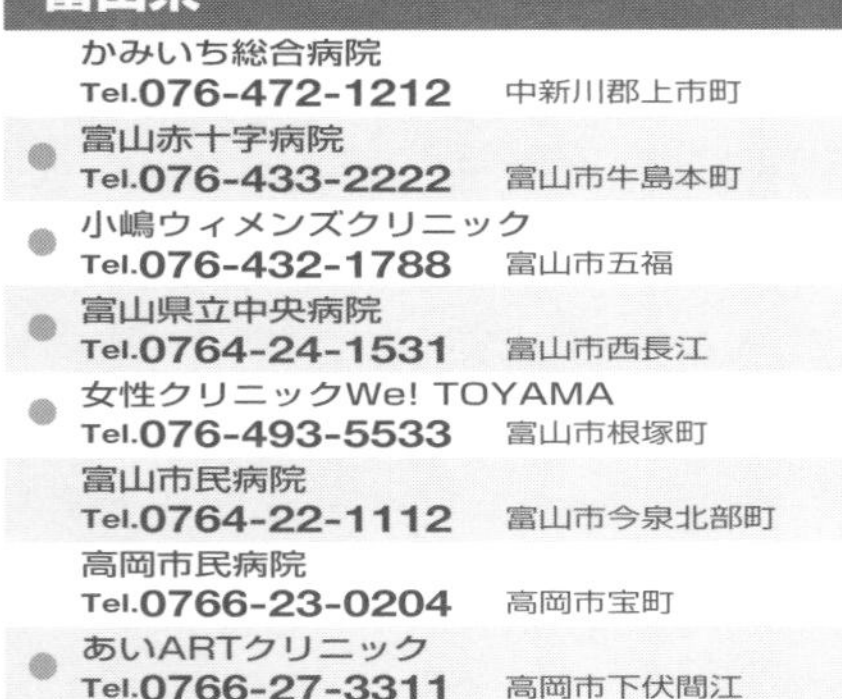

富山県

かみいち総合病院
Tel.076-472-1212 中新川郡上市町

富山赤十字病院
Tel.076-433-2222 富山市牛島本町

小嶋ウィメンズクリニック
Tel.076-432-1788 富山市五福

富山県立中央病院
Tel.0764-24-1531 富山市西長江

女性クリニックWe! TOYAMA
Tel.076-493-5533 富山市根塚町

富山市民病院
Tel.0764-22-1112 富山市今泉北部町

高岡市民病院
Tel.0766-23-0204 高岡市宝町

あいARTクリニック
Tel.0766-27-3311 高岡市下伏間江

済生会高岡病院
Tel.0766-21-0570 高岡市二塚

源川産婦人科クリニック
Tel.025-272-5252 新潟市東区

木戸病院
Tel.025-273-2151 新潟市東区上木戸

新津産科婦人科クリニック
Tel.025-384-4103 新潟市江南区

産科・婦人科ロイヤルハートクリニック
Tel.025-244-1122 新潟市中央区天神尾

新潟大学医歯学総合病院
Tel.025-227-2460 新潟市中央区旭町通

ART女性クリニック白山
Tel.025-378-3065 新潟市中央区白山

済生会新潟病院
Tel.025-233-6161 新潟市西区寺地

荒川レディースクリニック
Tel.025-672-2785 新潟市西蒲区

レディスクリニック石黒
Tel.0256-33-0150 三条市荒町

関塚医院
Tel.0254-26-1405 新発田市中田町

中部・東海地方

新潟県

立川綜合病院不妊体外受精センター
Tel.0258-33-3111 長岡市神田町

長岡レディースクリニック
Tel.0258-22-7780 長岡市新保

セントポーリアウイメンズクリニック
Tel.0258-21-0800 長岡市南七日町

大島クリニック
Tel.025-522-2000 上越市鴨島

菅谷ウィメンズクリニック
Tel.025-546-7660 上越市新光町

愛知県

豊橋市民病院 総合生殖医療センター
Tel.0532-33-6111　豊橋市青竹町

つつじが丘ウイメンズクリニック
Tel.0532-66-5550　豊橋市つつじが丘

竹内産婦人科 ARTセンター
Tel.0532-52-3463　豊橋市新本町

豊川市民病院
Tel.0533-86-1111　豊川市光明町

エンジェルベルホスピタル
Tel.0564-66-0050　岡崎市錦町

ARTクリニックみらい
Tel.0564-24-9293　岡崎市大樹寺

稲垣レディスクリニック
Tel.0563-54-1188　西尾市横手町

八千代病院
Tel.0566-97-8111　安城市住吉町

ジュンレディースクリニック安城
Tel.0566-71-0308　安城市篠目町

G&Oレディスクリニック
Tel.0566-27-4103　刈谷市泉田町

セントソフィアクリニック
Tel.052-551-1595　名古屋市中村区

浅田レディース名古屋駅前クリニック
Tel.052-551-2203　名古屋市中村区

かとうのりこレディースクリニック
Tel.052-587-2888　名古屋市中村区

レディースクリニックミュウ
Tel.052-551-7111　名古屋市中村区

かなくらレディスクリニック
Tel.052-587-3111　名古屋市中村区

名古屋第一赤十字病院
Tel.052-481-5111　名古屋市中村区

ダイヤビルレディースクリニック
Tel.052-561-1881　名古屋市西区

川合産婦人科
Tel.052-502-1501　名古屋市西区

野崎クリニック
Tel.052-303-3811　名古屋市中川区

金山レディースクリニック
Tel.052-681-2241　名古屋市熱田区

山口レディスクリニック
Tel.052-823-2121　名古屋市南区

名古屋市立緑市民病院
Tel.052-892-1331　名古屋市緑区

ロイヤルベルクリニック 不妊センター
Tel.052-879-6660　名古屋市緑区

おち夢クリニック名古屋
Tel.052-968-2203　名古屋市中区

飯田レディースクリニック
Tel.052-241-0512　名古屋市中区

いくたウィメンズクリニック
Tel.052-263-1250　名古屋市中区

可世木婦人科ARTクリニック
Tel.052-251-8801　名古屋市中区

成田産婦人科
Tel.052-221-1595　名古屋市中区

おかだウィメンズクリニック
Tel.052-683-0018　名古屋市中区

AOI名古屋病院
Tel.052-932-7128　名古屋市東区

上野レディスクリニック
Tel.052-981-1184　名古屋市北区

平田レディースクリニック
Tel.052-914-7277　名古屋市北区

稲垣婦人科
Tel.052-910-5550　名古屋市北区

星ケ丘マタニティ病院
Tel.052-782-6211　名古屋市千種区

咲江レディスクリニック
Tel.052-757-0222　名古屋市千種区

さわだウイメンズクリニック
Tel.052-788-3588　名古屋市千種区

まるたARTクリニック
Tel.052-764-0010　名古屋市千種区

レディースクリニック山原
Tel.052-731-8181　名古屋市千種区

若葉台クリニック
Tel.052-777-2888　名古屋市名東区

あいこ女性クリニック
Tel.052-777-8080　名古屋市名東区

名古屋大学医学部附属病院
Tel.052-741-2111　名古屋市昭和区

名古屋市立大学病院
Tel.052-851-5511　名古屋市瑞穂区

八事レディースクリニック
Tel.052-834-1060　名古屋市天白区

平岡産婦人科
Tel.0266-72-6133　茅野市ちの

諏訪マタニティークリニック
Tel.0266-28-6100　諏訪郡下諏訪町

ひろおかさくらレディースウィメンズクリニック
Tel.0263-85-0013　塩尻市広丘吉田

岐阜県

高橋産婦人科
Tel.058-263-5726　岐阜市梅ケ枝町

古田産科婦人科クリニック
Tel.058-265-2395　岐阜市金町

岐阜大学医学部附属病院
Tel.058-230-6000　岐阜市柳戸

操レディスホスピタル
Tel.058-233-8811　岐阜市津島町

おおのレディースクリニック
Tel.058-233-0201　岐阜市光町

花林レディースクリニック
Tel.058-393-1122　羽島市竹鼻町

クリニックママ
Tel.0584-73-5111　大垣市今宿

大垣市民病院
Tel.0584-81-3341　大垣市南頬町

東海中央病院
Tel.058-382-3101　各務原市蘇原東島町

久美愛厚生病院
Tel.0577-32-1115　高山市中切町

中西ウィメンズクリニック
Tel.0572-25-8882　多治見市大正町

とまつレディースクリニック
Tel.0574-61-1138　可児市広見

松波総合病院
Tel.058-388-0111　羽島郡笠松町

静岡県

いながきレディースクリニック
Tel.055-926-1709　沼津市宮前町

沼津市立病院
Tel.055-924-5100　沼津市東椎路

岩端医院
Tel.055-962-1368　沼津市大手町

かぬき岩端医院
Tel.055-932-8189　沼津市下香貫前原

聖隷沼津病院
Tel.0559-52-1000　沼津市本字松下

こまきウィメンズクリニック
Tel.055-972-1057　三島市西若町

三島レディースクリニック
Tel.055-991-0770　三島市南本町

富士市立中央病院
Tel.0545-52-1131　富士市高島町

長谷川産婦人科医院
Tel.0545-53-7575　富士市吉原

望月産婦人科医院
Tel.0545-34-0445　富士市比奈

宮崎クリニック
Tel.0545-66-3731　富士市松岡

静岡市立静岡病院
Tel.054-253-3125　静岡市葵区

レディースクリニック古川
Tel.054-249-3733　静岡市葵区

静岡レディースクリニック
Tel.054-251-0770　静岡市葵区

菊池レディースクリニック
Tel.054-272-4124　静岡市葵区

俵IVFクリニック
Tel.054-288-2882　静岡市駿河区

静岡市立清水病院
Tel.054-336-1111　静岡市清水区

焼津市立総合病院
Tel.054-623-3111　焼津市道原

アクトタワークリニック
Tel.053-413-1124　浜松市中区

聖隷浜松病院
Tel.053-474-2222　浜松市中区

西村ウイメンズクリニック
Tel.053-479-0222　浜松市中区

水本レディスクリニック
Tel.053-433-1103　浜松市東区

浜松医科大学病院
Tel.053-435-2309　浜松市東区

聖隷三方原病院リプロダクションセンター
Tel.053-436-1251　浜松市北区

可睡の杜レディースクリニック
Tel.0538-49-5656　袋井市可睡の杜

西垣ARTクリニック
Tel.0538-33-4455　磐田市中泉

厚生連高岡病院
Tel.0766-21-3930　高岡市永楽町

黒部市民病院
Tel.0765-54-2211　黒部市三日市

あわの産婦人科医院
Tel.0765-72-0588　下新川郡入善町

津田産婦人科医院
Tel.0763-33-3035　砺波市寿町

石川県

石川県立中央病院
Tel.076-237-8211　金沢市鞍月東

吉澤レディースクリニック
Tel.076-266-8155　金沢市稚日野町

金沢大学附属病院
Tel.076-265-2000　金沢市宝町

金沢医療センター
Tel.076-262-4161　金沢市石引

金沢たまごクリニック
Tel.076-237-3300　金沢市諸江町

うきた産婦人科医院
Tel.076-291-2277　金沢市新神田

鈴木レディスホスピタル
Tel.076-242-3155　金沢市寺町

金沢医科大学病院
Tel.076-286-2211　河北郡内灘町

やまぎしレディスクリニック
Tel.076-287-6066　野々市市藤平田

永遠幸レディスクリニック
Tel.0761-23-1555　小松市小島町

荒木病院
Tel.0761-22-0301　小松市若杉町

川北レイクサイドクリニック
Tel.0761-22-0232　小松市今江町

恵寿総合病院
Tel.0767-52-3211　七尾市富岡町

深江レディースクリニック
Tel.076-294-3336　野々市市郷町

福井県

本多レディースクリニック
Tel.0776-24-6800　福井市宝永

福井県立病院
Tel.0776-54-5151　福井市四ツ井

西ウイミンズクリニック
Tel.0776-33-3663　福井市木田

公立丹南病院
Tel.0778-51-2260　鯖江市三六町

中山クリニック
Tel.0770-56-5588　小浜市多田

福井大学医学部附属病院
Tel.0776-61-3111　吉田郡永平寺町

山梨県

このはな産婦人科
Tel.055-225-5500　甲斐市西八幡

薬袋レディースクリニック
Tel.055-226-3711　甲府市飯田

甲府昭和婦人クリニック
Tel.055-226-5566　中巨摩郡昭和町

山梨大学医学部附属病院
Tel.055-273-1111　中央市下河東

長野県

吉澤産婦人科医院
Tel.026-226-8475　長野市七瀬中町

長野赤十字病院
Tel.026-226-4131　長野市若里

長野市民病院
Tel.026-295-1199　長野市富竹

南長野医療センター篠ノ井総合病院
Tel.026-292-2261　長野市篠ノ井会

佐久市立国保浅間総合病院
Tel.0267-67-2295　佐久市岩村田

佐久平エンゼルクリニック
Tel.0267-67-5816　佐久市長土呂

三浦産婦人科
Tel.0268-22-0350　上田市中央

西澤産婦人科クリニック
Tel.0265-24-3800　飯田市本町

わかばレディス＆マタニティクリニック
Tel.0263-45-0103　松本市浅間温泉

信州大学医学部附属病院
Tel.0263-35-4600　松本市旭

北原レディースクリニック
Tel.0263-48-3186　松本市島立

菜の花マタニティクリニック
Tel.0265-76-7087　伊那市日影

ヨナハ産婦人科小児科病院
Tel.0594-27-1703　桑名市大字和泉

金丸産婦人科
Tel.059-229-5722　津市観音寺町

三重大学病院
Tel.059-232-1111　津市江戸橋

西山産婦人科 不妊治療センター
Tel.059-229-1200　津市栄町

山本産婦人科
Tel.059-235-2118　津市雲出本郷町

済生会松阪総合病院
Tel.0598-51-2626　松阪市朝日町

本橋産婦人科
Tel.0596-23-4103　伊勢市一之木

武田産婦人科
Tel.0595-64-7655　名張市鴻之台

森川病院
Tel.0595-21-2425　伊賀市上野忍町

小牧市民病院
Tel.0568-76-4131　小牧市常普請

浅田レディース勝川クリニック
Tel.0568-35-2203　春日井市松新町

中原クリニック
Tel.0561-88-0311　瀬戸市山手町

一宮市立市民病院
Tel.0586-71-1911　一宮市文京

つかはらレディースクリニック
Tel.0586-81-8000　一宮市浅野居森野

可世木レディスクリニック
Tel.0586-47-7333　一宮市平和

三重県

こうのとりWOMAN'S CAREクリニック
Tel.059-355-5577　四日市市諏訪栄町

慈芳産婦人科・内科・リウマチ科
Tel.059-353-0508　四日市市ときわ

みのうらレディースクリニック
Tel.059-380-0018　鈴鹿市磯山

愛知県

平針北クリニック
Tel.052-803-1103　日進市赤池町

森脇レディースクリニック
Tel.0561-33-5512　みよし市三好町

藤田医科大学病院
Tel.0562-93-2111　豊明市沓掛町

グリーンベルARTクリニック
Tel.0120-822-229　豊田市喜多町

トヨタ記念病院不妊センター　ジョイファミリー
Tel.0565-28-0100　豊田市平和町

常滑市民病院
Tel.0569-35-3170　常滑市飛香台

ふたばクリニック
Tel.0569-20-5000　半田市吉田町

原田レディースクリニック
Tel.0562-36-1103　知多市寺本新町

江南厚生病院
Tel.0587-51-3333　江南市高屋町

中部・東海地区／　ピックアップ クリニックガイダンス

長野県

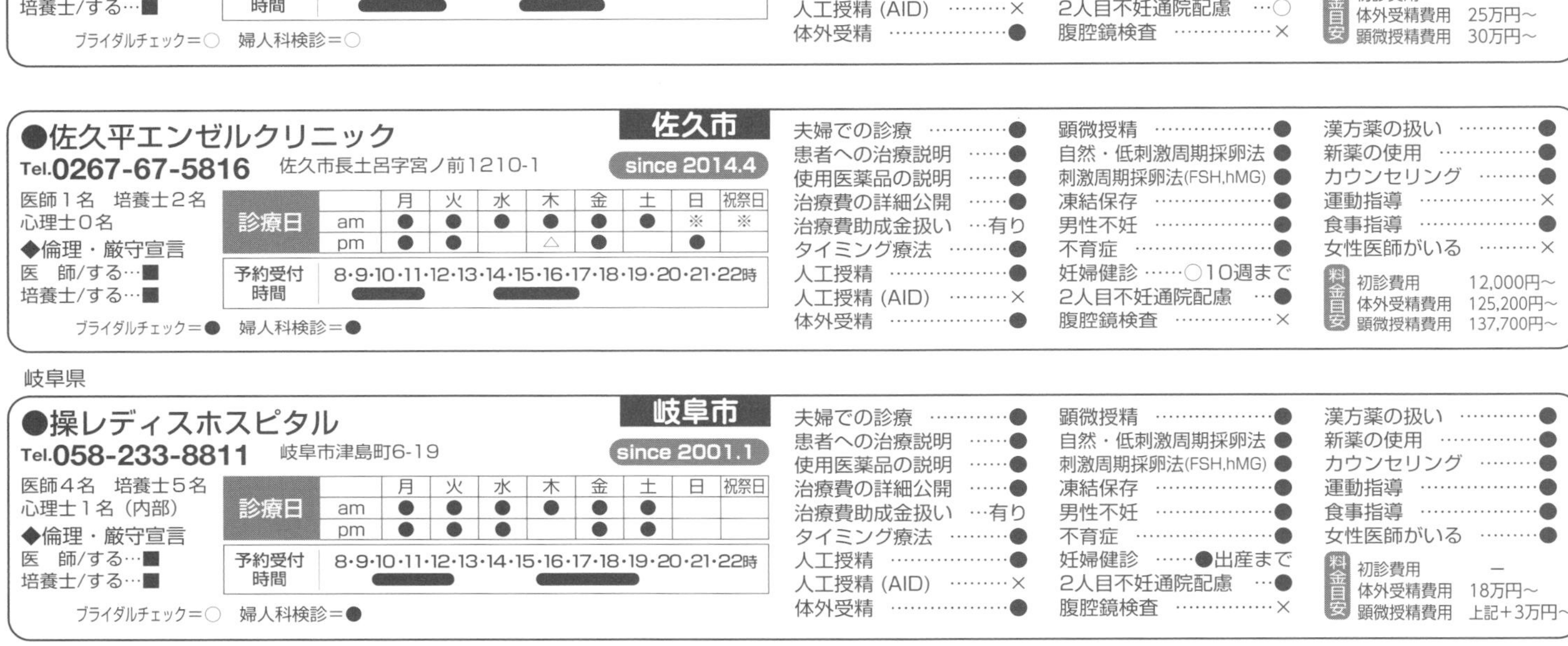

●吉澤産婦人科医院
長野市
Tel.026-226-8475　長野市七瀬中町96
since1966.2

医師１名　培養士4名
不妊カウンセラー0名
◆倫理・厳守宣言
医　師/する…■
培養士/する…■

診療日	月	火	水	木	金	土	日	祝祭日
am	●	●	●	●	●	●		
pm	●	●		●	●			

予約受付時間　8・9・10・11・12・13・14・15・16・17・18・19・20・21・22時

ブライダルチェック＝○　婦人科検診＝○

夫婦での診療…○
患者への治療説明…○
使用医薬品の説明…○
治療費の詳細公開…○
治療費助成金扱い…有り
タイミング療法…○
人工授精…●
人工授精 (AID)…×
体外受精…●
顕微授精…●
自然・低刺激周期採卵法 ×
刺激周期採卵法(FSH,hMG) ○
凍結保存…●
男性不妊…○
不育症…○
妊婦健診…×
2人目不妊通院配慮…○
腹腔鏡検査…×
漢方薬の扱い…○
新薬の使用…○
カウンセリング…△
運動指導…×
食事指導…×
女性医師がいる…×

料金目安
初診費用　－
体外受精費用　25万円～
顕微授精費用　30万円～

●佐久平エンゼルクリニック
佐久市
Tel.0267-67-5816　佐久市長土呂字宮ノ前1210-1
since 2014.4

医師１名　培養士２名
心理士０名
◆倫理・厳守宣言
医　師/する…■
培養士/する…■

診療日	月	火	水	木	金	土	日	祝祭日
am	●	●	●	●	●	●	※	※
pm	●	●		△	●		●	

予約受付時間　8・9・10・11・12・13・14・15・16・17・18・19・20・21・22時

ブライダルチェック＝●　婦人科検診＝●

夫婦での診療…●
患者への治療説明…●
使用医薬品の説明…●
治療費の詳細公開…●
治療費助成金扱い…有り
タイミング療法…●
人工授精…●
人工授精 (AID)…×
体外受精…●
顕微授精…●
自然・低刺激周期採卵法 ●
刺激周期採卵法(FSH,hMG) ●
凍結保存…●
男性不妊…●
不育症…●
妊婦健診……○10週まで
2人目不妊通院配慮…●
腹腔鏡検査…×
漢方薬の扱い…●
新薬の使用…●
カウンセリング…●
運動指導…×
食事指導…●
女性医師がいる…×

料金目安
初診費用　12,000円～
体外受精費用　125,200円～
顕微授精費用　137,700円～

岐阜県

●操レディスホスピタル
岐阜市
Tel.058-233-8811　岐阜市津島町6-19
since 2001.1

医師4名　培養士5名
心理士１名（内部）
◆倫理・厳守宣言
医　師/する…■
培養士/する…■

診療日	月	火	水	木	金	土	日	祝祭日
am	●	●	●	●	●	●		
pm	●	●	●		●	●		

予約受付時間　8・9・10・11・12・13・14・15・16・17・18・19・20・21・22時

ブライダルチェック＝○　婦人科検診＝●

夫婦での診療…●
患者への治療説明…●
使用医薬品の説明…●
治療費の詳細公開…●
治療費助成金扱い…有り
タイミング療法…●
人工授精…●
人工授精 (AID)…×
体外受精…●
顕微授精…●
自然・低刺激周期採卵法 ●
刺激周期採卵法(FSH,hMG) ●
凍結保存…●
男性不妊…●
不育症…●
妊婦健診……●出産まで
2人目不妊通院配慮…●
腹腔鏡検査…×
漢方薬の扱い…●
新薬の使用…●
カウンセリング…●
運動指導…●
食事指導…●
女性医師がいる…●

料金目安
初診費用　－
体外受精費用　18万円～
顕微授精費用　上記＋3万円～

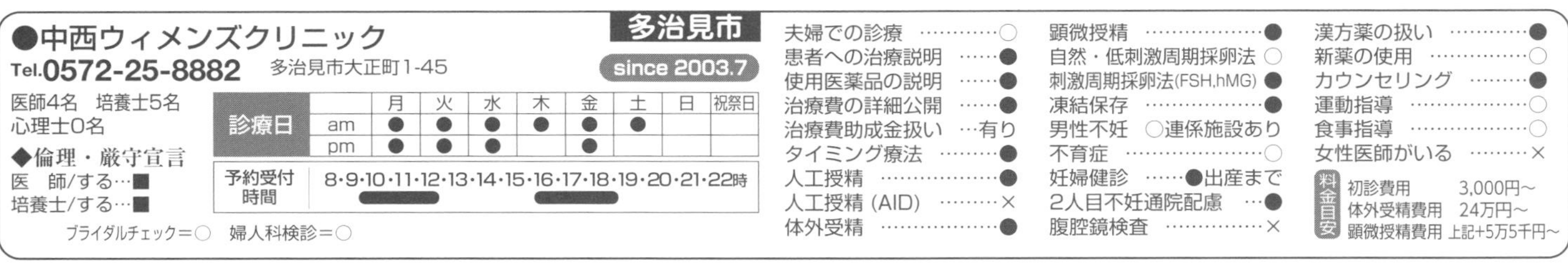

●中西ウィメンズクリニック
多治見市
Tel.0572-25-8882　多治見市大正町1-45
since 2003.7

医師4名　培養士5名
心理士0名
◆倫理・厳守宣言
医　師/する…■
培養士/する…■

診療日	月	火	水	木	金	土	日	祝祭日
am	●	●	●	●	●	●		
pm	●	●	●		●			

予約受付時間　8・9・10・11・12・13・14・15・16・17・18・19・20・21・22時

ブライダルチェック＝○　婦人科検診＝○

夫婦での診療…○
患者への治療説明…●
使用医薬品の説明…●
治療費の詳細公開…●
治療費助成金扱い…有り
タイミング療法…●
人工授精…●
人工授精 (AID)…×
体外受精…●
顕微授精…●
自然・低刺激周期採卵法 ○
刺激周期採卵法(FSH,hMG) ●
凍結保存…●
男性不妊　○連係施設あり
不育症…○
妊婦健診……●出産まで
2人目不妊通院配慮…●
腹腔鏡検査…×
漢方薬の扱い…●
新薬の使用…○
カウンセリング…●
運動指導…○
食事指導…○
女性医師がいる…×

料金目安
初診費用　3,000円～
体外受精費用　24万円～
顕微授精費用　上記+5万5千円～

静岡県

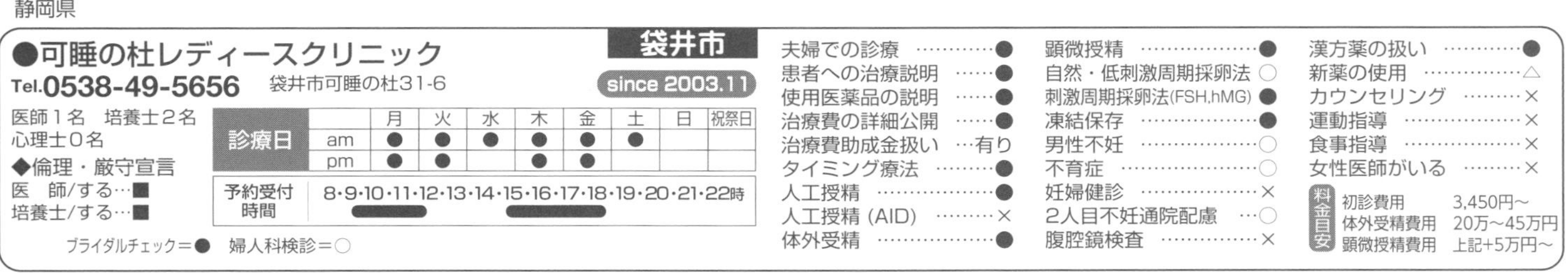

●可睡の杜レディースクリニック
袋井市
Tel.0538-49-5656　袋井市可睡の杜31-6
since 2003.11

医師１名　培養士２名
心理士０名
◆倫理・厳守宣言
医　師/する…■
培養士/する…■

診療日	月	火	水	木	金	土	日	祝祭日
am	●	●	●	●	●	●		
pm	●	●		●	●			

予約受付時間　8・9・10・11・12・13・14・15・16・17・18・19・20・21・22時

ブライダルチェック＝●　婦人科検診＝○

夫婦での診療…●
患者への治療説明…●
使用医薬品の説明…●
治療費の詳細公開…●
治療費助成金扱い…有り
タイミング療法…●
人工授精…●
人工授精 (AID)…×
体外受精…●
顕微授精…●
自然・低刺激周期採卵法 ○
刺激周期採卵法(FSH,hMG) ●
凍結保存…●
男性不妊…○
不育症…○
妊婦健診…×
2人目不妊通院配慮…○
腹腔鏡検査…×
漢方薬の扱い…●
新薬の使用…△
カウンセリング…×
運動指導…×
食事指導…×
女性医師がいる…×

料金目安
初診費用　3,450円～
体外受精費用　20万～45万円
顕微授精費用　上記+5万円～

東海地区／ピックアップ クリニックガイダンス

愛知県

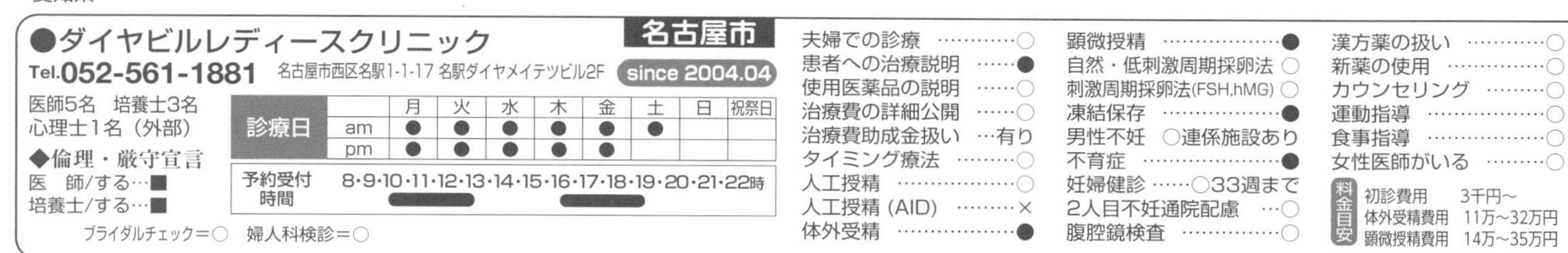

●ダイヤビルレディースクリニック　名古屋市

Tel.052-561-1881　名古屋市西区名駅1-1-17 名駅ダイヤメイテツビル2F　since 2004.04

医師5名 培養士3名
心理士1名（外部）
◆倫理・厳守宣言
医　師/する…■
培養士/する…■

診療日		月	火	水	木	金	土	日	祝祭日
	am	●	●	●	●	●	●		
	pm	●	●	●	●	●			

予約受付時間　8·9·10·11·12·13·14·15·16·17·18·19·20·21·22時

ブライダルチェック＝○　婦人科検診＝○

夫婦での診療 …………○
患者への治療説明 ……●
使用医薬品の説明 ……○
治療費の詳細公開 ……○
治療費助成金扱い …有り
タイミング療法 ………○
人工授精 ………………○
人工授精（AID） ………×
体外受精 ………………●
顕微授精 ………………●
自然・低刺激周期採卵法 ○
刺激周期採卵法(FSH,hMG) ○
凍結保存 ………………●
男性不妊 ○連係施設あり
不育症 …………………●
妊婦健診 ……○33週まで
2人目不妊通院配慮 …○
腹腔鏡検査 ……………○
漢方薬の扱い …………○
新薬の使用 ……………○
カウンセリング ………○
運動指導 ………………○
食事指導 ………………○
女性医師がいる ………○

料金目安
初診費用　3千円～
体外受精費用　11万～32万円
顕微授精費用　14万～35万円

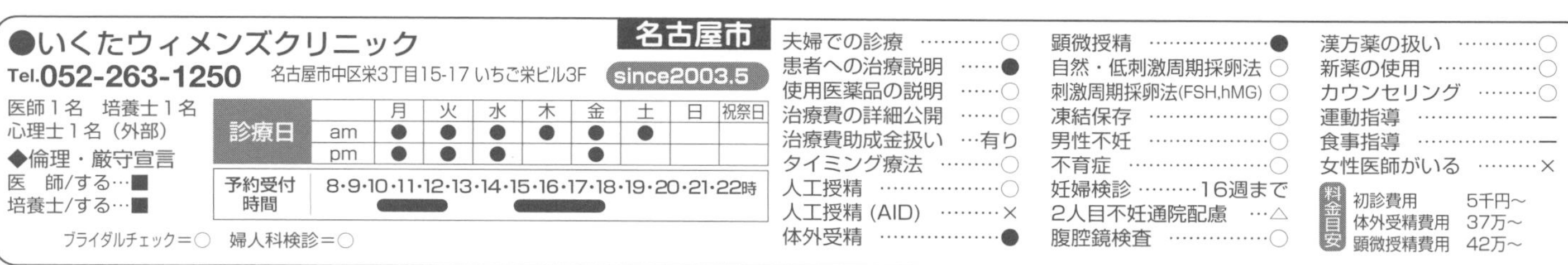

●いくたウィメンズクリニック　名古屋市

Tel.052-263-1250　名古屋市中区栄3丁目15-17 いちご栄ビル3F　since2003.5

医師1名 培養士1名
心理士1名（外部）
◆倫理・厳守宣言
医　師/する…■
培養士/する…■

診療日		月	火	水	木	金	土	日	祝祭日
	am	●	●	●	●	●	●		
	pm	●	●	●		●			

予約受付時間　8·9·10·11·12·13·14·15·16·17·18·19·20·21·22時

ブライダルチェック＝○　婦人科検診＝○

夫婦での診療 …………○
患者への治療説明 ……●
使用医薬品の説明 ……○
治療費の詳細公開 ……○
治療費助成金扱い …有り
タイミング療法 ………○
人工授精 ………………○
人工授精（AID） ………×
体外受精 ………………●
顕微授精 ………………●
自然・低刺激周期採卵法 ○
刺激周期採卵法(FSH,hMG) ○
凍結保存 ………………○
男性不妊 ………………○
不育症 …………………○
妊婦検診 ………16週まで
2人目不妊通院配慮 …△
腹腔鏡検査 ……………○
漢方薬の扱い …………○
新薬の使用 ……………○
カウンセリング ………○
運動指導 ………………—
食事指導 ………………—
女性医師がいる ………×

料金目安
初診費用　5千円～
体外受精費用　37万～
顕微授精費用　42万～

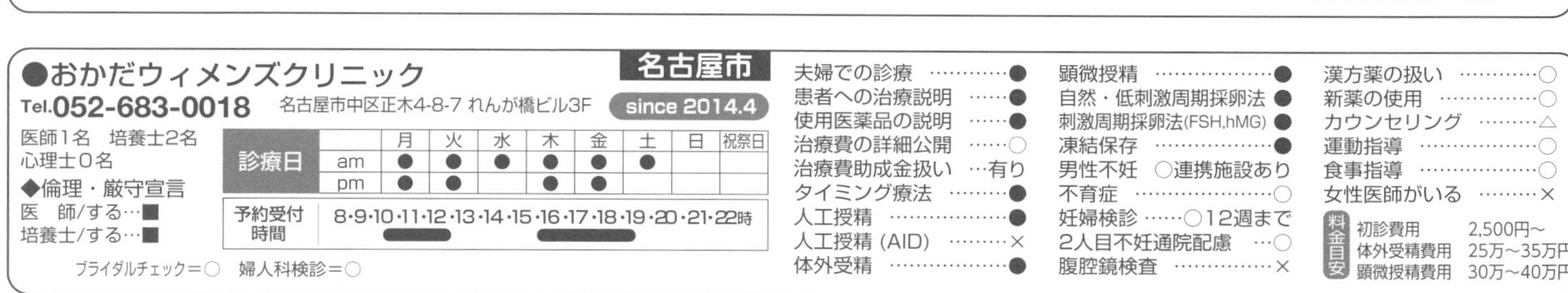

●おかだウィメンズクリニック　名古屋市

Tel.052-683-0018　名古屋市中区正木4-8-7 れんが橋ビル3F　since 2014.4

医師1名 培養士2名
心理士0名
◆倫理・厳守宣言
医　師/する…■
培養士/する…■

診療日		月	火	水	木	金	土	日	祝祭日
	am	●	●	●	●	●	●		
	pm	●	●		●	●			

予約受付時間　8·9·10·11·12·13·14·15·16·17·18·19·20·21·22時

ブライダルチェック＝○　婦人科検診＝○

夫婦での診療 …………●
患者への治療説明 ……●
使用医薬品の説明 ……●
治療費の詳細公開 ……○
治療費助成金扱い …有り
タイミング療法 ………●
人工授精 ………………●
人工授精（AID） ………×
体外受精 ………………●
顕微授精 ………………●
自然・低刺激周期採卵法 ●
刺激周期採卵法(FSH,hMG) ●
凍結保存 ………………●
男性不妊 ○連携施設あり
不育症 …………………○
妊婦検診 ……○12週まで
2人目不妊通院配慮 …○
腹腔鏡検査 ……………×
漢方薬の扱い …………○
新薬の使用 ……………○
カウンセリング ………△
運動指導 ………………○
食事指導 ………………○
女性医師がいる ………×

料金目安
初診費用　2,500円～
体外受精費用　25万～35万円
顕微授精費用　30万～40万円

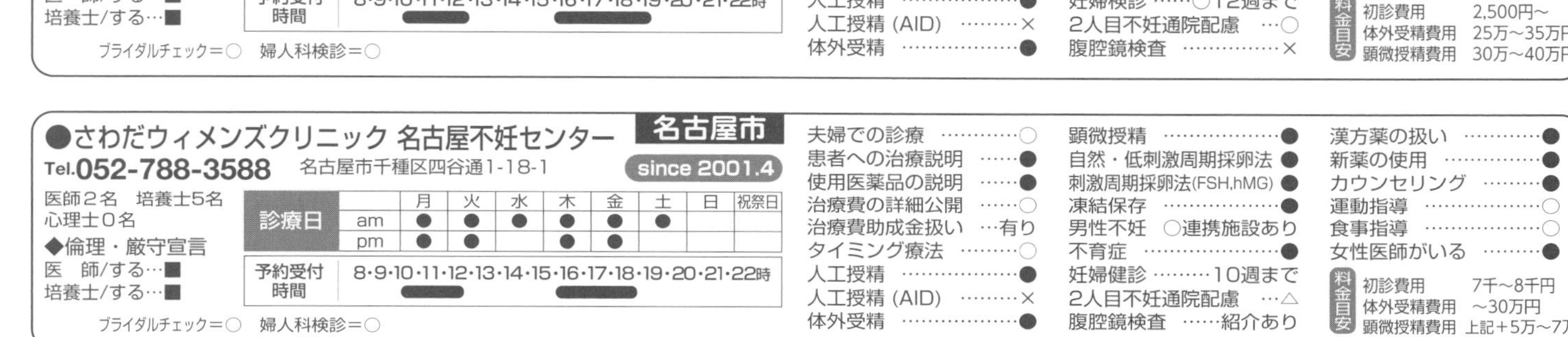

●さわだウィメンズクリニック 名古屋不妊センター　名古屋市

Tel.052-788-3588　名古屋市千種区四谷通1-18-1　since 2001.4

医師2名 培養士5名
心理士0名
◆倫理・厳守宣言
医　師/する…■
培養士/する…■

診療日		月	火	水	木	金	土	日	祝祭日
	am	●	●	●	●	●	●		
	pm	●	●		●	●			

予約受付時間　8·9·10·11·12·13·14·15·16·17·18·19·20·21·22時

ブライダルチェック＝○　婦人科検診＝○

夫婦での診療 …………○
患者への治療説明 ……●
使用医薬品の説明 ……●
治療費の詳細公開 ……○
治療費助成金扱い …有り
タイミング療法 ………○
人工授精 ………………●
人工授精（AID） ………×
体外受精 ………………●
顕微授精 ………………●
自然・低刺激周期採卵法 ●
刺激周期採卵法(FSH,hMG) ●
凍結保存 ………………●
男性不妊 ○連携施設あり
不育症 …………………●
妊婦健診 ………10週まで
2人目不妊通院配慮 …△
腹腔鏡検査 ……紹介あり
漢方薬の扱い …………●
新薬の使用 ……………●
カウンセリング ………●
運動指導 ………………○
食事指導 ………………○
女性医師がいる ………●

料金目安
初診費用　7千～8千円
体外受精費用　～30万円
顕微授精費用　上記＋5万～7万

中部・東海
近畿

近畿地方

滋賀県

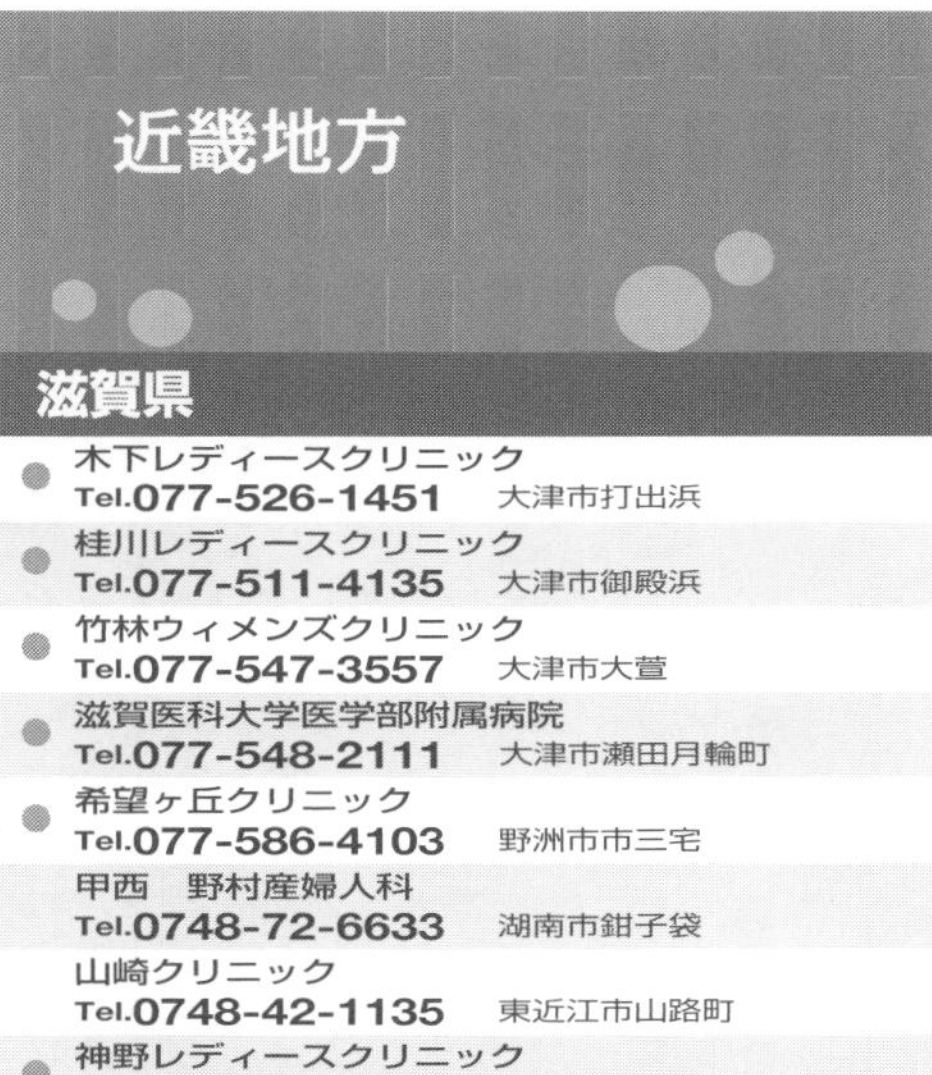

● 木下レディースクリニック
Tel.077-526-1451　大津市打出浜

● 桂川レディースクリニック
Tel.077-511-4135　大津市御殿浜

● 竹林ウィメンズクリニック
Tel.077-547-3557　大津市大萱

● 滋賀医科大学医学部附属病院
Tel.077-548-2111　大津市瀬田月輪町

● 希望ヶ丘クリニック
Tel.077-586-4103　野洲市市三宅

甲西 野村産婦人科
Tel.0748-72-6633　湖南市鉗子袋

山崎クリニック
Tel.0748-42-1135　東近江市山路町

● 神野レディースクリニック
Tel.0749-22-6216　彦根市中央町

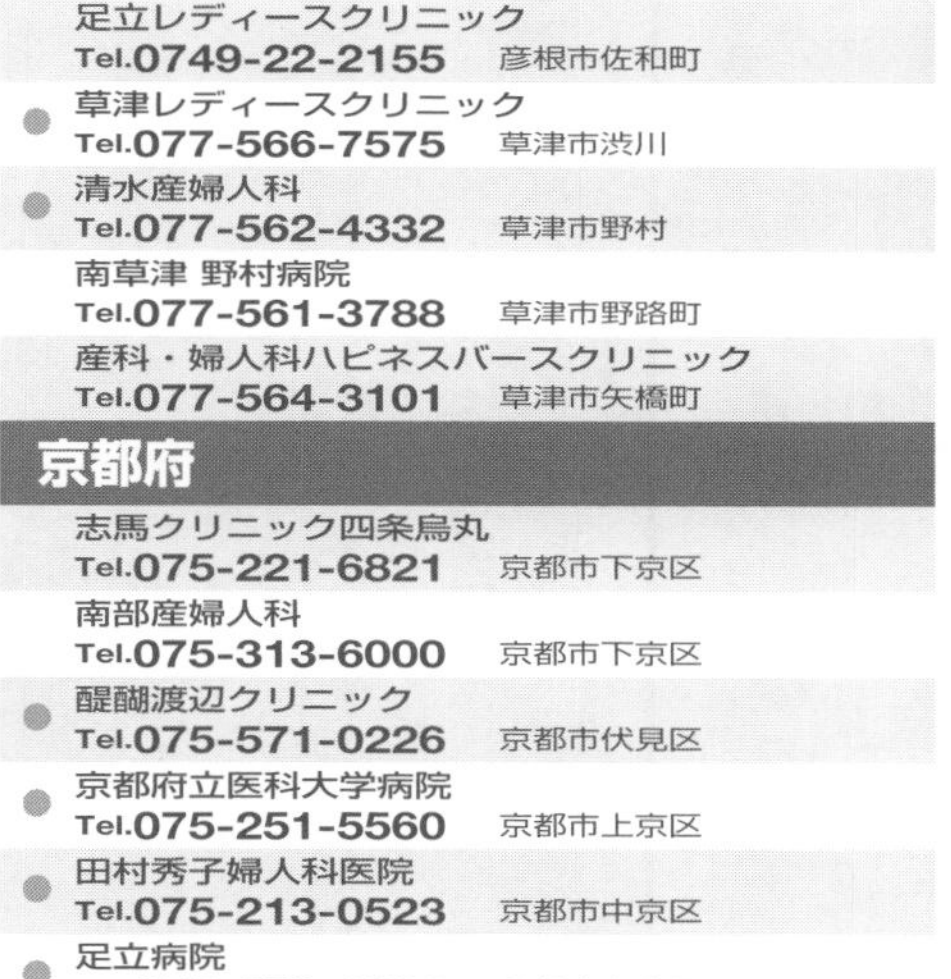

足立レディースクリニック
Tel.0749-22-2155　彦根市佐和町

● 草津レディースクリニック
Tel.077-566-7575　草津市渋川

● 清水産婦人科
Tel.077-562-4332　草津市野村

南草津 野村病院
Tel.077-561-3788　草津市野路町

産科・婦人科ハピネスバースクリニック
Tel.077-564-3101　草津市矢橋町

京都府

志馬クリニック四条烏丸
Tel.075-221-6821　京都市下京区

南部産婦人科
Tel.075-313-6000　京都市下京区

● 醍醐渡辺クリニック
Tel.075-571-0226　京都市伏見区

● 京都府立医科大学病院
Tel.075-251-5560　京都市上京区

● 田村秀子婦人科医院
Tel.075-213-0523　京都市中京区

● 足立病院
Tel.075-253-1382　京都市中京区

大野婦人科医院
Tel.075-253-2465　京都市中京区

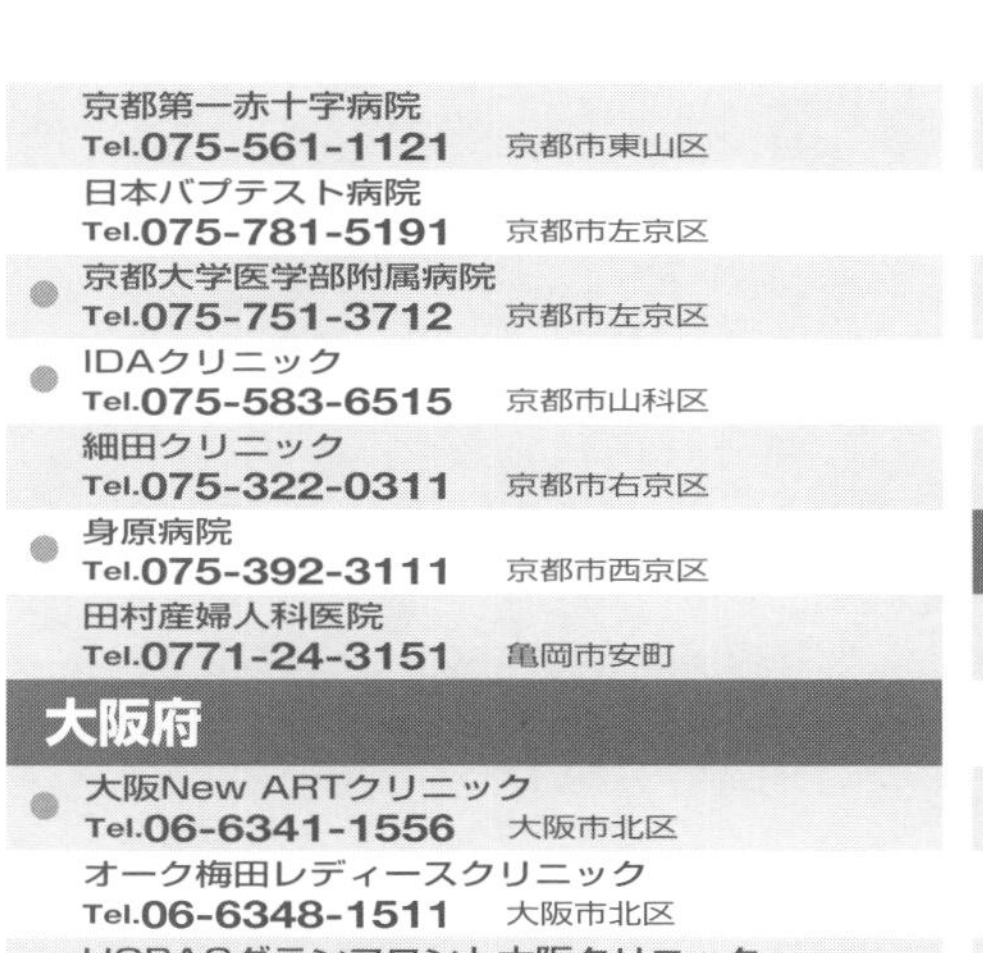

京都第一赤十字病院
Tel.075-561-1121　京都市東山区

日本バプテスト病院
Tel.075-781-5191　京都市左京区

● 京都大学医学部附属病院
Tel.075-751-3712　京都市左京区

● IDAクリニック
Tel.075-583-6515　京都市山科区

細田クリニック
Tel.075-322-0311　京都市右京区

● 身原病院
Tel.075-392-3111　京都市西京区

田村産婦人科医院
Tel.0771-24-3151　亀岡市安町

大阪府

● 大阪New ARTクリニック
Tel.06-6341-1556　大阪市北区

オーク梅田レディースクリニック
Tel.06-6348-1511　大阪市北区

● HORACグランフロント大阪クリニック
Tel.06-6377-8824　大阪市北区

● リプロダクションクリニック大阪
Tel.06-6136-3344　大阪市北区

● 越田クリニック
Tel.06-6316-6090　大阪市北区

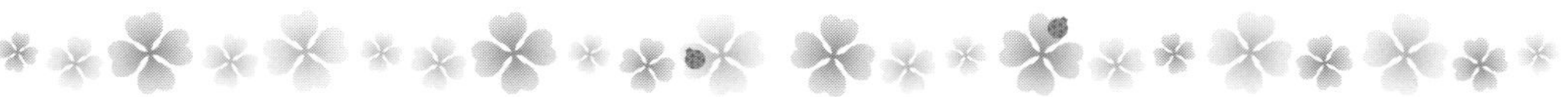

● 近畿中央病院 Tel.072-781-3712 伊丹市車塚

● 小原ウイメンズクリニック Tel.0797-82-1211 宝塚市山本東

● ベリタス病院 Tel.072-793-7890 川西市新田

● シオタニレディースクリニック Tel.079-561-3500 三田市中央町

タマル産婦人科 Tel.079-590-1188 篠山市東吹

● 中林産婦人科クリニック Tel.079-282-6581 姫路市白国

● Kobaレディースクリニック Tel.079-223-4924 姫路市北条口

● 西川産婦人科 Tel.079-253-2195 姫路市花田町

● 親愛産婦人科医院 Tel.079-271-6666 姫路市網干区

久保みずきレディースクリニック 明石診療所 Tel.078-913-9811 明石市本町

私立 二見レディースクリニック Tel.078-942-1783 明石市二見町

● 博愛産科婦人科 Tel.078-941-8803 明石市二見町

● 親愛レディースクリニック Tel.0794-21-5511 加古川市加古川町

ちくご・ひらまつ産婦人科 Tel.079-424-5163 加古川市加古川町

● 小野レディースクリニック Tel.0794-62-1103 小野市西本

● 福田産婦人科麻酔科 Tel.0791-43-5357 赤穂市加里屋

● 赤穂中央病院 Tel.0791-45-7290 赤穂市惣門町

公立神崎総合病院 Tel.0790-32-1331 神崎郡神河町

奈良県

好川婦人科クリニック Tel.0743-75-8600 生駒市東新町

高山クリニック Tel.0742-35-3611 奈良市柏木町

● ASKAレディース・クリニック Tel.0742-51-7717 奈良市北登美ヶ丘

すぎはら婦人科 Tel.0742-33-9080 奈良市中登美ヶ丘

● 久永婦人科クリニック Tel.0742-32-5505 奈良市西大寺東町

● 赤崎クリニック・高度生殖医療センター Tel.0744-43-2468 桜井市谷

桜井病院 Tel.0744-43-3541 桜井市大字桜井

● SACRAレディースクリニック Tel.0744-23-1199 橿原市上品寺町

奈良県立医科大学病院 Tel.0744-22-3051 橿原市四条町

ミズクリニックメイワン Tel.0744-20-0028 橿原市四条町

● 三橋仁美レディースクリニック Tel.0743-51-1135 大和郡山市矢田町

和歌山県

● 日赤和歌山医療センター Tel.073-422-4171 和歌山市小松原通

● うつのみやレディースクリニック Tel.073-423-1987 和歌山市美園町

和歌山県立医科大学付属病院周産期部 Tel.073-447-2300 和歌山市紀三井寺

● 岩橋産科婦人科 Tel.073-444-4060 和歌山市関戸

いくこレディースクリニック Tel.073-482-0399 海南市日方

榎本産婦人科 Tel.0739-22-0019 田辺市湊

● 奥村レディースクリニック Tel.0736-32-8511 橋本市東家

● 天の川レディースクリニック Tel.072-892-1124 交野市私部西

● IVF大阪クリニック Tel.06-6747-8824 東大阪市長田東

なかじまレディースクリニック Tel.072-929-0506 八尾市東本町

平松産婦人科クリニック Tel.072-955-8881 藤井寺市藤井寺

船内クリニック Tel.072-955-0678 藤井寺市藤井寺

● てらにしレディースクリニック Tel.072-367-0666 大阪狭山市池尻自由丘

● 近畿大学病院 Tel.0723-66-0221 大阪狭山市大野東

● ルナレディースクリニック 不妊・更年期センター Tel.0120-776-778 堺市堺区

● いしかわクリニック Tel.072-232-8751 堺市堺区

● KAWAレディースクリニック Tel.072-297-2700 堺市南区

小野産婦人科 Tel.072-285-8110 堺市東区

● 府中のぞみクリニック Tel.0725-40-5033 和泉市府中町

● 谷口病院 Tel.0724-63-3232 泉佐野市大西

● レオゲートタワーレディースクリニック Tel.072-460-2800 泉佐野市りんくう往来北

兵庫県

神戸大学医学部附属病院 Tel.078-382-5111 神戸市中央区

● 英ウィメンズクリニック さんのみや Tel.078-392-8723 神戸市中央区

● 神戸元町夢クリニック Tel.078-325-2121 神戸市中央区

● 山下レディースクリニック Tel.078-265-6475 神戸市中央区

● 神戸ARTレディスクリニック Tel.078-261-3500 神戸市中央区

● 神戸アドベンチスト病院 Tel.078-981-0161 神戸市北区

● 中村レディースクリニック Tel.078-925-4103 神戸市西区

● 久保みずきレディースクリニック 菅原記念診療所 Tel.078-961-3333 神戸市西区

英ウィメンズクリニック たるみ Tel.078-704-5077 神戸市垂水区

● くぼたレディースクリニック Tel.078-843-3261 神戸市東灘区

● レディースクリニックごとう Tel.0799-45-1131 南あわじ市

● オガタファミリークリニック Tel.0797-25-2213 芦屋市松ノ内町

吉田レディースクリニック Tel.06-6483-6111 尼崎市西大物町

武庫之荘レデイースクリニック Tel.06-6435-0488 尼崎市南武庫之荘

産科･婦人科衣笠クリニック Tel.06-6494-0070 尼崎市若王寺

JUNレディースクリニック Tel.06-4960-8115 尼崎市潮江

● 徐クリニック・ARTセンター Tel.0798-54-8551 西宮市松籟荘

● スギモトレディースクリニック Tel.0798-63-0325 西宮市甲風園

● すずきレディースクリニック Tel.0798-39-0555 西宮市田中町

● レディース＆ARTクリニック サンタクルス Tel.0798-62-1188 西宮市高松町

● 兵庫医科大学病院 Tel.0798-45-6111 西宮市武庫川

山田産婦人科 Tel.0798-41-0272 西宮市甲子園町

明和病院 Tel.0798-47-1767 西宮市上鳴尾町

木内女性クリニック Tel.0798-63-2271 西宮市高松町

● レディースクリニックTaya Tel.072-771-7717 伊丹市伊丹

大阪府

● 扇町レディースクリニック Tel.06-6311-2511 大阪市北区

● うめだファティリティークリニック Tel.06-6371-0363 大阪市北区

● レディースクリニックかたかみ Tel.06-6100-2525 大阪市淀川区

かわばたレディスクリニック Tel.06-6308-7660 大阪市淀川区

● 小林産婦人科 Tel.06-6924-0934 大阪市都島区

● レディースクリニック北浜 Tel.06-6202-8739 大阪市中央区

● 西川婦人科内科クリニック Tel.06-6201-0317 大阪市中央区

● ウィメンズクリニック本町 Tel.06-6251-8686 大阪市中央区

● 春木レディースクリニック Tel.06-6281-3788 大阪市中央区

● 脇本産婦人科・麻酔可 Tel.06-6761-5537 大阪市天王寺区

大阪赤十字病院 Tel.06-6771-5131 大阪市天王寺区

聖バルナバ病院 Tel.06-6779-1600 大阪市天王寺区

おおつかレディースクリニック Tel.06-6776-8856 大阪市天王寺区

都竹産婦人科医院 Tel.06-6754-0333 大阪市生野区

SALAレディースクリニック Tel.06-6622-0221 大阪市阿部野区

大阪市立大学病院 Tel.06-6645-2121 大阪市阿倍野区

● 大阪鉄道病院 Tel.06-6628-2221 大阪市阿倍野区

● IVFなんばクリニック Tel.06-6534-8824 大阪市西区

● オーク住吉産婦人科 Tel.06-4398-1000 大阪市西成区

● 岡本クリニック Tel.06-6696-0201 大阪市住吉区

沢井産婦人科医院 Tel.06-6694-1115 大阪市住吉区

● 大阪急性期・総合医療センター生殖医療センター Tel.06-6692-1201 大阪市住吉区

たかせ産婦人科 Tel.06-6855-4135 豊中市上野東

● 園田桃代ARTクリニック Tel.06-6155-1511 豊中市新千里東町

● たまごクリニック　内分泌センター Tel.06-4865-7017 豊中市曽根西町

松崎産婦人科クリニック Tel.072-750-2025 池田市菅原町

● なかむらレディースクリニック Tel.06-6378-7333 吹田市豊津町

● 吉本婦人科クリニック Tel.06-6337-0260 吹田市片山町

市立吹田市民病院 Tel.06-6387-3311 吹田市片山町

廣田産婦人科 Tel.06-6380-0600 吹田市千里山西

● 大阪大学医学部附属病院 Tel.06-6879-5111 吹田市山田丘

● 奥田産婦人科 Tel.072-622-5253 茨木市竹橋町

サンタマリア病院 Tel.072-627-3459 茨木市新庄町

● 大阪医科大学附属病院 Tel.072-683-1221 高槻市大学町

● 後藤レディースクリニック Tel.072-683-8510 高槻市白梅町

● イワサクリニック セント・マリー不妊センター Tel.072-831-1666 寝屋川市香里本通町

● ひらかたARTクリニック Tel.072-804-4124 枚方市大垣内町

折野産婦人科 Tel.072-857-0243 枚方市楠葉朝日

● 関西医科大学附属病院 Tel.072-804-0101 枚方市新町

●印は日本産科婦人科学会のART登録施設で、体外受精の診療を行っている施設です（2020年6月現在）

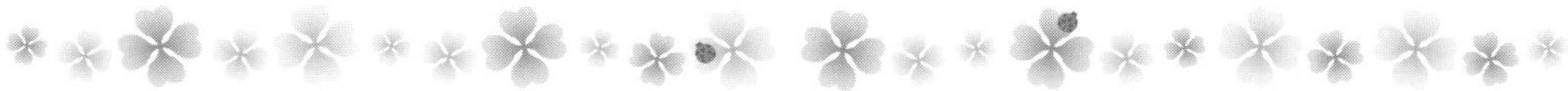

近畿地区／ピックアップ クリニックガイダンス

京都府

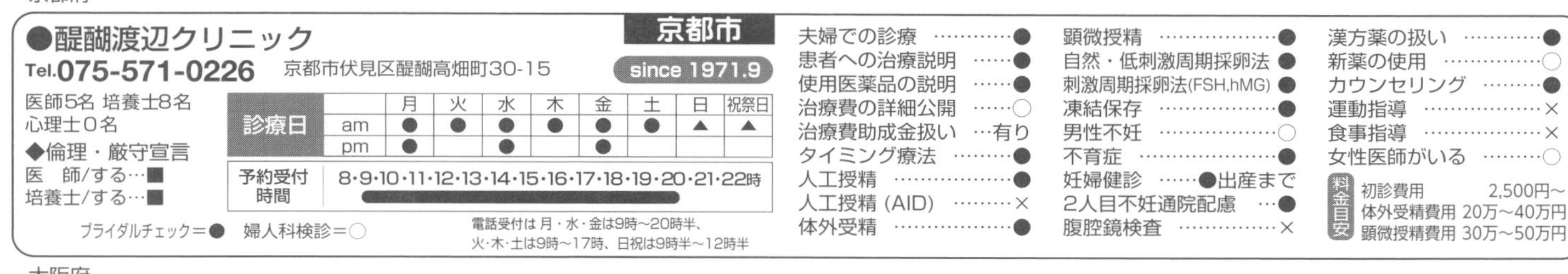

●醍醐渡辺クリニック　京都市

Tel.075-571-0226　京都市伏見区醍醐高畑町30-15　since 1971.9

医師5名 培養士8名
心理士0名
◆倫理・厳守宣言
医　師/する…■
培養士/する…■

診療日	月	火	水	木	金	土	日	祝祭日
am	●	●	●	●	●	●	▲	▲
pm	●		●		●			

予約受付時間　8・9・10・11・12・13・14・15・16・17・18・19・20・21・22時

ブライダルチェック＝●　婦人科検診＝○
電話受付は 月・水・金は9時～20時半、火・木・土は9時～17時、日祝は9時半～12時半

夫婦での診療 …●
患者への治療説明 …●
使用医薬品の説明 …●
治療費の詳細公開 …○
治療費助成金扱い …有り
タイミング療法 …●
人工授精 …●
人工授精（AID）…×
体外受精 …●
顕微授精 …●
自然・低刺激周期採卵法 ●
刺激周期採卵法(FSH,hMG) ●
凍結保存 …●
男性不妊 …○
不育症 …●
妊婦健診 …●出産まで
2人目不妊通院配慮 …●
腹腔鏡検査 …×
漢方薬の扱い …●
新薬の使用 …○
カウンセリング …●
運動指導 …×
食事指導 …×
女性医師がいる …○

料金目安
初診費用 2,500円～
体外受精費用 20万～40万円
顕微授精費用 30万～50万円

大阪府

●園田桃代ARTクリニック　豊中市

Tel.06-6155-1511　豊中市新千里東町1-5-3 千里朝日阪急ビル3F　since 2010.9

医師2名 培養士9名
心理士0名
◆倫理・厳守宣言
医　師/する…■
培養士/する…■

診療日	月	火	水	木	金	土	日	祝祭日
am	●	●	●	●	●	●		
pm	●		●		●			

予約受付時間　8・9・10・11・12・13・14・15・16・17・18・19・20・21・22時

ブライダルチェック＝○　婦人科検診＝×

夫婦での診療 …●
患者への治療説明 …●
使用医薬品の説明 …●
治療費の詳細公開 …●
治療費助成金扱い …有り
タイミング療法 …●
人工授精 …●
人工授精（AID）…×
体外受精 …●
顕微授精 …●
自然・低刺激周期採卵法 ●
刺激周期採卵法(FSH,hMG) ●
凍結保存 …●
男性不妊 …●
不育症 …○
妊婦検診 …○初期まで
2人目不妊通院配慮 …●
腹腔鏡検査 …×
漢方薬の扱い …○
新薬の使用 …○
カウンセリング …●
運動指導 …○
食事指導 …○
女性医師がいる …●

料金目安
初診費用 13,000円～
体外受精費用 21万円～
顕微授精費用 26万円～

●岡本クリニック　大阪市

Tel.06-6696-0201　大阪市住吉区長居東3-4-28　since 1993.05

医師3名　培養士4名
心理士0名
◆倫理・厳守宣言
医　師／する …■
培養士／する …■

診療日	月	火	水	木	金	土	日	祝祭日
am	●	●	●	●	●	●		
pm	●		●		●			

予約受付時間　8・9・10・11・12・13・14・15・16・17・18・19・20・21・22時

ブライダルチェック＝○　婦人科検診＝○

夫婦での診療 …●
患者への治療説明 …●
使用医薬品の説明 …●
治療費の詳細公開 …●
治療費助成金扱い …有り
タイミング療法 …●
人工授精 …●
人工授精（AID）…×
体外受精 …●
顕微授精 …●
自然・低刺激周期採卵法 ●
刺激周期採卵法(FSH,hMG) ●
凍結保存 …●
男性不妊 ●連係施設あり
不育症 …●
妊婦検診 …○8週まで
2人目不妊通院配慮 …○
腹腔鏡検査 …×
漢方薬の扱い …●
新薬の使用 …●
カウンセリング …○
運動指導 …○
食事指導 …○
女性医師がいる …○

料金目安
初診費用 千～
体外受精費用 22万～35万
顕微授精費用 27万～40万

兵庫県

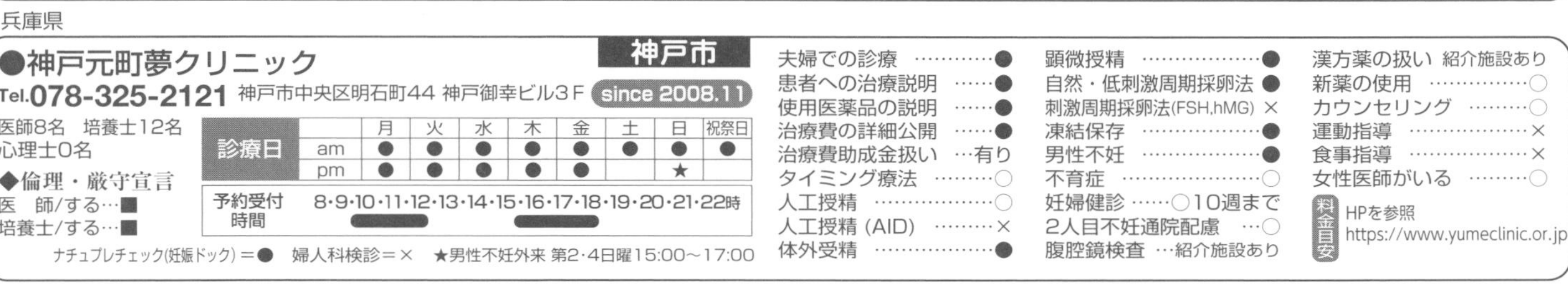

●神戸元町夢クリニック　神戸市

Tel.078-325-2121　神戸市中央区明石町44 神戸御幸ビル3F　since 2008.11

医師8名　培養士12名
心理士0名
◆倫理・厳守宣言
医　師/する…■
培養士/する…■

診療日	月	火	水	木	金	土	日	祝祭日
am	●	●	●	●	●	●	●	●
pm	●	●	●	●	●		★	

予約受付時間　8・9・10・11・12・13・14・15・16・17・18・19・20・21・22時

ナチュプレチェック(妊娠ドック)＝●　婦人科検診＝×　★男性不妊外来 第2・4日曜15:00～17:00

夫婦での診療 …●
患者への治療説明 …●
使用医薬品の説明 …●
治療費の詳細公開 …●
治療費助成金扱い …有り
タイミング療法 …○
人工授精 …○
人工授精（AID）…×
体外受精 …●
顕微授精 …●
自然・低刺激周期採卵法 ●
刺激周期採卵法(FSH,hMG) ×
凍結保存 …●
男性不妊 …●
不育症 …○
妊婦健診 …○10週まで
2人目不妊通院配慮 …○
腹腔鏡検査 …紹介施設あり
漢方薬の扱い 紹介施設あり
新薬の使用 …○
カウンセリング …○
運動指導 …×
食事指導 …×
女性医師がいる …○

料金目安
HPを参照
https://www.yumeclinic.or.jp

●Kobaレディースクリニック　姫路市

Tel.079-223-4924　姫路市北条口2-18　since2003.6

医師2名　培養士4名
心理士1名（内部）
◆倫理・厳守宣言
医　師/する…■
培養士/する…■

診療日	月	火	水	木	金	土	日	祝祭日
am	●	●	●	●	●	●		
pm	●	●		●	●			

予約受付時間　8・9・10・11・12・13・14・15・16・17・18・19・20・21・22時

ブライダルチェック＝×　婦人科検診＝○

夫婦での診療 …○
患者への治療説明 …●
使用医薬品の説明 …○
治療費の詳細公開 …○
治療費助成金扱い …有り
タイミング療法 …○
人工授精 …○
人工授精（AID）…×
体外受精 …●
顕微授精 …●
自然・低刺激周期採卵法 ○
刺激周期採卵法(FSH,hMG) ○
凍結保存 …●
男性不妊 ●連携施設あり
不育症 …○
妊婦健診 …8～10週まで
2人目不妊通院配慮 …●
腹腔鏡検査 …●他施設で
漢方薬の扱い …○
新薬の使用 …○
カウンセリング …●
運動指導 …×
食事指導 …×
女性医師がいる …○

料金目安
初診費用 1千～3千円
体外受精費用 30万～35万円
顕微授精費用 35万～40万円

近畿

中国・四国

くにかたウィメンズクリニック
Tel.086-255-0080　岡山市北区

● 岡山大学病院
Tel.086-223-7151　岡山市北区

● 名越産婦人科リプロダクションセンター
Tel.086-293-0553　岡山市北区

● 岡山二人クリニック
Tel.086-256-7717　岡山市北区

さくらクリニック
Tel.086-241-8188　岡山市南区

● 三宅医院 生殖医療センター
Tel.086-282-5100　岡山市南区

● 岡南産婦人科医院
Tel.086-264-3366　岡山市南区

● ぺリネイト母と子の病院
Tel.086-276-8811　岡山市中区

● 赤堀病院
Tel.0868-24-1212　津山市山下

● 彦名レディスライフクリニック
Tel.0859-29-0159　米子市彦名町

島根県

● 内田クリニック
Tel.0852-55-2889　松江市浜乃木

● 八重垣レディースクリニック
Tel.0852-52-7790　松江市東出雲町

家族・絆の吉岡医院
Tel.0854-22-2065　安来市安来町

● 島根大学医学部附属病院
Tel.0853-20-2389　出雲市塩冶町

● 島根県立中央病院
Tel.0853-22-5111　出雲市姫原

大田市立病院
Tel.0854-82-0330　太田市太田町

岡山県

中国・四国地方

鳥取県

● タグチIVFレディースクリニック
Tel.0857-39-2121　鳥取市覚寺

● 鳥取県立中央病院
Tel.0857-26-2271　鳥取市江津

● ミオ・ファティリティ・クリニック
Tel.0859-35-5211　米子市車尾南

● 鳥取大学医学部附属病院
Tel.0859-33-1111　米子市西町

回生病院
Tel.0877-46-1011 坂出市室町

● 厚仁病院
Tel.0877-23-2525 丸亀市通町

● NHO 四国こどもとおとなの医療センター
Tel.0877-62-0885 善通寺市善通寺町

谷病院
Tel.0877-63-5800 善通寺市原田町

高瀬第一医院
Tel.0875-72-3850 三豊市高瀬町

愛媛県

● 梅岡レディースクリニック
Tel.089-943-2421 松山市竹原町

● 矢野産婦人科
Tel.089-921-6507 松山市昭和町

● 福井ウイメンズクリニック
Tel.089-969-0088 松山市星岡町

● つばきウイメンズクリニック
Tel.089-905-1122 松山市北土居

● ハートレディースクリニック
Tel.089-955-0082 東温市野田

● こにしクリニック
Tel.0897-33-1135 新居浜市庄内町

● 愛媛労災病院
Tel.0897-33-6191 新居浜市南小松原町

サカタ産婦人科
Tel.0897-55-1103 西条市下島山甲

県立今治病院
Tel.0898-32-7111 今治市石井町

高知県

愛宕病院
Tel.088-823-3301 高知市愛宕町

● レディスクリニックコスモス
Tel.088-820-6700 高知市杉井流

● 高知医療センター
Tel.088-837-3000 高知市池

小林レディスクリニック
Tel.088-805-1777 高知市竹島町

北村産婦人科
Tel.0887-56-1013 香美郡野市町

● 高知大学医学部附属病院
Tel.088-886-5811 南国市岡豊町

● 山口県立総合医療センター
Tel.0835-22-4411 防府市大字大崎

● 関門医療センター
Tel.083-241-1199 下関市長府外浦町

● 済生会下関総合病院
Tel.083-262-2300 下関市安岡町

総合病院山口赤十字病院
Tel.083-923-0111 山口市八幡馬場

● 新山口こうのとりクリニック
Tel.083-902-8585 山口市小郡花園町

● 山口大学医学部付属病院
Tel.0836-22-2522 宇部市南小串

なかむらレディースクリニック
Tel.0838-22-1557 萩市大字熊谷町

都志見病院
Tel.0838-22-2811 萩市江向

徳島県

● 蕙愛レディースクリニック
Tel.088-653-1201 徳島市佐古三番町

● 徳島大学病院
Tel.088-631-3111 徳島市蔵本町

春名産婦人科
Tel.088-652-2538 徳島市南二軒屋町

徳島市民病院
Tel.088-622-5121 徳島市北常三島町

● 中山産婦人科
Tel.0886-92-0333 板野郡藍住町

徳島県鳴門病院
Tel.0886-85-2191 鳴門市撫養町

木下産婦人科内科
Tel.0884-23-3600 阿南市学原町

香川県

● 高松市立みんなの病院
Tel.087-813-7171 高松市仏生山町

● 高松赤十字病院
Tel.087-831-7101 高松市番町

● よつばウィメンズクリニック
Tel.087-885-4103 高松市円座町

● 安藤レディースクリニック
Tel.087-815-2833 高松市多肥下町

香川大学医学部付属病院
Tel.087-898-5111 木田郡三木町

岡山県

石井医院
Tel.0868-24-4333 津山市沼

● 倉敷中央病院
Tel.086-422-0210 倉敷市美和

● 倉敷成人病センター 体外受精センター
Tel.086-422-2111 倉敷市白楽町

落合病院
Tel.0867-52-1133 真庭市落合垂水

広島県

まつなが産科婦人科
Tel.084-923-0145 福山市三吉町

● 幸の鳥レディスクリニック
Tel.084-940-1717 福山市春日町

● よしだレディースクリニック内科・小児科
Tel.084-954-0341 福山市新涯町

● 広島中央通り香月産婦人科
Tel.082-546-2555 広島市中区

● 絹谷産婦人科クリニック
Tel.082-247-6399 広島市中区

● 広島HARTクリニック
Tel.082-244-3866 広島市南区

● IVFクリニックひろしま
Tel.082-264-1131 広島市南区

真田病院
Tel.082-253-1291 広島市南区

● 県立広島病院
Tel.082-254-1818 広島市南区

● 香月産婦人科
Tel.082-272-5588 広島市西区

● 笠岡レディースクリニック
Tel.0823-23-2828 呉市西中央

松田医院
Tel.0824-28-0019 東広島市八本松町

山口県

周東総合病院
Tel.0820-22-3456 柳井市古開作

● 山下ウイメンズクリニック
Tel.0833-48-0211 下松市瑞穂町

● 徳山中央病院
Tel.0834-28-4411 周南市孝田町

中国・四国地区／ ピックアップ クリニックガイダンス

高知県

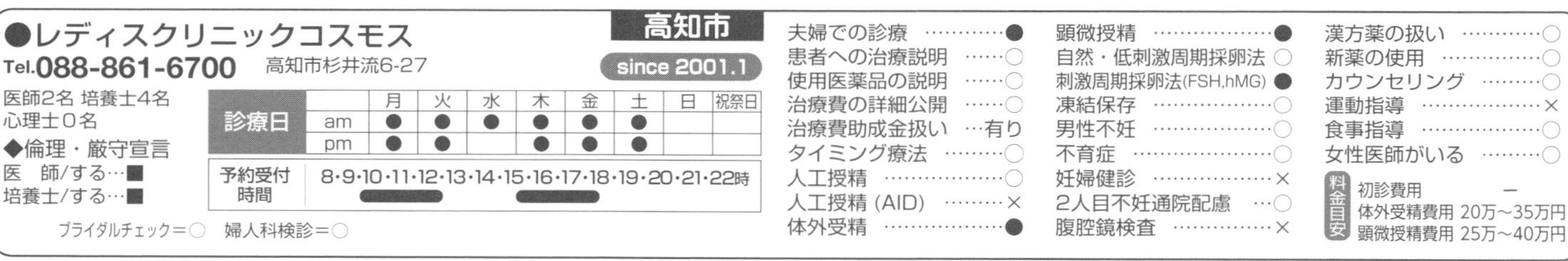

●レディスクリニックコスモス

高知市 since 2001.1

Tel.088-861-6700 高知市杉井流6-27

医師2名 培養士4名
心理士0名
◆倫理・厳守宣言
医　師／する…■
培養士／する…■

診療日	月	火	水	木	金	土	日	祝祭日
am	●	●	●	●	●	●		
pm	●	●		●	●	●		

予約受付時間　8・9・10・11・12・13・14・15・16・17・18・19・20・21・22時

ブライダルチェック＝○　婦人科検診＝○

夫婦での診療	●	顕微授精	●	漢方薬の扱い	○
患者への治療説明	○	自然・低刺激周期採卵法	○	新薬の使用	○
使用医薬品の説明	○	刺激周期採卵法(FSH,hMG)	●	カウンセリング	○
治療費の詳細公開	○	凍結保存	○	運動指導	×
治療費助成金扱い	有り	男性不妊	○	食事指導	○
タイミング療法	○	不育症	○	女性医師がいる	○
人工授精	○	妊婦健診	×		
人工授精（AID）	×	2人目不妊通院配慮	○		
体外受精	●	腹腔鏡検査	×		

料金目安
初診費用　－
体外受精費用 20万～35万円
顕微授精費用 25万～40万円

● 中央レディスクリニック
Tel.092-736-3355 福岡市中央区

MRしょうクリニック <男性不妊専門>
Tel.092-739-8688 福岡市中央区

● en婦人科クリニック
Tel.092-791-2533 福岡市中央区

ガーデンヒルズウィメンズクリニック
Tel.092-521-7500 福岡市中央区

さのウィメンズクリニック
Tel.092-739-1717 福岡市中央区

● 浜の町病院
Tel.092-721-0831 福岡市中央区

よしみつ婦人科クリニック
Tel.092-414-5224 福岡市博多区

● ほりたレディースクリニック
Tel.093-513-4122 北九州市小倉北区

● セントマザー産婦人科医院
Tel.093-601-2000 北九州市八幡西区

● 齋藤シーサイドレディースクリニック
Tel.093-701-8880 遠賀郡芦屋町

野崎ウイメンズクリニック
Tel.092-733-0002 福岡市中央区

● 井上 善レディースクリニック
Tel.092-406-5302 福岡市中央区

● アイブイエフ詠田クリニック
Tel.092-735-6655 福岡市中央区

● 古賀文敏ウイメンズクリニック
Tel.092-738-7711 福岡市中央区

九州・沖縄地方

福岡県

産婦人科麻酔科いわさクリニック
Tel.093-371-1131 北九州市門司区

● 石松ウイメンズクリニック
Tel.093-474-6700 北九州市小倉南区

●印は日本産科婦人科学会のART登録施設で、体外受精の診療を行っている施設です（2020年6月現在）

- 丸田病院 Tel.0986-23-7060 都城市八幡町
- 宮崎大学医学部附属病院 Tel.0985-85-1510 宮崎市清武町

鹿児島県

- 徳永産婦人科 Tel.099-202-0007 鹿児島市田上
- あかつきARTクリニック Tel.099-296-8177 鹿児島市中央町
- 中江産婦人科 Tel.099-255-9528 鹿児島市中央町
- 鹿児島大学病院　女性診療センター Tel.099-275-5111 鹿児島市桜ケ丘
- マミィクリニック伊集院 Tel.099-263-1153 鹿児島市中山町
- レディースクリニックあいいく Tel.099-260-8878 鹿児島市小松原
- 松田ウイメンズクリニック 不妊生殖医療センター Tel.099-224-4124 鹿児島市山之口町
- 中村（哲）産婦人科内科 Tel.099-223-2236 鹿児島市樋之口町
- みつお産婦人科 Tel.0995-44-9339 霧島市隼人町
- フィオーレ第一病院 Tel.0995-63-2158 姶良市加治木町
- 竹内レディースクリニック附設高度生殖医療センター Tel.0995-65-2296 姶良市東餅田

沖縄県

- ウイメンズクリニック糸数 Tel.098-869-8395 那覇市泊
- 豊見城中央病院 Tel.098-850-3811 豊見城市字上田
- 空の森クリニック Tel.098-998-0011 島尻郡八重瀬町
- Naoko女性クリニック Tel.098-988-9811 浦添市経塚
- うえむら病院 リプロ・センター Tel.098-895-3535 中頭郡中城村
- 琉球大学附属病院 Tel.098-895-3331 中頭郡西原町
- やびく産婦人科・小児科 Tel.098-936-6789 中頭郡北谷町

熊本県

- 福田病院 Tel.096-322-2995 熊本市中央区
- 熊本大学医学部附属病院 Tel.096-344-2111 熊本市中央区
- ソフィアレディースクリニック水道町 Tel.096-322-2996 熊本市中央区
- 森川レディースクリニック Tel.096-381-4115 熊本市中央区
- ＡＲＴ女性クリニック Tel.096-360-3670 熊本市中央区
- 伊井産婦人科病院 Tel.096-364-4003 熊本市中央区
- 下川産婦人科病院 Tel.0968-73-3527 玉名市中
- 熊本労災病院 Tel.0965-33-4151 八代市竹原町
- 片岡レディスクリニック Tel.0965-32-2344 八代市本町
- 愛甲産婦人科ひふ科医院 Tel.0966-22-4020 人吉市駒井田町

大分県

- セント・ルカ産婦人科 Tel.097-547-1234 大分市東大通
- 大川産婦人科・高砂 Tel.097-532-1135 大分市高砂町
- 別府医療センター Tel.0977-67-1111 別府市大字内竈
- みよしクリニック Tel.0973-24-1515 日田市三芳小渕町
- 大分大学附属病院 Tel.097-549-4411 由布市挾間町

宮崎県

- 古賀総合病院 Tel.0985-39-8888 宮崎市池内町
- ゆげレディスクリニック Tel.0985-77-8288 宮崎市橘通東
- ARTレディスクリニックやまうち（旧とえだウィメンズクリニック） Tel.0985-32-0511 宮崎市高千穂通り
- 渡辺病院 Tel.0982-57-1011 日向市平岩
- 野田産婦人科医院 Tel.0986-24-8553 都城市蔵原町

- 蔵本ウイメンズクリニック Tel.092-482-5558 福岡市博多区
- 原三信病院 Tel.092-291-3434 福岡市博多区
- 九州大学病院 Tel.092-641-1151 福岡市東区
- 福岡山王病院 Tel.092-832-1100 福岡市早良区
- すみい婦人科クリニック Tel.092-534-2301 福岡市南区
- 婦人科永田おさむクリニック Tel.092-938-2209 糟屋郡粕屋町
- 福岡東医療センター Tel.092-943-2331 古賀市千鳥
- 久留米大学病院 Tel.0942-35-3311 久留米市旭町
- いでウィメンズクリニック Tel.0942-33-1114 久留米市天神町
- 高木病院 Tel.0944-87-0001 大川市酒見
- メディカルキューブ平井外科産婦人科 Tel.0944-54-3228 大牟田市明治町

佐賀県

- 谷口眼科婦人科 Tel.0954-23-3130 武雄市武雄町
- おおくま産婦人科 Tel.0952-31-6117 佐賀市高木瀬西

長崎県

- 岡本ウーマンズクリニック Tel.095-820-2864 長崎市江戸町
- 長崎大学病院 Tel.095-849-7200 長崎市坂本町
- みやむら女性のクリニック Tel.095-849-5507 長崎市川口町
- 杉田レディースクリニック Tel.095-849-3040 長崎市松山町
- まつお産科・婦人科クリニック Tel.095-845-1721 長崎市石神町
- 山崎産婦人科医院 Tel.0957-64-1103 島原市湊町
- レディースクリニックしげまつ Tel.0957-54-9200 大村市古町
- 佐世保共済病院 Tel.0956-22-5136 佐世保市島地町

九州地区／ピックアップ クリニックガイダンス

福岡県

●アイブイエフ詠田クリニック

福岡市　since1999.4

Tel.092-735-6655　福岡市中央区天神1-12-1-6Ｆ

医師４名　培養士８名
公認心理師１名

◆倫理・厳守宣言
医　師/する…■
培養士/する…■

診療日	月	火	水	木	金	土	日	祝祭日
am	●	●	●	●	●	●		
pm	●	●		●		▲		

予約受付時間　8・9・10・11・12・13・14・15・16・17・18・19・20・21・22時

ブライダルチェック＝×　婦人科検診＝×　▲土曜日は9：00～15：00

夫婦での診療 …………●
患者への治療説明 ……●
使用医薬品の説明 ……●
治療費の詳細公開 ……●
治療費助成金扱い …有り
タイミング療法 ………△
人工授精 ………………●
人工授精（AID） ………×
体外受精 ………………●

顕微授精 ………………●
自然・低刺激周期採卵法 ●
刺激周期採卵法(FSH,hMG) ●
凍結保存 ………………●
男性不妊　●連携施設あり
不育症 …………………●
妊婦健診………○8週まで
2人目不妊通院配慮 …△
腹腔鏡検査 ……………×

漢方薬の扱い …………○
新薬の使用 ……………●
カウンセリング ………●
運動指導 ………………●
食事指導 ………………○
女性医師がいる ………●

料金目安
初診費用　約5,000円～
体外受精費用　24万円～
顕微授精費用　32万円～

鹿児島県

●徳永産婦人科

鹿児島市　since 2019.9

Tel.099-202-0007　鹿児島市田上2-27-17

医師1名 培養士4名
心理士０名

◆倫理・厳守宣言
医　師/する…■
培養士/する…■

診療日	月	火	水	木	金	土	日	祝祭日
am	●	●	●	●	●	●		
pm	★	●		●	★			

予約受付時間　8・9・10・11・12・13・14・15・16・17・18・19・20・21・22時

ブライダルチェック＝○　婦人科検診＝●　午前9時～13時、午後15時～19時　★月・金午後15～18時

夫婦での診療 …………●
患者への治療説明 ……●
使用医薬品の説明 ……●
治療費の詳細公開 ……●
治療費助成金扱い …有り
タイミング療法 ………●
人工授精 ………………●
人工授精（AID） ………×
体外受精 ………………●

顕微授精 ………………●
自然・低刺激周期採卵法 ●
刺激周期採卵法(FSH,hMG) ●
凍結保存 ………………●
男性不妊 ………………○
不育症 …………………●
妊婦健診 ……●出産まで
2人目不妊通院配慮 …○
腹腔鏡検査 ……………△

漢方薬の扱い …………●
新薬の使用 ……………●
カウンセリング ………●
運動指導 ………………●
食事指導 ………………●
女性医師がいる ………△

料金目安
初診費用　2,500円～
体外受精費用 18万～21万円
顕微授精費用 19万～26万円

不妊に悩む方への行政支援事業

問い合わせ窓口

＜各地区の助成金などの問合せ窓口です＞

都道府県、政令指定都市、中核市

北海道・東北地区

北海道	子ども未来推進局 子育て支援課	tel：011-231-4111
札幌市	不妊専門相談センター	tel：011-622-4500
函館市	保健所健康づくり 母子保健課	tel：0138-32-1533
旭川市	子育て支援部 子育て相談課 母子保健係	tel：0166-26-2395
青森県	こどもみらい課 家庭支援グループ	tel：017-734-9303
青森市	保健所健康づくり推進課 健康支援室	tel：017-743-6111
岩手県	保健福祉部 子ども子育て支援室	tel：019-629-5456
八戸市	健康部 健康づくり推進課	tel：0178-43-9061
盛岡市	保健所健康推進課 母子保健担当	tel：019-603-8303
宮城県	保健福祉部 子育て支援課 助成支援班	tel：022-211-2532
仙台市	子供未来局 子供保健福祉課	tel：022-214-8189
秋田県	健康推進課 母子・健康増進班	tel：018-860-1426
秋田市	子ども未来部子ども健康課	tel：018-883-1172
山形県	子ども家庭課 母子保健担当	tel：023-630-2260
山形市	健康医療部母子保健課 母子保健第一係	tel：023-647-2280
福島県	こども未来局 子育て支援課	tel：024-521-7174
福島市	こども未来部こども政策課	tel：024-525-7671
郡山市	子ども部 子ども支援課	tel：024-924-3691
いわき市	子ども家庭課 母子保健係	tel：0246-27-8597

関東地区

茨城県	少子化対策課・母子保健グループ	tel：029-301-3257
水戸市	水戸市保健センター	tel：029-243-7311
栃木県	こども政策課	tel：028-623-3064
宇都宮市	子ども家庭課 子ども給付グループ	tel：028-632-2296
群馬県	こども未来部 児童福祉課	tel：027-226-2606
前橋市	前橋保健センター　こども課	tel：027-220-5703
高崎市	健康課	tel：027-381-6113
埼玉県	保健医療部健康長寿課 母子保健担当	tel：048-830-3561
さいたま市	保健福祉局 保健所 地域保健支援課	tel：048-840-2218
川越市	保健医療部 総合保健センター 健康づくり支援課	tel：049-229-4125
川口市	保健所地域保健センター母子保健係	tel：048-256-2022
越谷市	福祉部 保健センター	tel：048-978-3511
千葉県	児童家庭課 母子保健担当	tel：043-223-2332
千葉市	健康支援課	tel：043-238-9925
船橋市	健康部健康増進課	tel：047-409-3274
柏市	保健所 地域健康づくり課	tel：04-7167-1256
東京都	家庭支援課 母子医療助成担当	tel：03-5320-4375
八王子市	健康部 保健対策課	tel：042-645-5162
神奈川県	保健医療部健康増進課	tel：045-210-4786
横浜市	こども家庭課 親子保健係 治療費助成担当	tel：045-671-3874
川崎市	市民・こども局こども本部 こども家庭課	tel：044-200-2450
相模原市	保健所 健康企画課	tel：042-769-8345
横須賀市	こども健康課	tel：046-824-7141

中部・東海地区

新潟県	福祉保健部 健康対策課 母子保健係	tel：025-280-5197
新潟市	保健所 健康増進課	tel：025-226-8157
富山県	厚生部 健康課	tel：076-444-3226
富山市	福祉保健部 保健所 健康課	tel：076-428-1153
石川県	健康福祉部 少子化対策監室 子育て支援課	tel：076-225-1421
金沢市	健康総務課	tel：076-220-2233
〃	泉野福祉保健センター	tel：076-242-1131
〃	元町福祉健康センター	tel：076-251-0200
〃	駅西福祉健康センター	tel：076-234-5103
福井県	健康福祉部 子ども家庭課	tel：0776-20-0341
福井市	福井市保健センター 母子保健係	tel：0776-28-1256
山梨県	子育て支援局子育て政策課 母子保健担当	tel：055-223-1425
甲府市	健康衛生課	tel：055-237-8950
長野県	健康福祉部 保健疾病対策課	tel：026-235-7141
長野市	健康課	tel：026-226-9960
岐阜県	健康福祉部 子ども・女性局 子育て支援課	tel：058-272-1111
岐阜市	岐阜市保健所 子育て支援課	tel：058-252-7193
静岡県	健康福祉部こども未来局 こども家庭課	tel：054-221-3309
静岡市	子ども未来部 子ども家庭課	tel：054-221-1161
浜松市	健康福祉部 健康増進課	tel：053-453-6125
愛知県	健康福祉部児童家庭課 母子保健グループ	tel：052-954-6283
名古屋市	子ども青少年局 子育て支援課	tel：052-972-2629
豊橋市	保健所 こども保健課	tel：0532-39-9153
岡崎市	保健所 健康増進課 母子保健2班	tel：0564-23-6180
豊田市	子ども部 子ども家庭課	tel：0565-34-6636
三重県	健康福祉部 こども家庭局 子育て支援課	tel：059-224-2248

近畿地区

滋賀県	健康医療福祉部 健康寿命推進課	tel：077-528-3653
大津市	大津市総合保健センター 母子保健グループ健康	tel：077-528-2748
京都府	健康福祉部 こども青少年総合対策室	tel：075-414-4727
京都市	子ども若者未来部子ども家庭支援課	tel：075-746-7625
奈良県	保健予防課 保健対策係	tel：0742-27-8661
奈良市	健康増進課	tel：0742-34-5129
和歌山県	健康推進課 母子保健班、各保健所	tel：073-441-2642
和歌山市	和歌山市保健所 地域保健課	tel：073-433-2261
大阪府	保健医療部 保健医療室 地域保健課	tel：06-6944-6698
大阪市	子ども青少年局 子育て支援部	tel：06-6208-9966
堺市	子ども青少年育成部 子ども育成課	tel：072-228-7612
豊中市	保健所 健康増進課	tel：06-6858-2800
高槻市	子ども部 子ども育成室 子ども保健課	tel：072-661-1108
枚方市	保健予防課	tel：072-807-7625
八尾市	健康まちづくり部保健予防課	tel：072-994-6644
寝屋川市	保険事業室	tel：072-812-2363
東大阪市	保健所 母子保健・感染症課	tel：072-960-3805
兵庫県	健康福祉部健康局 健康増進課	tel：078-341-7711
神戸市	こども企画育成部 こども家庭支援課	tel：078-322-6513
姫路市	保健所 健康課	tel：0792-89-1641
尼崎市	保健所 健康増進担当	tel：06-4869-3053
明石市	福祉局保健総務課	tel：078-918-5414
西宮市	健康増進課	tel：0798-26-3667

中国・四国地区

鳥取県	子育て･人財局 家庭支援課	tel：0857-26-7572
鳥取市	保健所 健康・子育て推進課 子育て支援係	tel：0857-30-8584
島根県	健康福祉部 健康推進課	tel：0852-22-6130
松江市	子育て部子育て支援課	tel：0852-55-5326
岡山県	保健福祉部健康推進課	tel：086-226-7329
岡山市	保健所健康づくり課 母子歯科保健係	tel：086-803-1264
倉敷市	健康づくり課 健康管理係	tel：086-434-9820
呉市	呉市保健所 健康増進課	tel：0823-25-3540
広島県	健康福祉局子育て・少子化対策課	tel：082-513-3175
広島市	こども家庭支援課	tel：082-504-2623
福山市	福山市保健所健康推進課	tel：084-928-3421
山口県	健康福祉部 こども政策課	tel：083-933-2947
下関市	保健部　健康推進課	tel：083-231-1447
徳島県	保健福祉部 健康増進課	tel：088-621-2220
香川県	子ども家庭課	tel：087-832-3285
高松市	健康づくり推進課	tel：087-839-2363
愛媛県	健康衛生局 健康増進課	tel：089-912-2400
松山市	健康づくり推進課	tel：089-911-1870
高知県	健康政策部 健康対策課	tel：088-823-9659
高知市	母子保健課	tel：088-855-7795

九州・沖縄地区

福岡県	保健医療介護部 健康増進課	tel：092-643-3307
北九州市	子ども家庭部 子育て支援課	tel：093-582-2410
福岡市	こども未来局 子ども発達支援課	tel：092-711-4178
	各区の保健福祉センター 健康課	
久留米市	保健所健康推進課	tel：0942-30-9731
佐賀県	健康福祉部 男女参画・こども局 こども家庭課	tel：0952-25-7056
長崎県	こども家庭課	tel：095-895-2442
長崎市	こども健康課	tel：095-829-1316
佐世保市	子ども未来部 子ども保健課	tel：0956-24-1111
熊本県	子ども未来課	tel：096-383-2209
熊本市	健康福祉子ども局 子ども支援課	tel：096-328-2158
大分県	福祉保健部 こども未来課	tel：097-506-2712
大分市	大分市保健所 健康課	tel：097-536-2562
宮崎県	福祉保健部 健康増進課	tel：0985-44-2621
宮崎市	宮崎市保健所 健康支援課	tel：0985-29-5286
鹿児島県	保健福祉部 子ども福祉課	tel：099-286-2775
鹿児島市	母子保健課	tel：099-216-1485
沖縄県	保健医療部 健康長寿課	tel：098-866-2209
那覇市	那覇市保健所 地域保健課	tel：098-853-7962

全国の不妊専門相談センター一覧

都道府県、指定都市、中核市が設置している不妊専門相談センターでは、不妊に悩む夫婦に対し、不妊に関する医学的・専門的な相談や不妊による心の悩み等について医師・助産師等の専門家が相談に対応したり、診療機関ごとの不妊治療の実施状況などに関する情報提供を行っています。（各センターの受付は祝祭日と年末年始を除きます）

厚生労働省一覧より（2019年7月1日現在）

北海道・東北地区

北海道 ●開設場所／旭川医科大学病院
（電話、面接方式）予約 **0166-68-2568**
電話及び面接相談日：毎週火曜日　11:00〜16:00
面接予約受付：月〜金曜日　10:00〜16:00

札幌市 ○開設場所／札幌市不妊専門相談センター
（電話、面接方式）予約 **011-622-4500（専用）FAX：011-622-7221**
一般相談：電話・面接　月〜金曜日　8:45〜12:15　13:00〜17:15
専門相談：面接相談（予約制）
医師による相談…毎月第1・3火曜日午後
不妊カウンセラーによる相談…毎月第2・4月曜日午後

青森県 ●開設場所／弘前大学医学部附属病院
（面接、Eメール方式）予約 **017-734-9303**　青森県こどもみらい課
相談日及び時間：金曜日　14:00〜16:00
メール相談：サイト内のメールフォームより

青森市 ○開設場所／青森市保健所
（面接方式）予約 **017-743-6111**　青森市保健所　健康づくり推進課
面接：月1回　産婦人科医師等による面接　※要予約

八戸市 ○開設場所／八戸市保健所
（面接方式）予約 **0178-43-2298**　八戸市保健所　健康づくり推進課
面接：月1回　産婦人科医師等による面接　※要予約

岩手県 ●開設場所／岩手医科大学附属病院
（電話、面接方式）予約 **:019-653-6251**
相談予約：産婦人科外来　火・水曜日　14:30〜16:30

宮城県 ●開設場所／東北大学病院
（電話、面接方式）予約 **022-728-5225**
電話相談：毎週水曜日　9:00〜10:00、毎週木曜日　15:00〜17:00
面接相談：事前に電話で相談の上予約
毎週水曜日　9:00〜10:00、毎週木曜日　15:00〜17:00

仙台市 ○開設場所／東北大学病院
（電話、面接方式）予約 **022-728-5225**
電話相談：毎週水曜日　9:00〜10:00、毎週木曜日　15:00〜17:00
面接相談：事前に電話で相談の上予約
毎週水曜日　9:00〜10:00、毎週木曜日　15:00〜17:00

秋田県 ●開設場所／秋田大学医学部附属病院
（電話、面接、Eメール方式）　予約：**018-884-6234**
電話相談：毎週水・金曜日　12:00〜14:00
面接相談：**018-884-6666(予約専用)**　月〜金　9:00〜17:00
治療・費用など…毎週月曜日と金曜日14:00〜16:00
心理的な相談…第1・3水曜日　14:00〜16:00
メール相談：サイト内のメールフォームより

山形県 ●開設場所／山形大学医学部附属病院
（電話、面接方式）予約 **023-628-5571**
予約受付日：月・水・金 9:00〜12:00
電話及び面接相談日：火・金曜日　15:00〜16:00

福島県 ●開設場所／<専門相談>福島県立医科大学附属病院生殖医療センター内
<一般相談>各保健福祉事務所
（電話、面接方式）

（専門相談）相談日時：予約制 毎週木曜日 13:30〜16:30　予約は以下の各保健福祉事務所で受け付けます。

（一般相談）

県北保健福祉事務所	024-535-5615	会津保健福祉事務所	0242-27-4550
県中保健福祉事務所	0248-75-7822	南会津保健福祉事務所	0241-62-1700
県南保健福祉事務所	0248-21-0067	相双保健福祉事務所	0244-26-1186

相談日時：月〜金曜日　9:00〜17:00

郡山市 ○開設場所／こども総合支援センター
（面接方式）予約 **024-924-3691**
面接相談：奇数月に専門相談日を開設　事前に電話で相談の上予約

関東地区

茨城県 ●開設場所／県三の丸庁舎、県南生涯学習センター
（面接方式）予約 **029-241-1130**　茨城県産科婦人科医会
相談日及び時間：県三の丸庁舎　第1･4日曜日 14:00〜17:00
第2･3木曜日 17:30〜20:30
県南生涯学習センター　第1･3木曜日 18:00〜21:00
第2･4日曜日 9:00〜12:00
メール相談：http://www.ibaog.jp（サイト内のメールフォームより）

栃木県 ●開設場所／とちぎ男女共同参画センター「パルティ」
（電話、面接、Eメール方式）予約 **028-665-8099**
電話相談：火〜土曜日及び第4日曜日　10:00〜12:30、13:30〜16:00
面接相談：毎月1回　14:00〜16:00
メール相談：funin.fuiku-soudan@parti.jp

群馬県 ●開設場所／群馬県健康づくり財団
（面接方式）予約 **027-269-9966**
面接相談：予約受付　月〜金曜日 9:00〜17:00
相談日　：第1・第3木曜日　10:00〜15:30

埼玉県 ●開設場所／埼玉医科大学総合医療センター、埼玉県助産師会
（面接方式）
相談日及び時間：埼玉医科大学総合医療センター　予約 **049-228-3674**
毎週火曜日・金曜日　16:00〜17:30
（電話方式）
相談日及び時間：埼玉県助産師会　予約 **048-799-3613**
毎週月曜日・金曜日　10:00〜15:00
第1・第3土曜日　11:00〜15:00、16:00〜19:00

さいたま市 ○開設場所／さいたま市保健所
（電話、面接方式）　相談(予約)専用電話：**048-840-2233**
電話相談：　月・木・金曜日　10:00〜16:00
カウンセラーによる面接相談：月1回　10:00〜11:35（要予約）

川越市 ○開設場所／埼玉医科大学総合医療センター
（面接方式）　相談(予約)専用電話：**049-228-3674**
相談日：毎週火・金曜日 16:00〜18:00

川口市 ○開設場所／埼玉医科大学総合医療センター
（面接方式）　相談(予約)専用電話：**049-228-3674**
相談日：毎週火・金曜日 16:00〜18:00

越谷市 ○開設場所／埼玉医科大学総合医療センター
（面接方式）　相談(予約)専用電話：**049-228-3674**
相談日：毎週火・金曜日 16:00〜18:00

関東地区

千葉県 ●開設場所／県内４健康福祉センター
（電話、面接方式）
松戸健康福祉センター　047-361-2138　毎月第2火曜日 13:30～15:00
印旛健康福祉センター　043-483-1135　偶数月第2木曜日 午後
長生健康福祉センター　0475-22-5167　相談日時はお問合せください
君津健康福祉センター　0438-22-3744　偶数月第1火曜日または第3木曜日 14:00～16:00
※松戸のみ助産師等による電話相談あり（毎月第2火曜日 9:00～11:30）
※面接相談は予約制

千葉市 ○開設場所／千葉市保健所
（電話、面接方式）**043-238-9925**（健康支援課）
保健師による電話相談：月～金曜日　8:30～17:30
医師・助産師による面接相談：毎月1回水曜日午後（電話で要予約）

東京都 ●開設場所／東京都不妊・不育ホットライン
（電話方式）**03-3235-7455**
相談日時：毎週火曜日　10:00～16:00

神奈川県 ●開設場所／ 不妊・不育専門相談センター（平塚保健福祉事務所内）
（電話、面接方式）
助産師電話相談専用電話番号：**0463-34-6717**（相談日のみ）
医師等面接相談予約電話番号：**045-210-4786**（月～金曜日8:30～17:15）
相談日　毎月2～3回　助産師電話相談：9:00～11:30
医師等面接相談：14:00～16:00　（相談日は神奈川県ホームページ参照）

横浜市 ○開設場所／横浜市立大学附属市民総合医療センター
（面接方式）
予約電話番号：こども青少年局こども家庭課親子保健係 **045-671-3874**
（月～金曜日 8:45～17:00受付）
相談日：月2～3回　原則第1水曜日（奇数月）、第2水曜日、第4水曜日
16:00～17:00（年4回、原則第3水曜日 16:30～17:00 男性不妊専門相談日あり）

川崎市 ○開設場所／川崎市ナーシングセンター（川崎市不妊・不育専門相談センター）
（面接方式）**044-711-3995**
面接相談：毎月1回土曜日　9:30～11:30
専門医師や不妊症看護認定看護師による面接

相模原市 ○開設場所／ウェルネスさがみはら
（面接、電話方式）**042-769-8345**（相模原市健康企画課、面接予約兼用）
電話相談：月1回 相談日の午前9:00～11:30
面接相談：月1回 相談日の午後13:00～15:30（事前予約制）

横須賀市 ○開設場所／不妊・不育専門相談センター（こども健康課内）
（電話、面接、Eメール方式）予約 **046-822-9818**（平日 8:30～17:00）
電話・面接相談：月～金曜日　16:00～18:00
医師による相談：年6回（要予約）
メール相談：chaw-cfr@city.yokosuka.kanagawa.jp

中部・東海地区

新潟県 ●開設場所／新潟大学医歯学総合病院
（電話、面接、Eメール方式）予約 **025-225-2184**（平日 10:00～16:00）
電話・面接相談：毎週火曜日　15:00～17:00（要予約）
メール相談：sodan@med.niigata-u.ac.jp

富山県 ●開設場所／富山県民共生センター「サンフォルテ」内
（電話、面接方式）予約 **076-482-3033**
電話相談：火、木、土曜日　9:00～13:00　水、金曜日　14:00～18:00
面接相談：火、木、土曜日　14:00～18:00　水、金曜日　9:00～13:00（要予約）

石川県 ●開設場所／石川県医師会･日赤共同ビル1階
（電話、面接、Eメール方式）予約 **076-237-1871**
面接相談：月～土曜日　9:30～12:30　火曜日　18:00～21:00　（要予約）
メール相談：funin@pref.ishikawa.lg.jp
＜泌尿器科医師による男性不妊専門相談＞
面接（要予約）年４回 14:00～16:00（076-237-1871）

福井県 ●開設場所／福井県看護協会会館
（電話、面接方式）予約 **0776-54-0080**
電話相談：毎週月・水曜日　13:30～16:00
面接相談（要予約）
医師による面接相談：毎週水曜日　16:00～17:00、毎月第2火曜日 15:00～16:00
助産師による面接相談：毎週水曜日 13:30～16:00

山梨県 ●開設場所／不妊専門相談センター ルピナス
（電話、面接、Eメール方式）予約 **055-254-2001**
電話相談：毎週水曜日　15:00～19:00　担当者：保健師
面接相談（要予約/電話相談日に受付）：第2、第4水曜日　15:00～19:00
担当者：専門医師、心理カウンセラー
メール相談：kosodate@pref.yamanashi.lg.jp

長野県 ●開設場所／長野県看護協会会館
（電話、面接、Eメール方式）予約 **0263-35-1012**
電話相談：0263-35-1012（専用）　相談日時：毎週火・木曜日　10:00～16:00
面接相談（要予約/電話相談日に受付）：
相談員：不妊相談コーディネーターの場合　毎月第3土曜日　13:00～16:00
産婦人科医師による場合　第4木曜日　13:30～16:00
メール相談：funin@nursen.or.jp　相談員：不妊相談コーディネーター(助産師)

長野市 ○開設場所／長野市保健所
（電話、面接方式）予約 **026-226-9963**
電話相談：平日8:30～17:00、保健師による相談（随時）
面接相談：毎月第３水曜日の13:00～16:00
不妊カウンセラー（助産師又は保健師）による個別相談(予約制)

岐阜県 ●開設場所／岐阜県健康科学センター内
（電話、面接、Eメール方式）予約 **058-389-8258**
電話相談：月・金曜日　10:00～12:00　13:00～16:00
面接相談：予約制
メール相談：c11223a@pref.gifu.lg.jp

静岡県 ●開設場所／静岡県庁舎内
（電話、面接方式）予約 **054-204-0477**
電話相談：毎週火曜日 10:00～19:00、土曜日 10:00～15:00
面接相談（予約制）：月2回（第2、4土曜日）10:00～15:00

浜松市 ○開設場所／健康増進課「はままつ女性の健康相談」
（面接方式）予約 **053-453-6188**
相談日及び相談時間：月～金曜日 13:00～16:00
医師による面接相談：要予約。開催日等詳細はお問合せください。

愛知県 ●開設場所／名古屋大学医学部附属病院
（電話、面接、Eメール方式）予約 **052-741-7830**
電話相談：月曜日・木曜日 10:00～13:00、第1・3水曜日 18:00～21:00
面接相談：(医師)火曜日 16:00～17:00、19:00～19:30
(カウンセラー)第1・3月曜日、第2・4木曜日　13:30～14:30
メール相談：ホームページ上で受付

名古屋市 ○開設場所／名古屋市立大学病院
（電話方式）予約 **052-851-4874**
相談日及び相談時間：毎週 火曜日 12:00～15:00、金曜日 9:00～12:00

豊田市 ○開設場所／豊田市役所
（面接方式）予約 **0565-34-6636**
相談日及び相談時間：広報とよた毎月１日号に日時を掲載
不妊症看護認定看護師による相談（１回の相談は45分以内）

豊橋市 ○開設場所／豊橋市保健所こども保健課
（電話、面接方式）電話 **0532-39-9160**
相談日及び相談時間：月～金曜日 8:30～17:15
※予約不要、随時相談可

岡崎市 ○開設場所／岡崎市保健所
（面接方式）予約 **0564-23-6084**
相談日及び相談時間：毎月第４金曜日の午後（2日前までの事前予約必要）

三重県 ●開設場所／三重県立看護大学
（電話、面接方式）予約 **059-211-0041**
電話相談：毎週火曜日　10:00～16:00
面接相談：毎週火曜日　※要予約（第5火曜日、年末年始、祝日を除く）

近畿地区

滋賀県 ●開設場所／滋賀医科大学医学部附属病院
（電話、面接、Eメール方式） **予約 077-548-9083**
電話相談：月曜日～金曜日 9:00～16:00
面接相談：要予約　毎週水曜日の15:00～16:00
メール相談：http://www.sumsog.jp/（サイト内のメールフォームより）

大津市 ○開設場所／大津市総合保健センター内
（電話、面接方式） **予約 077-528-2748**
電話相談：月曜～金曜日　10:00～16:00　（要予約）
面接相談：月曜～金曜日　10:00～16:00（１人45分まで。電話予約が必要）

京都府 ●開設場所／きょうと子育てピアサポートセンター内
・妊娠出産・不妊ほっとコール
（電話、面接方式） **電話 075-692-3449**
電話相談：月～金曜日　9:15～13:15（左記以外の時間についてはHPから予約）
面接相談：随時実施（要予約）

・仕事と不妊治療の両立支援コール
相談内容：不妊治療と仕事の両立に関する相談
（電話、面接方式） **予約 075-692-3467**
相談日：毎月１回 第１金曜日
相談時間：9:15～13:15
相談対応者：専門相談員（看護師・精神保健福祉士・産業カウンセラー等の有資格者）
面接相談：随時実施（要予約）

京都市 ○開設場所／京都府助産師会（京都府助産師会館）
（電話、面接方式） **予約 075-841-1521**（月～金曜日　10:00～15:00）
相談日：第1木曜日，第3土曜日 14:00～16:00（ただし 7,9,12,3月は第1木曜日のみ）

大阪府 ●開設場所／ドーンセンター（大阪府立女性総合相談センター）
（電話、面接方式） **予約 06-6910-8655**
電話相談：第1・第3水曜日 10:00～19:00　第2・第4水曜日 10:00～16:00
第4土曜日　13:00～16:00（第5水曜日、水曜日の祝日、年末年始を除く）
面接相談：第4土曜日　16:00～17:00　予約・問合せ電話番号　**06-6910-1310**
面接相談予約受付時間：火曜日～金曜日 13:30～18:00　18:45～21:00
土曜日・日曜日 9:30～13:00　13:45～18:00

堺市 ○開設場所／不妊症・不育症相談　（堺市総合福祉会館など）
（面接方式） **予約** 各保健センター

堺保健センター	072-238-0123	西保健センター	072-271-2012
ちぬが丘保健センター	072-241-6484	南保健センター	072-293-1222
中保健センター	072-270-8100	北保健センター	072-258-6600
東保健センター	072-287-8120	美原保健センター	072-362-8681

面接相談：助産師（要予約）月１回（第4木曜日）13:00～16:00（相談時間45分間）

兵庫県 ●開設場所／男女共同参画センター、兵庫医科大学病院内
（電話、面接方式） **電話 078-360-1388**
・不妊・不育専門相談
電話相談：毎月第1、3土曜日　10:00～16:00
面接相談：男女共同参画センター(要予約) 予約専用電話：**078-362-3250**
原則 第2土曜日 14:00～17:00 助産師
第4水曜日 14:00～17:00 産婦人科医師
面接相談：兵庫医科大学病院内(完全予約) 予約専用電話：**078-362-3250**
原則 第1火曜日 14:00～15:00　産婦人科医師

・男性不妊専門相談：神戸市内
電話相談：電話：**078-360-1388**　原則 第1,第3土曜日　10:00～16:00　助産師（不妊症看護認定看護師）
面接相談(完全予約)：予約専用電話：**078-362-3250**
原則 第1水曜日 15:00～17:00　泌尿器科医師
第2土曜日 14:00～17:00　助産師

西宮市 ○開設場所／西宮市保健所
（電話方式） **予約 0798-26-3667**
相談日及び時間：月～金曜日　9:00～17:30

明石市 ○開設場所／あかし保健所
（面接方式） **予約 078-918-5414**（保健総務課）
相談日及び時間：原則毎月第4水曜日　13:30～16:30（広報あかしに日時を掲載）

奈良県 ●開設場所／奈良県医師会館内
（電話、面接方式） **予約 0744-22-0311**
電話相談：金曜日　13:00～16:00　助産師
面接相談：第2金曜日（要予約）13:00～16:00　産婦人科医師

和歌山県 ●開設場所／こうのとり相談：県内３保健所
（電話、面接、Eメール方式） **予約** 岩出保健所 **0736-61-0049**
湯浅保健所 **0737-64-1294**　田辺保健所 **0739-26-7952**
電話相談：月～金曜日 9:00～17:45（保健師）
面接相談：要予約（医師）
メール相談：e0412004@pref.wakayama.lg.jp

和歌山市 ○開設場所／和歌山市保健所　地域保健課
（電話、面接方式） **予約 073-488-5120**
保健師による電話相談:(月)～(金)8:30～17:15
医師による面接相談:毎月第1水曜日　13:00～15:15(予約制)

中国地区

鳥取県 ●開設場所／鳥取県東部不妊専門相談センター（鳥取県立中央病院内）
鳥取県西部不妊専門相談センター（ミオ・ファティリティ・クリニック内）
（電話、面接、Eメール方式）
・鳥取県東部不妊専門相談センター：電話番号**0857-26-2271**
電話・面接相談：毎週火・金・土曜日 8:30～17:00　毎週水・木曜日 13:00～17:00（要予約）
ＦＡＸ相談：0857-29-3227
メール相談：funinsoudan@pref.tottori.lg.jp
・鳥取県西部不妊専門相談センター：電話番号**0859-35-5223**
電話、面接相談：月・水・金曜日　9:00～12:00，14:00～17:00
火・木・土曜日　14:00～17:00
メール相談：seibufuninsoudan@mfc.or.jp

島根県 ●開設場所／島根県立中央病院
（電話、面接、Eメール方式） **予約 0853-21-3584**
電話相談：月～金曜日 15:00～17:00
面接相談：予約により実施　担当：医師
メール相談：funinshimane@spch.izumo.shimane.jp

岡山県 ●開設場所／岡山大学病院内「不妊、不育とこころの相談室」
（電話、面接、Ｅメール方式） **予約:086-235-6542**
電話、面接相談：月・水・金 13:00～17:00、毎月 第1土・日曜日10:00～13:00
メール相談：funin@okayama-u.ac.jp

広島県 ●開設場所／広島県不妊専門相談センター（広島県助産師会内）
（電話、面接、Eメール、FAX方式）電話・FAX番号：**082-870-5445**
電話相談：火・水・金曜日 15:00～17:30　木・土曜日　10:00～12:30
面接相談：要予約　金曜日15:00～17:00（助産師）　月1回　医師による相談は電話で確認の上
ＦＡＸ相談：電話相談時間以外に受付、原則１週間以内に返信
メール相談：広島県助産師会のホームページ中のメールフォームより

山口県 ●開設場所／山口県立総合医療センター
（電話、面接、Eメール方式） **予約：0835-22-8803**
電話相談：保健師又は助産師　毎日9:30～16:00
面接相談：要予約　臨床心理士　第1・第3月曜日　14:00～16:00（祝日の場合は他の曜日等に変更）
産婦人科医師　随時（予約後、相談日時を調整）
メール相談：nayam119@ymghp.jp（保健師、助産師）

下関市 ○開設場所／下関市立唐戸保健センター（下関市役所本庁舎新館３階）
（電話、面接方式）　不妊専門相談の開催日は、下関市ホームページ参照
予約・問い合わせ先：下関市保健部健康推進課　083-231-1447

四国地区

徳島県 ●開設場所／不妊・不育相談室（徳島大学病院内）
（面接方式）　予約 **088-633-7227**
予約受付日：火曜日 9:30〜12:00、月曜日、木曜日 13:30〜17:00
相談日：不妊・不育相談日　毎週月・木曜日15:00〜17:00
　　　　不育相談日　毎週火曜日　9:30〜12:00

香川県 ●開設場所／不妊・不育症相談センター（香川県看護協会内）
（電話、面接、Eメール方式）　予約 **:087-816-1085**
電話相談：月〜金曜日　10:00〜16:00
面接相談：専門医による来所相談：月1回
　　　　心理カウンセラーによる来所相談：月2回　14:00〜16:30
メール相談：サイトメールフォームより

愛媛県 ●開設場所／心と体の健康センター
（電話、面接方式）　予約: **089-927-7117**
電話相談：毎週水曜日 13:00〜16:00
面接相談：月1回（予約制）
予約受付日：毎週水曜日 13:00〜16:00

高知県 ●開設場所／高知医療センター内『ここから相談室』
（電話、面接方式）　予約：**070-5511-1679**
面接予約受付日：電話受付　毎週水曜日、第３土曜日 9:00〜12:00
　　　　メール受付：kokokara@khsc.or.jp
電話相談：毎週水曜日、毎月第3土曜日 9:00〜12:00
面接相談：毎月第1水曜日 13:00〜16:20　（男性不妊専門相談有り）

九州・沖縄地区

福岡県 ●開設場所／県内３ヵ所の不妊専門相談センター・女性の健康支援センター
（電話、面接方式）
電話相談：毎週月〜金曜日 9:00〜17:00
（宗像・遠賀保健福祉環境事務所:**0940-37-4070** 、嘉穂・鞍手保健福祉環境事務所:**0948-29-0277**、 北筑後保健福祉環境事務所:**0946-22-4211**）
面接相談：宗像・遠賀保健福祉環境事務所：第3金曜日13:00〜16:00
（予約制）嘉穂・鞍手保健福祉環境事務所：第1水曜日13:30〜16:30
　　　　北筑後保健福祉環境事務所：偶数月の第3金曜日13:30〜16:30

北九州市 ●開設場所／小倉北区役所健康相談コーナー内（専門相談）
（電話、面接方式）　予約 **093-571-2305**
電話相談：月〜金曜日　9:00〜12:00、13:00〜17:00
医師による面接相談：1回/月（要予約）

福岡市 ●開設場所／福岡市役所 地下１階、各保健福祉センター
（面接方式）　予約 **080-3986-8872**
不妊カウンセラーによる相談：月、火、木曜日　10:00〜18:00、水、金曜日 13:00〜19:00、第2・４土曜日　13:00〜17:00
助産師による相談：　月、火、木曜日　10:00〜18:00、水、金曜日　13:00〜19:00、第2・４土曜日　13:00〜17:00（予約優先）

佐賀県 ●開設場所／佐賀中部保健福祉事務所、各保健福祉事務所
（電話、面接方式）　予約 **0952-33-2298**
＜佐賀中部保健福祉事務所＞（専門相談）
●相談専門ﾀﾞｲﾔﾙ：0952-33-2298 月〜金曜日 9:00〜17:00
●専門医・ｶｳﾝｾﾗｰ面接：第3水曜日15:00〜17:00（要予約）
●保健師面接相談：月〜金曜日 9:00〜17:00
＜各保健福祉事務所母子保健福祉担当＞（一般相談）
　　鳥栖　0942-83-2172　伊万里　0955-23-2102
　　唐津　0955-73-4228　杵 藤　0954-23-3174
●電話/面接相談 月〜金曜日 9:00〜17:00

長崎県 ●開設場所／県内8保健所
（電話、面接方式）　予約 各保健所

西彼保健所	095-856-5159	五島保健所	0959-72-3125
県央保健所	0957-26-3306	上五島保健所	0959-42-1121
県南保健所	0957-62-3289	壱岐保健所	0920-47-0260
県北保健所	0950-57-3933	対馬保健所	0920-52-0166

電話及び面接相談：月曜日〜金曜日　9:00〜17:45

熊本県 ●開設場所／熊本県女性相談センター（熊本県福祉総合相談所内）
（電話、面接方式）　予約 **096-381-4340**
電話相談：月〜土曜日　9:00〜20:00
面接相談：原則 第4金曜日　14:00〜16:00　担当：産婦人科医師

大分県 ●開設場所／大分県不妊専門相談センター（大分大学附属病院内）
（電話、面接、Eメール方式）　予約 **097-586-6368**
電話相談：火〜土曜日　10:00〜16:00
面接相談：・不妊カウンセラー（専任助産師）による面接相談　随時
（予約制）・医師による面接相談　週1回
　　　　・臨床心理士による面接相談　月2〜3回
　　　　・胚培養士による面接相談　月2回
メール相談：hopeful@oita-u.ac.jp （随時受付）

宮崎県 ●開設場所／不妊専門相談センター「ウイング」
（電話、面接方式）要予約
・中央保健所　0985-22-1018　月〜金曜日　9:30〜15:30
（面接方式）
・都城保健所　0986-23-4504　第4金曜日　9:30〜15:30
・延岡保健所　0982-33-5373　第1木曜日　9:30〜15:30

鹿児島県 ●開設場所／<専門相談>鹿児島大学病院
　　　　<一般相談>県内13保健所
（電話、面接、Eメール方式）
<専門相談窓口>　鹿児島大学病院　電話 **099-275-6839**
電話相談：月・金曜日　15:00〜17:00
メール相談：funin@pref.kagoshima.lg.jp
<一般相談窓口>　各保健所

指宿保健所	0993-23-3854	志布志保健所	099-472-1021
加世田保健所	0993-53-2315	鹿屋保健所	0994-52-2105
伊集院保健所	099-273-2332	西之表保健所	0997-22-0012
川薩保健所	0996-23-3165	屋久島保健所	0997-46-2024
出水保健所	0996-62-1636	名瀬保健所	0997-52-5411
大口保健所	0995-23-5103	徳之島保健所	0997-82-0149
姶良保健所	0995-44-7953		

電話相談：月〜金曜日　8:30〜17:00
面接相談：月〜金曜日　8:30〜17:00

鹿児島市 ●開設場所／鹿児島中央助産院
（電話、面接、Eメール方式）　予約 **099-210-7559**
電話相談：水曜日　10:00〜17:00
面接相談：要予約
メール相談：so-dan@k-midwife.or.jp

沖縄県 ●開設場所／不妊専門相談センター（沖縄県看護協会）
（電話、面接、Eメール方式）　予約 **098-888-1176**
電話相談：水･木･金曜日　13:30〜16:30
面接相談：:月１〜2回　14:00〜17:00（要予約）
メール相談：woman.h@oki-kango.or.jp

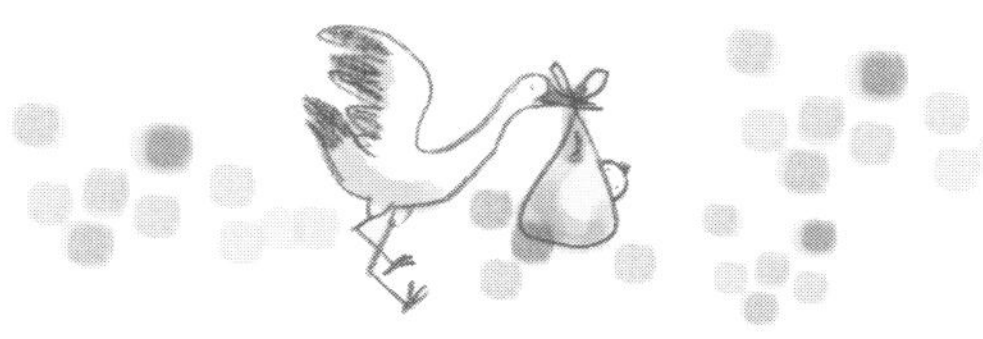

〔 編集後記 〕

今回は、35 歳にこだわって特集を組みました。

年齢をテーマにしたタイトルには、いままでにも「40 歳からの不妊治療」や「20 代・30 代・40 代の不妊治療」などがありました。それは、不妊治療にはどうしても年齢のことが関係してくるため、編集部として関係する多くのことをとりあげてお伝えしようと考えているからです。皆様もきっと年齢のことを気にされていることでしょう。

一般的に言われている妊娠適齢期は、20 代から 30 代前半です。

では、妊活の節目となる 35 歳を過ぎると「なにかが、すごく変わってしまうの？」と考えるかもしれませんが、そうではありません。けれど、年齢が高くなればなるほど妊娠が難しくなっていることは、日本産科婦人科学会の ART データからもわかります。ですから、35 歳からは 1 年 1 年が、とても大切になってくるのです。また、クリニックの患者平均年齢も 36 ～ 41 歳と高年齢化が進んでいます。

こうしたことを意識して「まだ 30 代前半だから大丈夫！」と思わずに、どうぞ早めに妊活をスタートさせてください。

また、「もう 30 代後半だから……」と思うときには、どうぞ冷静に計画をたててみてください。

そして、「40 代だから無理？」と考えたなら、どうぞ時間を有効に使ってください。 1 年でも、 1 カ月でも早めに。

そして、それぞれの妊活、不妊治療がより充実したものとなっていけば、私たちも大変嬉しく思います。

i-wish... ママになりたい

35 歳からの不妊治療

発行日	2020 年 8 月 14 日
発行人	谷高　哲也
構成 & 編集	不妊治療情報センター・funin.info
発行所	株式会社シオン　電話 03-3397-5877 〒 167- 0042 東京都杉並区西荻北 2-3-9 グランピア西荻窪 6 F
発売所	丸善出版株式会社　電話 03-3512-3256 〒 101- 0051 東京都千代田区神田神保町 2-17 神田神保町ビル 6F
印刷・製本	シナノ印刷株式会社

ISBN978-4-903598-73-4

i-wish ママになりたい

vol.61

No more 流産！

次号のご案内

〔 特集 〕

★　流産って、どういうこと？

★　流産の原因や要因はなに？

★　もう流産をしたくない！ どうすればいい？

★　不育症なのかな？

やっと妊娠できたのに、流産に…。一度の経験でも、ダメージが多いものです。そもそも流産とは、どういうことなのでしょう。
原因や要因をお伝えするとともに、不育症に関する情報もお届けします。

〔 不妊治療 最前線 〕

★ ドクター・インタビュー

〔 そのほか 〕

★ ママなり応援レシピ

★ ママなり教室

★ 全国不妊治療施設一覧

★ 全国不妊相談センター一覧

ほか

発売予定　　2020 年 11 月

内容は、変更になることがあります。

i-wish ママになりたい は、どこで買えるの？

i-wish ママになりたい は、年に 4 回発行しております。
全国の書店やインターネット書店などでお買い求めいただけます。

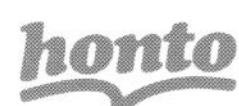

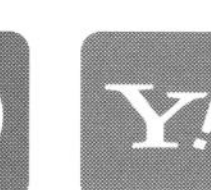
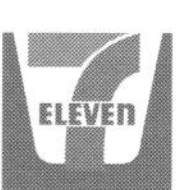

★ i-wish ショップ 楽天市場店
https://www.rakuten.co.jp/i-wishshop/

★ i-wish ショップ
http://funin.shop-pro.jp/